住院医师超声医学PBL教学培训系列教程

住院医师超声医学 PBL教学教案

总 主 编　姜玉新　何　文　张　波

主　　编　牛丽娟　张　波

副 主 编　裴秋艳　汪龙霞　吕　珂　任俊红　逄坤静　勇　强
　　　　　张　巍　孝梦甦　董虹美

总 秘 书　席雪华

编写秘书　席雪华　贾欣颖

绘　　图　郭显鹏

人民卫生出版社
·北　京·

图书在版编目（CIP）数据

住院医师超声医学 PBL 教学教案 / 牛丽娟，张波主编
. —北京：人民卫生出版社，2024.4
住院医师超声医学 PBL 教学培训系列教程
ISBN 978-7-117-33663-5

Ⅰ.①住…　Ⅱ.①牛…②张…　Ⅲ.①超声波诊断 —
岗位培训 — 教材　Ⅳ.①R445.1

中国版本图书馆 CIP 数据核字（2022）第 183272 号

| 人卫智网 | www.ipmph.com | 医学教育、学术、考试、健康，购书智慧智能综合服务平台 |
| 人卫官网 | www.pmph.com | 人卫官方资讯发布平台 |

住院医师超声医学 PBL 教学教案
Zhuyuan Yishi Chaosheng Yixue PBL Jiaoxue Jiao'an

主　　编：牛丽娟　张　波
出版发行：人民卫生出版社（中继线 010-59780011）
地　　址：北京市朝阳区潘家园南里 19 号
邮　　编：100021
E - mail：pmph @ pmph.com
购书热线：010-59787592　010-59787584　010-65264830
印　　刷：北京瑞禾彩色印刷有限公司
经　　销：新华书店
开　　本：787×1092　1/16　　**印张：**18.5
字　　数：450 千字
版　　次：2024 年 4 月第 1 版
印　　次：2024 年 4 月第 1 次印刷
标准书号：ISBN 978-7-117-33663-5
定　　价：125.00 元

打击盗版举报电话：010-59787491　**E-mail：**WQ @ pmph.com
质量问题联系电话：010-59787234　**E-mail：**zhiliang @ pmph.com
数字融合服务电话：4001118166　　**E-mail：**zengzhi @ pmph.com

编者名单

（按姓氏笔画排序）

马姣姣　中日友好医院
王亮凯　中日友好医院
牛丽娟　中国医学科学院肿瘤医院
卢　潇　中日友好医院
田　艳　中日友好医院
冯羿博　中日友好医院
吕　珂　北京协和医院
刘　会　中日友好医院
刘　健　中日友好医院
任俊红　北京医院
汤珈嘉　中日友好医院
孙　脉　中日友好医院
孝梦甦　北京协和医院
汪龙霞　中国人民解放军总医院第一医学中心
张　波　中日友好医院
张　巍　首都医科大学附属北京天坛医院
陆薇丹　中日友好医院
周彤彤　中日友好医院
郑宇觐　中日友好医院
勇　强　首都医科大学附属北京儿童医院顺义妇儿医院
逄坤静　中国医学科学院阜外医院
贾欣颖　中日友好医院
郭丹丹　中日友好医院
席雪华　中日友好医院
董虹美　重庆市妇幼保健院
裴秋艳　北京大学人民医院
魏　伟　北京中医药大学第三附属医院

序

"人民健康是社会文明进步的基础"。医学生的毕业后教育是整个医学教育体系中一个重要阶段,也是院校基础教育过渡到临床医学教育的桥梁,有助于刚毕业的医学生充实专业知识,加强医学实践,提高独立的临床思维能力和专业技术能力。

2014 年 6 月 30 日,《关于医教协同深化临床医学人才培养改革的意见》的发布标志着我国临床医学教育发展进入新的历史阶段,意义重大,影响深远。经过多年的努力,目前已基本建成院校教育、毕业后教育、继续教育三阶段有机衔接的中国特色的标准化、规范化临床医学人才培养体系,即以"5+3"为主体的临床医学人才培养体系:5 年临床医学本科教育后,再加 3 年住院医师规范化培训或 3 年临床医学硕士专业学位研究生教育。

超声医学科住院医师培养的核心是提高住培学员的自我学习能力和超声诊断思维能力,而目前的教学方式为理论授课和临床实践,缺乏激发医学生独立深度思考、解决问题的环节,且评估体系不完善,同时,使用的教材参差不齐,参考书籍深浅不一,无法满足标准化、规范化培养临床医学人才的目的。基于问题学习(PBL)的教学是以问题为学习起点,教师课前提出问题并围绕问题编写教案,学生通过查找资料,以小组协作的方式找到问题的答案,课后及时进行自我评价、小组评价,教师进行分析、总结的方式来进行教学,整个学习过程由学生主导,培养学生自我学习能力和超声诊断思维能力,与传统教学方法相比较,其优势显著。

中日友好医院超声医学科注重住培学员、进修生和研究生的培养,近年来,创新性地引入了有别于传统教学方式的 PBL 教学模式,取得了较好的效果。经过充分的材料准备和精心策划,科室组织超声领域各个亚专业专家编写了本套教材,共 10 册,内容包括住院医师超声医学 PBL 教案及甲状腺疾病、乳腺疾病、妇科疾病、产科疾病、外周血管疾病、胰腺疾病、腹部血管疾病、先天性心脏病、颅内血管疾病的典型病例,集中展示了 PBL 教学内容中所涉及的常规、典型、疑难、特殊疾病。该套教材的编写目的在于促进 PBL 教学方法在超声专业领域推广,辅助学生加深对相关专业知识的直观领悟和融会贯通。

感谢中日友好医院超声医学科及参与教材编写的各位专家、教授,感谢各位为超声医学教育所付出的辛勤努力。期待本套教材能够对提高住院医师自我学习能力和超声诊断思维能力起到推进作用,成为住院医师规范化培训过程中行之有效的辅助工具。由于编者经验有限,疏漏在所难免,敬祈各位专家、同行批评指正!

姜玉新　何　文　张　波
2023 年 1 月

前　言

　　超声作为一种无创、可重复且无辐射的医学影像成像技术，在临床工作中始终扮演着至关重要的角色。其不仅能够提供详尽的解剖结构信息、准确评估器官和组织的功能状态，还能在超声影像引导下开展各种介入诊疗工作。对于住院医师而言，掌握超声技术无疑将有助于他们在诊断和治疗过程中作出更为准确的判断，从而指导临床提供更加精细化、个体化的医疗照护。

　　尽管目前市面上关于超声医学的教材和指导书籍琳琅满目，但是采用以问题为导向学习方法（PBL）的教材或指导的丛书却为鲜见。鉴于此，我们组织编写了本书，旨在深度培养住院医师的自主学习能力和问题解决能力。该教材内容系统、深入且实践性强，可以协助他们在临床实践中更为精准地应用超声技术，进行诊断和治疗。

　　本教材的每个教案均通过精心设计，紧紧围绕一个具体的临床问题，通过自主学习、小组讨论和病例分析等方式，引导学员深入探索和解决实际临床问题，培养其独立思考和判断的能力。教案的设计包含超声诊断的多个领域，包括浅表器官（甲状腺、乳腺）、腹部、血管、心脏、妇产等，包括从基础知识、临床思维到操作技巧的全方位内容，以满足住院医师全面发展的需求。此外，本教材还通过配套的病例图像展示和解读，提供了实践性的辅助，帮助住院医师更深入地理解常见病、疑难病超声图像的解读和诊断、鉴别诊断要点。通过深度解析，学员将更全面地掌握超声医学的理论知识、临床思维和操作技能，从而更加熟练地应对临床挑战，提供高水平的医疗服务。我们期望通过这种专业且针对性强的教学模式，培养出具备卓越医疗能力和深刻学术造诣的超声医师，为医学领域的进步和患者的福祉贡献力量。

　　编写本教材的初衷是为满足住院医师在超声学习方面不断增长的需求。我们坚信，只有通过持续学习和专业能力的提升，才能为患者提供更加精准和高品质的医疗照护。因此，我们期望本教材能成为住院医师在超声医学领域的强有力支持，帮助他们进一步提升临床实践水平。

　　最后，我们要向参与编辑、校对和审稿的专家们表达诚挚的感谢，他们的辛勤工作和宝贵意见对于本教材的质量提升至关重要。同时，也要感谢各位读者的支持和反馈，您的意见将是我们持续改进教材的动力。

　　愿本书能为您的学习和实践提供有力支持，希望您能够从中获得丰富收获并不断进步。

姜玉新　何　文　张　波

2023 年 7 月于北京

目　录

第一章
甲状腺疾病超声诊断 PBL 教学

课程组织

1. **主讲教师** 1 位,确立课程主旨,完成课程整体设计。以问题为核心,以病例为线索,完成甲状腺基础知识及甲状腺病变的超声诊断授课。
2. **学生** 4 组,每组 4~6 位,自由组合,分工合作,分别完成关于不同问题的文献检索、报告、问题回答并参与讨论。
3. **秘书** 1 位(具有 2 年以上教学经验),辅助主讲教师收集资料、观察学生状态,解决学生检索文献、书写幻灯片等方面存在的困难,搭建教师与学生之间沟通的桥梁。同时完成课前、课后问卷收集。
4. **课程实行闭环管理** 提出问题、授课、提出问题、讨论、考核。教师、学生和秘书均全程参与。

课程方案 课程计划 1 个月内完成,共 3 次课程。课程间隔时间 1~2 周(具体就学生完成情况而定)。

第一讲:主讲教师完成甲状腺超声相关知识的讲解,提供主要文献,提出核心问题,并给出拓展问题。

第二讲:学生分组汇报第 1 次课程的问题,教师参与学生讨论,并进行恰当的引导,纠正其错误、指出其不足、肯定其努力。同时按照以病例为先导的原则,给出第 3 次课程的幻灯片,提出问题。

第三讲:分组讨论,教师全程参与,具体过程同第 2 次课程。

第一讲 认识甲状腺

目标

1. 掌握基础知识(超声解剖学、胚胎学、生理学)。
2. 熟悉基本原则。

3. 了解甲状腺超声扫查技巧。

4. 掌握甲状腺标准化、规范化扫查。

核心问题

1. 一次完美的甲状腺超声检查,除了充分掌握超声解剖知识外,还需要具备哪些知识?

2. 甲状腺超声检查的基本原则是什么?

3. 扫查技巧包括哪些方面?

4. 如何实现标准化、规范化的扫查?

基础知识

一、超声解剖学

甲状腺由左、右侧叶和峡部构成,位于颈前部。两侧叶在喉及气管两侧,中间由峡部相连接,呈蝶形或哑铃形。甲状腺侧叶上达甲状软骨中部(第 5 颈椎水平),下抵第 6 气管软骨环,峡部多位于第 2~4 气管软骨前面。部分峡部上方有锥状叶向头侧延伸,是胚胎时期甲状舌管残留退化形成的甲状腺组织(图 1-1~ 图 1-3)。

(1)甲状腺被膜:甲状腺表面有两层被膜。外层较厚,由结缔组织及弹力纤维组成,称为外科被膜,又称为甲状腺假被膜;内层较薄,紧贴甲状腺组织,称为固有被膜,又称为甲状腺真被膜。两层被膜间填充有疏松结缔组织,其内含有动静脉网、淋巴组织和甲状旁腺。

镜下:甲状腺固有被膜深入腺体内,将甲状腺组织分割为大小不等的小叶。每个小叶由 20~40 个滤泡组成,其内富含胶质成分,表面覆盖滤泡上皮细胞。滤泡上皮细胞间和滤泡间存在许多滤泡旁细胞。滤泡周围还富含丰富的血窦和淋巴组织(图 1-4)。

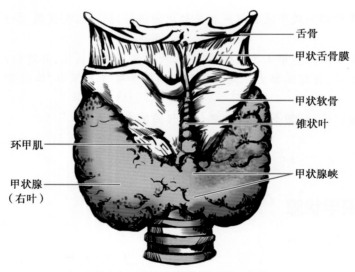

图 1-1　甲状腺前面观解剖示意图

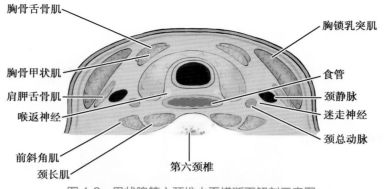

图 1-2　甲状腺第六颈椎水平横断面解剖示意图

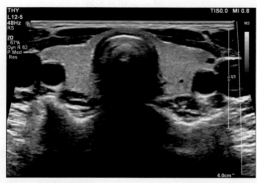

图 1-3　甲状腺第六颈椎水平横切面超声声像图

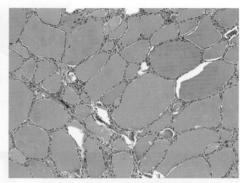

图 1-4　甲状腺腺体组织（HE 染色，×100）

　　（2）动脉：甲状腺主要由甲状腺上动脉和甲状腺下动脉供血，偶见甲状腺最下动脉供血。甲状腺上动脉为颈外动脉第一个分支，沿喉侧下行至甲状腺上极时，分为前后两支汇入甲状腺前侧和背侧，与喉上神经伴行；甲状腺下动脉起自锁骨下动脉甲状颈干，沿前斜角肌内侧缘上行至甲状腺下极，从背侧进入甲状腺实质内，与喉返神经伴行；甲状腺最下动脉出现率约 13%，可来源于主动脉弓、锁骨下动脉、颈总动脉等，自峡部进入甲状腺，与气管、食管动脉有广泛的吻合支。甲状腺上下动脉正常内径：1.5~2.5mm，收缩期峰值流速（peak systolic velocity，PSV）15~45cm/s，脉冲多普勒（pulsed-wave Doppler，PW）呈低阻型（图 1-5、图 1-6）。

　　（3）静脉：包括甲状腺上、中、下静脉，上、下静脉与同名动脉伴行，中静脉无伴行动脉。上静脉管径稍粗，汇入颈内静脉；中静脉自甲状腺中部穿出，汇入颈内静脉；下静脉自甲状腺下极穿出，汇入头臂静脉（图 1-7）。

　　（4）淋巴：颈部具有丰富的淋巴系统（图 1-8~ 图 1-10）。

颈部淋巴结分区：

　　Ⅰ区：颏下、颌下区，以二腹肌前腹为界分为两部分，内下方为Ⅰa区，外上方为Ⅰb区。Ⅰ区和Ⅵ区分界为舌骨，Ⅰ区外侧界为颌下腺后缘。

　　Ⅱ区：颈内静脉淋巴结上区，以副神经为界分为两部分，前下方为Ⅱa区，后上方为Ⅱb区。前界为胸骨舌骨肌侧缘，后界为胸锁乳突肌后缘，上界为颅底，下界为舌骨。

　　Ⅲ区：颈内静脉淋巴结中区，上界为舌骨，下界为肩胛舌骨肌与颈内静脉交叉处，前后界与Ⅱ区相同。

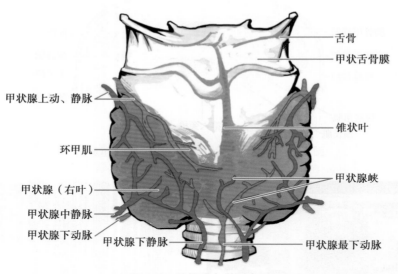

图 1-5　甲状腺血供示意图

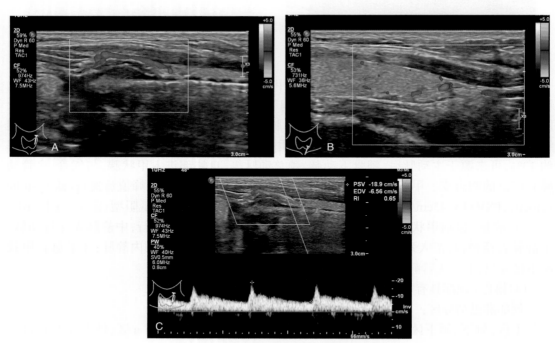

图 1-6　正常甲状腺上下动脉超声声像图

A. 甲状腺上动脉彩色多普勒超声声像图；B. 甲状腺下动脉彩色多普勒超声声像图；

C. 甲状腺上动脉正常频谱超声声像图。

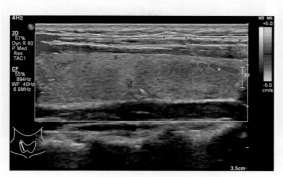

图 1-7　正常甲状腺上、中、下静脉
彩色多普勒超声声像图

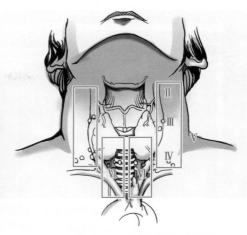

图 1-8　颈部淋巴结分区前面观示意图

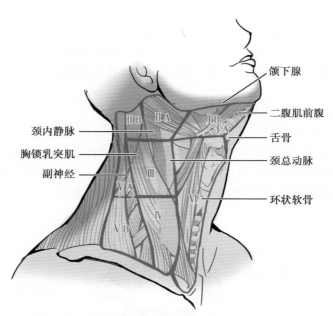

图 1-9　颈部淋巴结分区侧面观示意图

  Ⅳ区：颈内静脉淋巴结下区，上界为肩胛舌骨肌与颈内静脉交叉处，下界至锁骨上，前后界与Ⅲ区相同。

  Ⅴ区：颈后三角区，以肩胛舌骨肌下腹为界，上方为Ⅴa区，下方为Ⅴb区。前界为胸锁乳突肌后缘，后界为斜方肌前缘，下界为锁骨。

  Ⅵ区：中央区，两侧界为颈总动脉和颈内静脉，上界为舌骨，下界为胸骨上窝。

  Ⅶ区：胸骨上凹、前上纵隔区。两侧界为颈总动脉，上界为胸骨上窝，下界为主动脉弓水平。

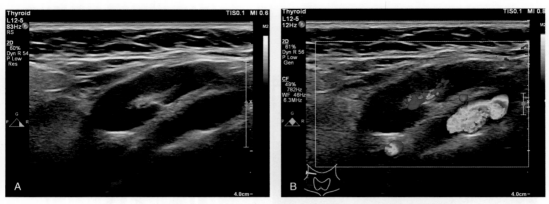

图 1-10 正常颈部淋巴结灰阶超声声像图和彩色多普勒超声声像图

A. 正常颈部淋巴结灰阶超声声像图；B. 彩色多普勒超声声像图。

颈部淋巴结超声七步扫查法：①颏下（Ⅰa）；②颌下（Ⅰb）；③腮腺和颊部；④颈深淋巴结链（Ⅱ，Ⅲ和Ⅳ）；⑤锁骨上窝、颈横链（Ⅴ，Ⅵ）；⑥颈后三角（Ⅴ）；⑦气管周围（Ⅵ）及胸骨后方上纵隔部分（Ⅶ）。

（5）肌肉：颈浅肌群，包括颈阔肌、胸锁乳突肌；舌骨上肌群，包括二腹肌、下颌舌骨肌、茎突舌骨肌、颏舌骨肌；舌骨下肌群，包括胸骨舌骨肌、胸骨甲状肌、肩胛舌骨肌、甲状舌骨肌；颈深肌群，包括前、中、后斜角肌、头长肌、颈长肌，后两者合称椎前肌（图 1-11、图 1-12）。

（6）神经

迷走神经：发出喉上神经、喉返神经。

臂丛神经：支配部分颈深肌。

喉上神经：①内支（感觉支）分布在喉黏膜上，手术损伤会出现饮水呛咳。②外支（运动支）与甲状腺上动脉贴近、伴行，支配环甲肌，使声带紧张。外支损伤后引起声带松弛，音调降低。甲状腺上动静脉结扎时应紧贴甲状腺上极，以免损伤喉上神经。

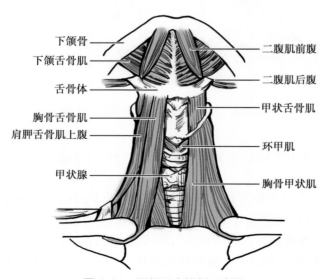

图 1-11 颈部肌肉解剖示意图

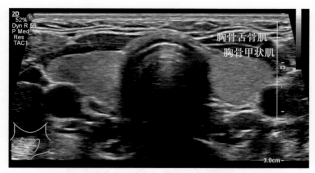

图 1-12　胸骨舌骨肌、胸骨甲状肌超声声像图

喉返神经:①左侧勾绕主动脉弓,右侧勾绕锁骨下动脉,上行于甲状腺背面的气管与食管沟内。②喉返神经与甲状腺下动脉在甲状腺侧叶下极后方有复杂的交叉关系。③喉返神经支配除环甲肌以外的所有喉肌,一侧损伤引起声音嘶哑,双侧损伤可引起失声或严重的呼吸困难。④如要结扎甲状腺下动脉,要尽量远离腺体背面,靠近颈总动脉结扎其主干(图 1-13)。

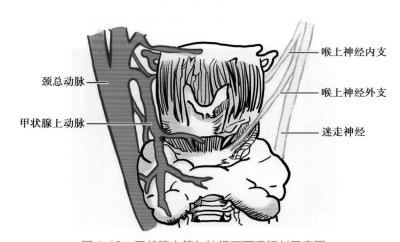

图 1-13　甲状腺血管与神经正面观解剖示意图

(7) 甲状旁腺:位于甲状腺侧叶的背侧,上下各 1 对,上对腺体多位于中部,下对多位于下部,呈圆形或扁椭圆形。正常成人甲状旁腺平均大小为 5mm×3mm×2mm,重约 30~40mg(图 1-14、图 1-15)。

二、胚胎学

甲状腺是人体第 1 个发育的内分泌器官,在胚胎第 4 周初上皮细胞增生,形成一伸向尾侧的盲管即甲状腺原基,又称为甲状舌管。甲状腺最先位于舌底,7 周后向下移动至甲状软骨下方气管前方,并发育成峡部和两个侧叶,与舌底通过甲状舌管相连。10 周时甲状舌管退化闭锁,若出生时甲状舌管退化残留可演变成锥状叶,上方可与舌骨相连;闭锁不全,可导致甲状舌管囊肿,多位于舌骨水平。甲状腺下降不全则可导致异位甲状腺,主要位于舌底等甲状腺下降的路径上,并常合并甲状腺功能减退。因此甲状腺超声应扫查至舌骨水平。

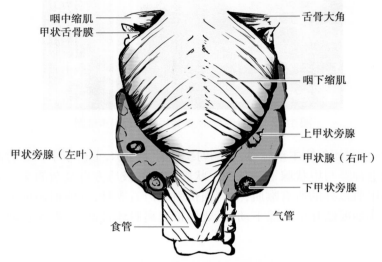

图 1-14　甲状腺和甲状旁腺背面观示意图

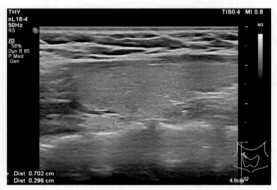

图 1-15　正常甲状旁腺超声声像图

　　先天性梨状窝瘘由胚胎发育过程中鳃沟与咽囊组织闭锁不全导致,起源于第 3 和第 4 鳃囊,多见于儿童,表现为反复颈部脓肿,常位于左侧。

（一）病例 1

　　女,32 岁,因"咽部异物感 2 个月"就诊。查体:舌根正中可探及一直径 2cm 类圆形包块,表面光滑,随吞咽上下移动,颈前区双侧甲状腺未触及。超声检查:颈前正中近舌根部可见一大小约 2.2cm×2.4cm×1.5cm 异常回声,边界清,形态规则,以实性为主,内可见 0.4cm×0.5cm 无回声,彩色多普勒血流成像(color Doppler flow imaging,CDFI):内可见多处条状血流信号;双侧甲状腺区未见明确甲状腺回声。单光子发射计算机体层摄影(SPECT):舌根部肿块见 $^{99}Tc^{m}$ 浓聚。临床诊断:舌根部异位甲状腺(图 1-16)。

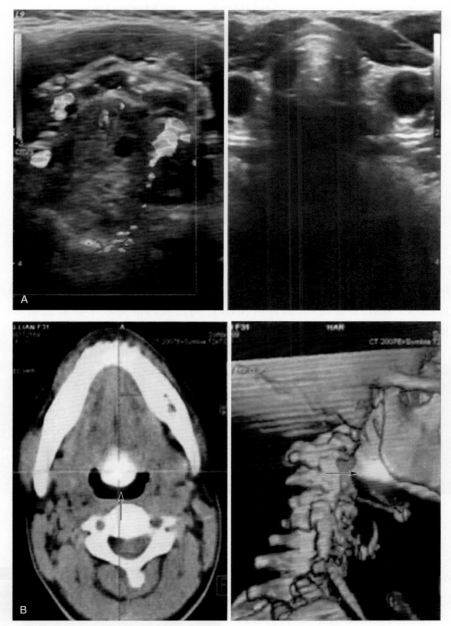

图 1-16 病例 1 超声声像图和 SPECT 图像
A. 超声声像图；B. SPECT 图像。

（二）病例 2

女,5 月龄,足月剖宫产,出生后 2 个月发现甲状腺功能减退,口服左甲状腺素钠 25μg/d
超声检查:甲状腺右叶 1.8cm×0.7cm×0.8cm,右侧峡部 0.1cm,左叶及左侧峡部未显示。胸
骨上窝可见胸腺回声,大小 2.9cm×1.1cm,形态规则,CDFI:未见明显血流信号。甲状腺右
叶腺体回声均匀,未见明确囊实性结节,CDFI:腺体内未见明确异常血流信号。超声提示:
甲状腺左叶及左叶峡部未显示;甲状腺右叶腺体未见明显异常（图 1-17）。

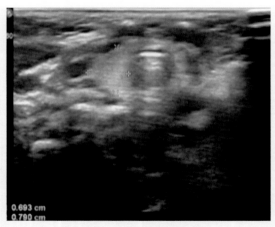
图 1-17　病例 2 超声声像图

（三）病例 3

女,14 岁,发现左侧颈前肿块 3 年。超声检查:左侧颈前中部见混合回声,大小 5.4cm×3.3cm×1.8cm,形态规则,边界清,CDFI:周边及内部见较丰富血流信号。术后病理:异位甲状腺合并结节性甲状腺肿(图 1-18)。

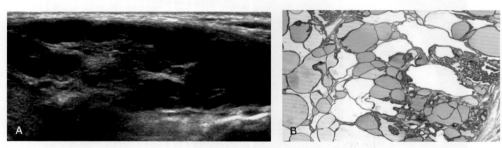
图 1-18　病例 3 超声声像图和组织学图像
A.超声声像图;B.组织学图像。

（四）病例 4

男,6 岁,发现发热、左侧颈部肿痛伴咽喉不适 1 个月。超声检查:左侧颈部可见等回声,大小 1.0cm×0.9cm,边界欠清,前方可见液性暗区,透声差,其内充满细密点状强回声,CDFI:内部可见血流信号。临床诊断:梨状窝瘘(图 1-19)。

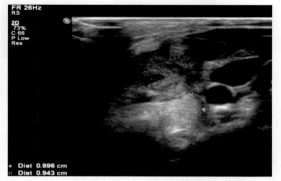
图 1-19　病例 4 超声声像图

三、生理学

甲状腺滤泡上皮细胞摄取酪氨酸和碘合成甲状腺激素,以胶质形式在腺泡内储存,如果饮食中碘元素摄取不足,则不能合成足够的甲状腺激素,机体通过释放促甲状腺激素（thyroid stimulating hormone，TSH）导致甲状腺代偿性增生，引起甲状腺肿大，称为单纯性甲状腺肿。

TSH 主要调节机体新陈代谢和生长发育，包括以下几方面。①能量代谢：提高基础代谢率；②蛋白质代谢：促进蛋白质和各种酶合成，维持机体生长发育；③糖代谢：促进小肠对糖的吸收，增强糖原分解和糖消耗；④脂肪代谢：促进脂肪和胆固醇分解；⑤调节生长发育：主要影响脑和骨骼的发育。甲状腺功能亢进患者由于 TSH 分泌过多会出现突眼、怕热、暴饮暴食、消瘦、血糖升高等代谢亢进症状（图 1-20）。甲状腺功能减退患者由于 TSH 分泌过少会出现怕冷、食欲减低、体重增加、淡漠、反应迟钝等代谢降低症状（图 1-21）。先天性甲状腺功能减退症患者是由于先天 TSH 分泌不足，导致胎儿智力和骨骼发育障碍。另外，妊娠期间甲状腺肿和儿童多动症，与妊娠期妇女和青少年对 TSH 的需求增加，但体内合成不足有关。

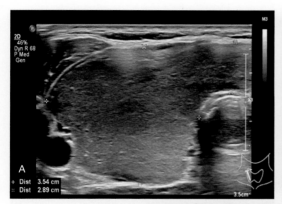
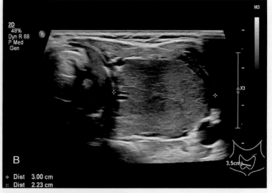
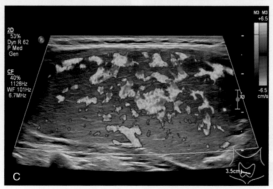

图 1-20　甲状腺功能亢进超声声像图

甲状腺右叶 / 左叶横切灰阶超声声像图（图 A、B）：甲状腺左右叶体积增大，右叶大小约 3.5cm×2.9cm，左叶大小约 3.0cm×2.3cm，回声减低、不均匀，其内可见多发小片状低回声；甲状腺右叶纵切彩色多普勒超声声像图（图 C）：腺体内血流信号丰富。

甲状腺滤泡旁细胞（C 细胞）分泌降钙素，主要调节机体钙、磷代谢。C 细胞恶变会导致神经内分泌肿瘤 - 髓样癌的发生（图 1-22）。

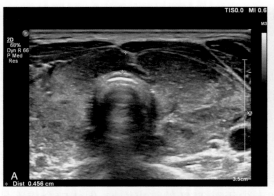
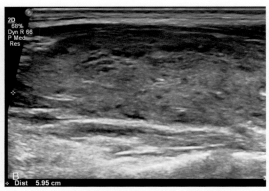

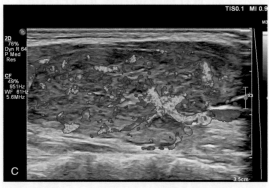

图 1-21　甲状腺功能减退超声声像图

甲状腺横切／纵切灰阶超声声像图（图 A、B）：甲状腺体积增大，回声粗糙、不均匀，其内可见小片状低回声及条索状强回声；甲状腺纵切彩色多普勒超声声像图（图 C）：腺体内血流信号丰富。

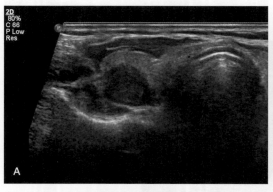
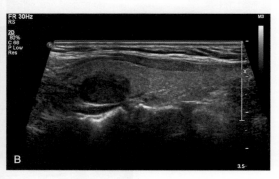

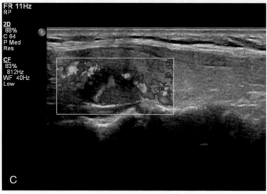

图 1-22　甲状腺髓样癌超声声像图

甲状腺右叶结节横切／纵切灰阶超声声像图（图 A、B）：右叶上部可见一实性低回声，大小 2.7cm×2.3cm×1.6cm，边界不清，形态尚规则；甲状腺右叶结节纵切彩色多普勒超声声像图（图 C）：内部可见穿支血流信号。

四、甲状腺扫查

(一) 超声检查的适应证及禁忌证

1. 适应证

(1) 已知或怀疑甲状腺结节。

(2) 甲状腺相关的症状、体征：①颈前部甲状腺区出现肿大、外突、疼痛不适等；②声音嘶哑、吞咽困难、呼吸困难、颈部压迫感、面部水肿、淤血等；③甲状腺功能亢进或功能减退临床表现；④体检触诊发现甲状腺大小、形态、质地异常或发现甲状腺结节；⑤颈部淋巴结肿大。

(3) 辅助检查发现甲状腺异常：①影像学检查异常，包括甲状腺核素异常聚集区、计算机断层扫描（computed tomography，CT）异常密度区、磁共振成像（magnetic resonance imaging，MRI）异常信号区、发射计算机断层显像（emission computed tomography，ECT）异常摄取；②实验室检查异常，包括 T_3、T_4、TSH 等甲状腺相关激素异常增高或减低，甲状腺过氧化物酶抗体（thyroid peroxidase antibody，TPOAb）、甲状腺球蛋白抗体（thyroglobulin antibody，TgAb）、促甲状腺激素受体抗体（thyrotropin receptor antibody，TRAb）等甲状腺相关抗体异常。

(4) 甲状腺外科手术术前、术中和术后评估

1) 术前：①甲状腺位置、肿大程度、血供与周围组织关系；②甲状腺结节数目、位置、大小以及与周围组织器官关系；③颈部淋巴结情况。

2) 术中：①术中甲状腺定位、实时引导下对甲状腺疾患进行靶向切除；②及时发现术中未探及病灶；③检测手术切除情况，判断是否残留。

3) 术后：①甲状腺区域是否存在血肿；②甲状腺区域是否有淋巴液聚集；③术后是否有复发性甲状腺床区结节或颈部淋巴结转移。

(5) 甲状腺病变随访：①甲状腺病变内科治疗或放射治疗的疗效，评估病变体积变化、回声水平等；②良性结节大小、回声和形态学等的变化，指导是否需要细针穿刺活检（fine needle aspiration biopsy，FNA）等进一步检查；③恶性肿瘤治疗后疗效评估。

(6) 超声引导下介入诊断和治疗：①FNA 或粗针穿刺活检（core needle biopsy，CNB）；②囊性或囊性为主的结节内囊液抽吸、药物灌注；③射频消融、乙醇消融和激光消融。

(7) 特殊地域人群筛查：低碘或高碘地区等甲状腺病变高发地区人群筛查。

(8) 高危人群筛查：存在甲状腺疾病家族史、幼年辐射史和辐射地区人群。

2. 禁忌证　无。

3. 局限性

(1) 受患者配合度影响。

(2) 特殊异位部位（如胸骨后、前上纵隔）腺体和淋巴结的扫查受胸骨等遮挡影响显示不清。

(3) 肥胖、巨大甲状腺肿受设备穿透力限制成像质量受限。

(二) 患者准备

1. 无特殊饮食要求。

2. 去枕平卧或颈部垫枕，充分暴露颈部。

3. 尽量穿低领易穿脱的上衣，方便充分暴露颈部（图 1-23）。

4. 佩戴金属项链者需解开，以免损伤探头。

（三）仪器及探头

1. 高档彩色多普勒超声诊断仪　①高频线阵探头（10~18MHz）：常规使用。②中低频探头（7~9MHz）：适用于肥胖患者或颈部外伸受限者。

2. 仪器调节　①灰阶：预设条件、增益、深度、焦点、频率、时间增益补偿（TGC）曲线等。②彩色多普勒：增益、量程、观察内部血供，峰值流速调整在3~7cm/s。③脉冲多普勒：较小取样框、位置居血管中央、调节合理的流速范围，角度矫正≤60°。

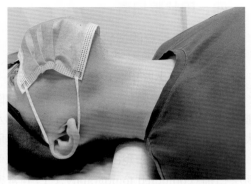

图 1-23　患者就诊服饰及体位示意图

（四）扫查区域

甲状腺、邻近结构（淋巴结、颈总动脉、颈内静脉、带状肌、气管、食管、神经）。

（五）扫查方法

1. 扫查切面　横切面、纵切面和斜切面（图 1-24）。

2. 扫查顺序　先横切面扫查观察整体，再纵切面扫查细节。

3. 连续扫查。

4. 特殊扫查　对比、加压、旋转、十字交叉，以明确病变性质。

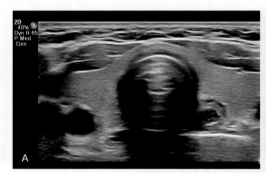
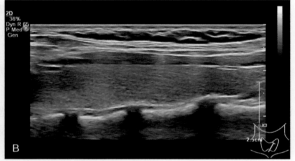
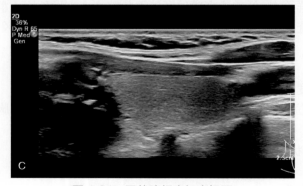

图 1-24　甲状腺超声扫查切面
A. 横切面；B. 纵切面；C. 斜切面。

（六）正常甲状腺（图 1-25）

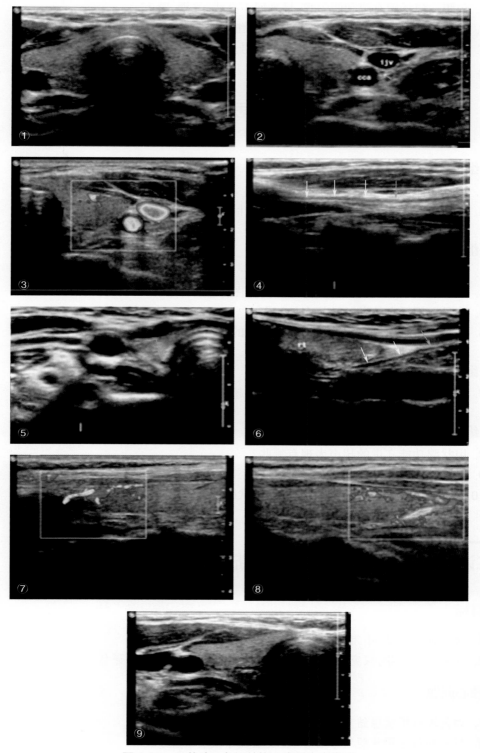

图 1-25　甲状腺及邻近结构正常超声声像图

1. 形态 马蹄形或蝶形,两侧叶基本对称,中央通过峡部相连。
2. 包膜 包括固有膜和假包膜,呈高回声亮线,光滑、整齐。
3. 腺体 内部呈中等回声,分布均匀,呈细弱密集的光点,回声质量受仪器影响。
4. 血供 均匀分布,可见点线状血流信号。
5. 频谱 单峰低阻型,PSV 15~45cm/s。

────── 课后思考题 ──────

【第一组】
1. 甲状腺体积测量方法有哪些?
2. 甲状腺不同测量方法的各自优缺点? 目前还存在哪些问题?

【第二组】
3. 甲状腺超声对应的解剖结构有哪些?
4. 颈部淋巴结分区法? 特别注意如何在图像上区别?
5. 胸骨上部后方的淋巴结超声如何探查?
6. 如果甲状腺下方出现一个类似甲状腺的回声,应考虑的情况是什么?

【第三组】
7. 与胚胎学有关的甲状腺疾病有哪些? 超声表现如何?

【第四组】
8. 甲状腺功能亢进的超声表现有哪些?
9. 甲状腺功能减退的超声表现有哪些?
10. 超声可以区分甲状腺功能亢进和甲状腺功能减退吗?

第二讲 讨论第一讲问题及提出新的问题

目标

1. 通过查阅文献、小组讨论、汇报,掌握第 1 次课内容。
2. 以病例为先导,探究甲状腺结节的风险评估原则及复发的评估。

核心问题

1. 如何进行甲状腺结节的超声评估?
2. 超声如何在甲状腺结节首诊、复发监测中发挥作用?

一、第一讲思考题

具体答案见附录1。

二、本讲病例

男,33岁,发现颈部淋巴结肿大1年,抗炎治疗效果不佳。甲状腺功能检查结果:TSH升高,其余甲状腺功能(-)。体格检查未见异常,超声检查见图1-26。

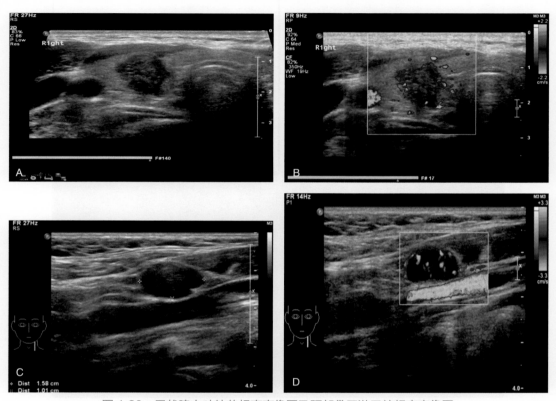

图1-26　甲状腺右叶结节超声声像图及颈部Ⅲ区淋巴结超声声像图

A.甲状腺右叶结节灰阶超声声像图;B.甲状腺右叶结节彩色多普勒超声声像图;

C.颈部Ⅲ区淋巴结灰阶超声声像图;D.颈部Ⅲ区淋巴结彩色多普勒超声声像图。

请根据病史回答以下问题:

1. 请详细描述这个结节的超声特征。

2. 结合病史,这个结节的超声诊断是什么?

3. 诊断依据是什么?

4. 至少提出经典的评估甲状腺结节风险分层的三种方法。

提示:该患者行淋巴结FNA,淋巴结FNA结果:可疑甲状腺乳头状癌,BRAF(+)。根据以上提示,请回答以下问题:

5. 请详细描述淋巴结的超声特征。

6. 甲状腺癌转移淋巴结的超声表现有哪些?

7. FNA 的指征是什么?

8. 甲状腺结节的其他影像学评估方法有哪些?

甲状腺右叶结节正电子发射断层显像/X线计算机体层成像仪（positron emission tomography-computed tomography，PET-CT）图像见图1-27。

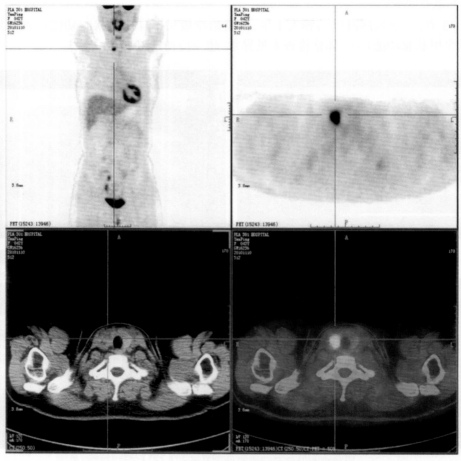

图 1-27　甲状腺右叶结节 PETCT 图像
右侧甲状腺局部密度减低，CT 值为 38HU，边界不清，呈结节样放射性浓聚，
最大 SUV 值为 7.51，大小约 16mm×19mm。

提示：患者行甲状腺全切＋右侧侧方及中央区淋巴结清扫术。术后石蜡病理：甲状腺右侧叶乳头状癌（经典型）＋右侧颈部淋巴结转移性癌（中央区 1/6，侧方 4/12）。术后 1 年复查：①实验室检查，TgAb=30U/ml（0~115U/ml），TSH=0.2mU/L（0.27~4.20mU/L）；甲状腺球蛋白（Tg）=6.1μg/L（1.4~78μg/L）；②体格检查未见异常；③超声检查示左颈部Ⅵ区见低回声淋巴结，1.1cm×0.7cm，皮髓分界消失，形态变圆（图1-28）。

根据以上提示，请回答以下问题：

9. 持续/复发甲状腺癌的定义是什么?

10. 持续/复发甲状腺癌的主要超声表现有哪些?

11. 如何监测持续/复发甲状腺癌?

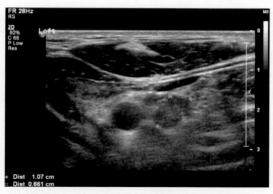

图 1-28   左侧颈部Ⅵ区淋巴结超声声像图

患者再次行左侧侧方及中央区淋巴结清扫术。术后石蜡病理:甲状腺左侧颈部淋巴结转移性癌(Ⅱ、Ⅲ、Ⅳ区共 12 枚淋巴结,其中Ⅵ区 2 枚转移)。术后 1 年:Tg<0.04μg/L。

第三讲   讨论第二讲问题

目标

通过查阅文献、小组讨论、汇报,掌握甲状腺结节的风险评估原则及复发的评估。

核心问题

1. 甲状腺结节风险评估的重要特征包括哪些?
2. 颈部淋巴结转移的超声特征包括哪些?

第二讲病例讨论

1. 请详细描述这个结节的超声特征

甲状腺右叶中部可见一低回声,大小不详,边界欠清,形态不规则呈浅分叶状,纵横比>1,向上挤压腹侧被膜,周围无声晕,内部回声欠均匀,CDFI:周边及内部可见少量血流信号。

2. 结合病史,这个结节的超声诊断是什么?

甲状腺右叶实性结节,TI-RADS 4C,美国甲状腺学会(ATA)分级高风险,美国放射协会(ACR TI-RADS)分级 TR5,建议行超声造影及 FNA。

3. 诊断依据是什么?

①结构:实性;②回声:低回声;③形态:不规则(纵横比>1);④边缘:呈小分叶状;⑤与邻近组织关系:挤压甲状腺腹侧被膜。

4. 至少提出经典的评估甲状腺结节风险分层的三种方法

经典的评估甲状腺结节风险分层的三种方法：

（1）2011 年 Kwak TI-RADS 分级（表 1-1）。

（2）2015 年美国甲状腺学会（ATA）指南（表 1-2）。

（3）2017 年美国放射协会（ACR TI-RADS）分级（图 1-29）。

5. 请详细描述淋巴结的超声特征

右侧颈部 Ⅲ 区可见淋巴结，大小不详，边界清晰，形态欠规则，呈类圆形分叶状，L/S（长径/短径）<2，中央髓质强回声消失，皮质回声增强，挤压邻近颈动脉，CDFI：门样血流消失，周边及内部可见不规则点、条状血流信号。

表 1-1　2011 年 Kwak TI-RADS 分级

TI-RADS	定义	超声特征	恶性风险	建议
TI-RADS 1	正常甲状腺	正常甲状腺腺体		无需 FNA
TI-RADS 2	良性		0	无需 FNA
TI-RADS 3	可能良性	无可疑超声特征*	2%~2.8%	建议随访，临床需要时 FNA
TI-RADS 4	可疑恶性			FNA
TI-RADS 4A		出现 1 个可疑超声特征*	3.6%~12.7%	
TI-RADS 4B		出现 2 个可疑超声特征*	6.8%~37.8%	
TI-RADS 4C		出现 3~4 个可疑超声特征*	21%~91.9%	
TI-RADS 5	恶性可能性大	出现 5 个可疑超声特征*	88.7%~97.9%	FNA
TI-RADS 6	恶性	已活检证实		

注：*可疑超声特征：实性、低回声或极低回声、边界不规则、微钙化及纵横比大于 1；FNA，细针穿刺活检。

表 1-2　2015 年美国甲状腺学会（American Thyroid Association,ATA）指南

风险分层	超声特征	恶性风险	FNA 指征
良性	囊性结节	<1%	无需
极低风险	"海绵"样的结节，囊实性结节实性部分不偏心，无微钙化、边缘不规则、纵横比>1 及被膜外侵犯	<3%	2.0cm
低风险	等回声或高回声的实性结节或囊实性结节的实性部分偏心，无微钙化、边缘不规则、纵横比>1 及腺体外侵犯	5%~10%	≥1.5cm
中等风险	实性低回声结节，边缘光滑、规则，无微钙化、纵横比大于 1 及腺体外侵犯	10%~20%	≥1cm
高风险	实性低回声或囊实性结节中的实性成分为低回声，同时具有以下一项或多项超声特征，不规则边缘（小分叶、毛刺、浸润性），微钙化，纵横比>1，边缘钙化中断，低回声突出钙化外，腺体外侵犯	70%~90%	≥1cm

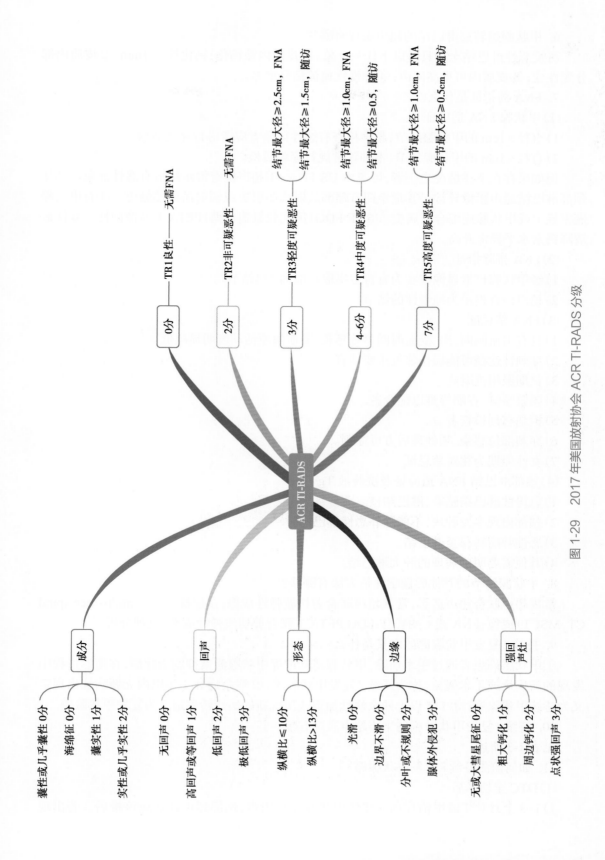

图 1-29　2017 年美国放射协会 ACR TI-RADS 分级

6. 甲状腺癌转移淋巴结的超声表现有哪些？

可疑恶性淋巴结至少具备以下任一征象：①皮质内微钙化，钙化灶≤1mm；②皮质内部分囊性变；③皮质内可见高回声；④弥漫性血流信号增多。

7. FNA的指征是什么？

（1）甲状腺FNA适应证

1）直径>1cm的甲状腺结节，超声检查有恶性征象者应考虑行穿刺活检。

2）直径<1cm的甲状腺结节，不推荐常规行穿刺活检。

但如果存在下述情况之一者，可考虑US-FNA：①超声检查提示结节有恶性征象。②伴颈部淋巴结超声影像异常。③童年期有颈部放射线照射史或辐射污染接触史。④有甲状腺癌家族史或甲状腺癌综合征病史。⑤^{18}F-FDG（氟代脱氧葡萄糖）PET/CT显像阳性。⑥伴血清降钙素水平异常升高。

（2）FNA排除指征

1）经甲状腺核素显像证实为有自主摄取功能的"热结节"。

2）超声检查提示为纯囊性的结节。

（3）FNA禁忌证

1）具有出血倾向，出、凝血时间显著延长，凝血酶原活动度明显减低。

2）穿刺针途径可能损伤邻近重要器官。

3）长期服用抗凝药。

4）频繁咳嗽、吞咽等难以配合者。

5）拒绝有创检查者。

6）穿刺部位感染，须处理后方可穿刺。

7）女性经期为相对禁忌证。

（4）颈部淋巴结FNA适应证及洗脱液Tg检测

1）急慢性淋巴结感染、淋巴结核。

2）颈部出现多发肿块，不能除外恶性淋巴瘤时。

3）恶性肿瘤转移至淋巴结。

4）其他需要明确病理的肿大淋巴结。

8. 甲状腺结节的其他影像学评估方法有哪些？

常规超声联合超声造影，常规超声联合剪切波弹性成像，多层螺旋CT（multi-slice spiral CT，MSCT）成像，FNA或CNB，^{18}F-FDG PET/CT联合剪切波弹性成像，纹理分析。

9. 持续/复发甲状腺癌的定义是什么？

①甲状腺癌患者通过手术切除、甲状腺清除或促甲状腺激素抑制治疗后，在随诊过程中发现的新病灶或手术残留，称为持续/复发甲状腺癌；②残余病灶1年以内无新病灶出现定义为持续甲状腺癌；③1年以上残余病灶加重或出现新的病灶转移定义为复发甲状腺癌。

10. 持续/复发甲状腺癌的主要超声表现有哪些？

见表1-3所述。

11. 如何监测持续/复发甲状腺癌？

（1）DTC全切术后

1）1~3个月（^{131}I清甲治疗前）：评估甲状腺床较困难，颈部超声评估应该推后。若出现以下情形应及时行超声检查：①癌灶是在组织病理检查时偶然发现的；②没有详尽的术前超声报告说明评估过侧方，以除外持续性转移性淋巴结；③在去残扫查时发现甲状腺床以外存在活跃摄碘病灶；④去残前 Tg 值远高于预期。

表 1-3　持续 / 复发及转移性分化型甲状腺癌（persistent/recurrent and metastatic differentiated thyroid carcinoma，prmDTC）超声表现

部位	prmDTC 病灶
甲状腺床	甲状腺床复发病灶长轴显示为椭圆形或不规则低回声、横切面纵横比>1、微钙化和囊性变、血流信号增加
颈部淋巴结	可疑转移淋巴结（至少具备以下一个征象）：微钙化、囊性变、周围或弥漫性血流信号增多、高回声 不能确定性质淋巴结　没有淋巴结门，且至少具备以下特征之一：圆形，短轴增大（Ⅱ区>8mm，Ⅲ和Ⅳ区 ≥ 5mm），中心性血流信号增多 正常淋巴结　具有淋巴结门、皮髓质分界清，彩超门型血流，部分可见血流信号放射状分布
皮下脂肪组织或肌肉组织	prmDTC 多为实性结节，边界不规则，部分可以显示血流信号增多
颈部静脉	静脉内出现瘤栓回声，部分内部可见血流信号
气管、食管	气管、食管壁连续性中断

2）术后 6~12 个月：超声评估最重要，可以结合血清 Tg 水平再次评估复发风险和首诊治疗疗效，帮助医师在术后随访中进行个体化的风险再分层。

3）术后 1~5 年或>5 年：对于低危的患者，根据术后 6~12 个月的再次复发风险分层，如果血清 Tg 检测不到（TgAb 阴性）且超声为正常，其存在 prmDTC 的风险极低，因此不再推荐规律超声检查，即随后不必要进行每年 1 次超声。检查 5 年之后再行第 2 次复发风险评估，之后的随访间隔取决于该次评估结果。

对于中危 / 高危患者，推荐每年 1~2 次超声检查。5 年之后，行第二次复发风险评估，之后随访间隔取决于该次评估结果。

（2）DTC 侧叶切除术后

1）可在术后 6~12 个月进行术后第 1 次评估，由于血清 Tg 的检测作用失灵，根据其复发风险分层，定期行超声检查。

2）在随访过程中，如果血清 Tg 水平上升（如刺激性血清 Tg>2μg/L 或抑制性血清 Tg ≥ 0.2μg/L）和 / 或临床出现颈部异常，则建议做颈部超声检查。

推荐阅读文献

［1］HAUGEN B R, ALEXANDER E K, BIBLE K C, et al. 2015 American Thyroid Association management guidelines for adult patients with thyroid nodules and differentiated thyroid cancer: The American Thyroid Association guidelines task force on thyroid nodules and differentiated thyroid cancer. Thyroid, 2016, 26 (1): 1-133.

［2］MOON W J, BAEK J H, JUNG S L, et al. ultrasonography and the ultrasoundBased management of thyroid nodules: consensus statement and recommendations. Korean J Radiol, 2011, 12 (1): 1-14.

［3］TESSLER F N, MIDDLETON W D, GRANT E G, et al. ACR Thyroid Imaging, Reporting and Data System (TI-RADS): white paper of the ACR TI-RADS committee. J Am Coll Radiol, 2017, 14 (5): 587-595.

［4］陈立波，丁勇，关海霞，等．中国临床肿瘤学会 (CSCO) 持续 / 复发及转移性分化型甲状腺癌诊疗指南 -2019. 肿瘤预防与治疗，2019, 32 (12): 1051-1080.

［5］中国医师协会超声医师分会．血管和浅表器官超声检查指南．北京：人民军医出版社，2011.

［6］田文，孙辉，贺青卿．超声引导下甲状腺结节细针穿刺活检专家共识及操作指南 (2018 版).中国实用外科杂志，2018, 38 (3): 241-244.

［7］席雪华，高琼，张波．超声评估持续 / 复发及转移性分化型甲状腺癌的研究进展．北京医学，2018, 40 (11): 1064-1066.

［8］张波，徐景竹，吴琼．2015 年美国甲状腺学会《成人甲状腺结节与分化型甲状腺癌诊治指南》解读：超声部分．中国癌症杂志，2016, 26 (1): 19-24.

附录 1　第一讲问题参考答案

【第一组】

1. 甲状腺体积测量方法有哪些？

(1) 甲状腺触诊法：临床医生触诊颈部评估甲状腺体积。

甲状腺触诊分度标准：

1) 0 度：处于颈部正常位置时，甲状腺看不见且摸不到；

2) Ⅰ度：处于颈部正常位置时，甲状腺看不见、可摸到，腺体可随吞咽动作上下移动；

3) Ⅱ度：处于颈部正常位置时，肉眼看见颈部明显肿大。

(2) 甲状腺核素显像法

甲状腺选择性浓聚的放射性核素或其标记的化合物摄入体内，利用影像仪器绘制核素或化合物在甲状腺内的分布图像。

1) 甲状腺平面显像

甲状腺重量 (g) = 甲状腺正面图面积 (cm^2) × 甲状腺两叶平均高度 (cm) × K，K 为常数 0.23~0.32。

2) 甲状腺断层显像：利用 SPECT 采集甲状腺三维图像，按照一定厚度采集二维平面图像。通过计算机软件，在每层图像上自动勾画出甲状腺组织的轮廓，并计算出各个层面甲状腺的面积。

$$甲状腺体积 = K × \Sigma 各断层面积 × 层厚（K 为校正系数）$$

(3) 超声测定法

1) 二维超声测量甲状腺体积方法：选取甲状腺左右叶最大横切和纵切面，测量最大长径、宽径及厚径，分别计算各叶体积，甲状腺总体积：$V_总 = V_{左叶} + V_{右叶} + V_{峡部}$。

2) 三维超声体积测量系统：通过自动或手动描记组织边界径线最大的平面，捕获整个甲状腺，得出甲状腺体积。

(4)螺旋 CT 检测法:CT 通过密度阈值法自动勾画甲状腺边缘、计算甲状腺各层体积,通过累加甲状腺各层体积计算甲状腺体积。或手动勾画甲状腺边界,利用容积软件计算叠加各层体积。

2. 甲状腺不同测量方法的各自优缺点? 目前还存在哪些问题?

见表 1-4 所述。

表 1-4　各类甲状腺体积测量方法优缺点

甲状腺体积测量法		优点		缺点
甲状腺触诊法		简便易行,无需辅助设备,可以判定甲状腺及其内结节的软硬程度和甲状腺表面是否平整,有无触痛等		受医师经验影响误差大,且当甲状腺与周围组织粘连时轮廓难以触清
核素显像法	甲状腺平面显像	可以显示正常甲状腺和术后甲状腺组织的形态、位置及功能	简单、方便	不能确定甲状腺深度且精确度差
	甲状腺断层显像		准确度明显高于甲状腺平面显像	受客观和人为因素影响大,甲状腺组织边界确定困难
超声测定法	二维超声测量	无辐射、费用低		人为误差较大、可重复性差
	三维超声测量	较高的精确性和可重复性		成像过程复杂,对结构不匀的甲状腺组织边界确认困难
螺旋 CT 检测法		估算甲状腺体积准确,CT 值可以反映甲状腺功能对甲状腺疾病的诊治具有较大帮助		对密度不均匀的甲状腺组织边界确定存在一定的误差

目前存在的问题:

核素、CT 检查:有辐射、成本高,不做首选。

二维超声:误差较大、变异性较大、计算过程较为繁琐。

三维超声:准确性及重复性高,不受甲状腺几何外形因素的影响,具有较高的临床实用价值。

【第二组】

3. 甲状腺超声对应的解剖结构有哪些?

见甲状腺疾病超声诊断 PBL 教学第一讲:认识甲状腺。

4. 颈部淋巴结分区法? 特别注意如何在图像上区别?

见甲状腺疾病超声诊断 PBL 教学第一讲:认识甲状腺。

5. 胸骨上部后方的淋巴结超声如何探查?

使用高频线阵探头,令患者平卧、头后仰,对于颈部较短的患者可用适当物品垫高颈部,使颈部充分暴露。将探头置于胸骨上窝,向下倾斜探头并调整深度或频率以完成上纵隔探查。扫查过程中可以使用纵切、横切和斜切位,多切面观察淋巴结内部情况(图 1-30)。

6. 如果甲状腺下方出现一个类似甲状腺的回声,应考虑的情况是什么?

(1)甲状旁腺来源

1)异位甲状旁腺:与上甲状旁腺相比,下甲状旁腺的分布区域较广,以甲状腺下极为中心划定半径 2.5cm 的范围,约 97% 的下甲状旁腺位于此范围内(图 1-31)。

2)甲状旁腺腺瘤或增生(图 1-32)。

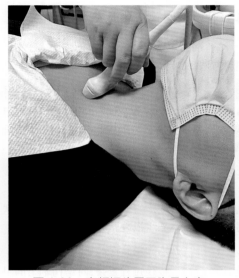

图 1-30　高频探头置于胸骨上窝,
向下倾斜探头

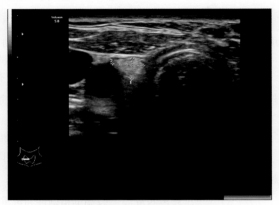

图 1-31　异位甲状旁腺超声声像图
甲状腺全切术后病例,右侧甲状腺床区见高回声,
大小 0.8cm×0.2cm,边界清,形态规则。

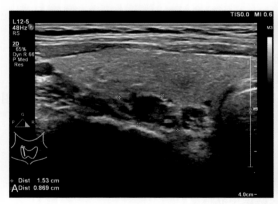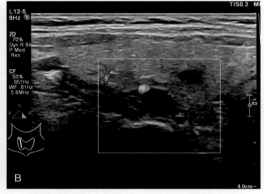

图 1-32　甲状旁腺增生超声声像图

A. 纵切面灰阶超声声像图:甲状腺右叶上部背侧可见低回声,大小 2.0cm×1.8cm×1.0cm,
形态规则,边界清;B. 彩色多普勒超声声像图:结节周边内部可见血流信号。

(2)异位甲状腺(图 1-33)

发生部位有舌根部(最常见)、口底、气管内、纵隔等部位。根据正常位置有无正常甲状腺分为两类:

1)迷走甲状腺:即其他部位出现甲状腺而固有部位缺如,此类约占异位甲状腺的 70%~75%,其异位可出现 1~2 处。

2)额外甲状腺或副甲状腺:即固有部位和其他部位均出现甲状腺组织。

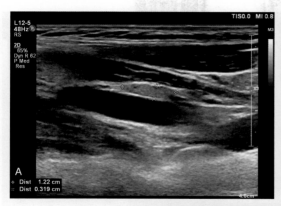
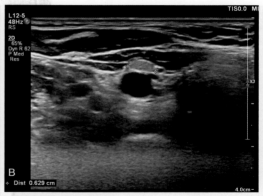
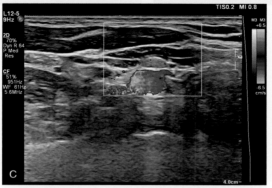

图 1-33　异位甲状腺超声声像图

纵切面 / 横切面灰阶超声声像图(图 A、B):右侧颈部Ⅲ区与Ⅳ区交界处可见等回声,大小 1.3cm×1.2cm×0.6cm,其内可见多个无回声,较大直径 0.1cm;彩色多普勒超声声像图(图 C):周边可见点状血流信号。

(3)胸骨后甲状腺肿(图 1-34)

1)原发或迷走型胸内甲状腺肿(与颈部甲状腺无关)。

2)继发性甲状腺肿:坠入性胸腔内甲状腺肿(完全性和不完全性)。

(4)异位胸腺(图 1-35)

异位胸腺多见于颈部,是由于胸腺从咽部到纵隔下降过程中部分退化不全,在颈部、甲状腺、胸腔等部位形成异位胸腺组织,颈部为最常见部位。

(5)颈部占位性病变(图 1-36)

1)颈部节细胞神经瘤:节细胞神经瘤起源于分化成熟的交感神经细胞,属良性肿瘤,好发于后纵隔、腹膜后及肾上腺。瘤体含有大量黏液基质成分,质地较软,可沿器官周围间隙生长。

2)横纹肌肉瘤:来源于横纹肌母细胞的恶性肿瘤,根据肿瘤的细胞特征及组织结构分为 3 型。①胚胎型;②腺泡型;③多形型,好发于头颈部,以胚胎型最常见,其又分为黏液型及未分化型 2 个亚型。

3)神经鞘瘤:颈部神经鞘瘤可来源于迷走神经或颈动脉窦周围的神经鞘膜内的施万细胞,又称施万细胞瘤。多为单发,包膜完整,表现为颈动脉三角区肿块、颈动脉移位及神经功能障碍。

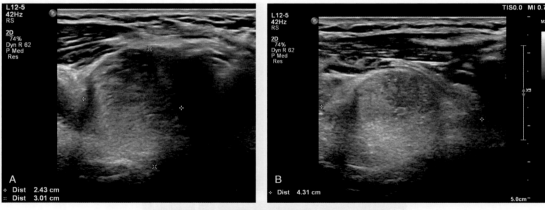

图 1-34 胸骨后甲状腺肿超声声像图

横切面／纵切面灰阶超声声像图（图 A、B）：胸骨后可见类甲状腺样回声，大小 3.9cm × 3.7cm × 1.8cm，
边界清，形态规则，内回声不均匀；彩色多普勒超声声像图（图 C）：结节周边内部可见血流信号。

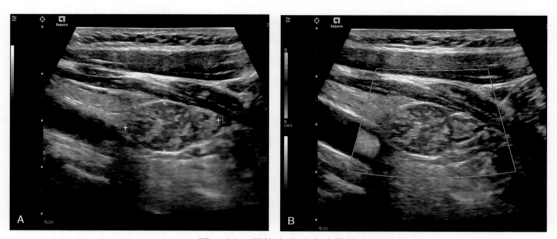

图 1-35 异位胸腺超声声像图

A. 灰阶超声声像图：甲状腺左叶下极可见混合回声，大小 2.3cm × 1.1cm，边界清，
形态规则，内回声不均；B. 彩色多普勒超声声像图：未见明显血流信号。

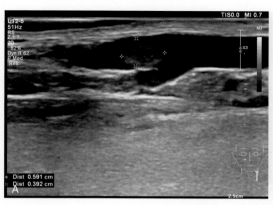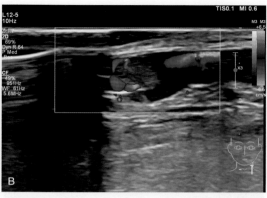

图 1-36　横纹肌瘤超声声像图

A. 灰阶超声声像图：左侧颈外静脉（左侧锁骨上方斜方肌前缘走行处，距颈外静脉汇入锁骨下静脉入口处约 4.2cm）静脉瓣附着处见低回声，大小 0.6cm×0.5cm×0.6cm，边界清，形态规则；B. 彩色多普勒超声声像图：内见多发短条状血流信号。

【第三组】

7. 与胚胎学有关的甲状腺疾病有哪些？超声表现如何？

（1）异位甲状腺：异位甲状腺是一种胚胎发育畸形，甲状腺出现在下降途中的其他部位，如咽部、舌骨上下、喉前、胸骨上、胸骨后等处。超声表现：正常解剖部位未能探及甲状腺组织，或明显小于正常。异位的部位显示正常的甲状腺组织回声，表现为中等回声，边界清晰，彩色多普勒血流信号丰富。

（2）甲状舌管囊肿（图 1-37）：甲状舌管囊肿是指在胚胎早期甲状舌管退化不全，在颈部遗留形成的先天性囊肿。囊肿可发生于颈前正中舌盲孔至胸骨切迹之间的任何部位，以舌骨体上下最常见。超声表现：囊壁薄、边界清，形态较规则，其内透声好，部分伴有线状分隔回声。合并感染时囊壁增厚、不光滑，液性暗区内可见细弱光点回声。彩色多普勒超声检查显示为周边可见血流信号，囊内无血流信号。

（3）先天性梨状窝瘘（图 1-38）：梨状窝瘘系发生于咽部梨状窝的鳃源性内瘘，起源于第三或第四鳃囊，以左侧多见。这可能与胚胎发育过程中原始大动脉的消失，或右侧后鳃体较早消失有关。

超声表现：

1）非感染期梨状窝瘘：瘘管壁薄光滑，管径 0.07~0.25cm，长度 1.9~3.3cm；瘘管与周围组织分界清晰；瘘管内呈均匀低回声。

2）感染期梨状窝瘘：瘘管管径增粗，管壁毛糙增厚，与周围组织分界不清，内部透声差，可见斑块状、点状回声，部分夹杂有气体强回声；瘘管反复感染可形成颈深部脓肿，表现为颈深部不规则的液性无回声区内浮动的点、片状回声，CDFI 示无回声区周围组织血供增多。

（4）甲状腺髓样癌（图 1-39）：甲状腺髓样癌来源于分泌降钙素的甲状腺滤泡旁细胞，是神经内分泌细胞。

超声表现：圆形或椭圆形均匀或不均性低回声结节，较少液化，一般无声晕及包膜，部分病灶内见微钙化灶。

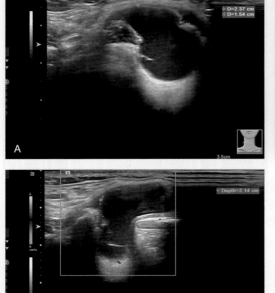
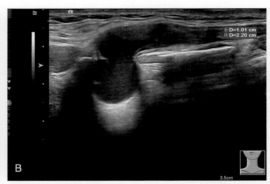

图 1-37　甲状舌管囊肿超声声像图

横切面/纵切面灰阶超声声像图(图 A、B):甲状软骨上方中央偏右侧可见无回声,大小 2.4cm×2.2cm×1.5cm,壁厚,边界清,无回声下方位于颈部深层;彩色多普勒超声声像图(图 C):周边可见血流信号。

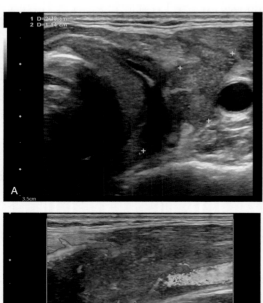
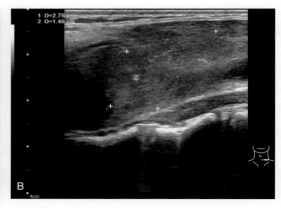
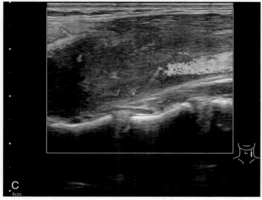

图 1-38　梨状窝瘘超声声像图

横切面/纵切面灰阶超声声像图(图 A、B):左侧颈部甲状软骨上方水平可见低回声,范围约 2.8cm×2.2cm×1.4cm,自梨状隐窝向颈前间隙延续,边界尚清,内回声不均,可见细密点状强回声;彩色多普勒超声声像图(图 C):周边内部较丰富血流信号。

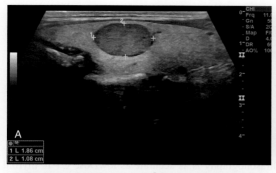
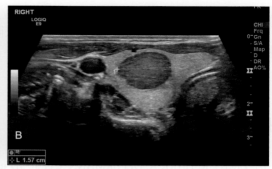
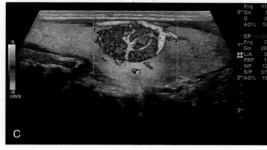

图 1-39 髓样癌超声声像图

纵切面/横切面灰阶超声声像图(图 A、B):甲状腺右叶中部可见实性低回声,大小 1.9cm×1.6cm×1.1cm,边界清,形态规则,边缘光整,内回声欠均;彩色多普勒超声声像图(图 C):周边内部可见丰富穿支血流信号。

【第四组】

8. 甲状腺功能亢进的超声表现有哪些?(图 1-20)

(1)甲状腺弥漫性、对称性肿大。峡部前后径增大明显,常增大到 1cm。

(2)甲状腺内部回声正常或稍强,呈密集点状分布,均匀或不均匀。

(3)甲状腺内小血管增多、扩张,呈"火海征",血流速度加快、阻力减小。

9. 甲状腺功能减退的超声表现有哪些?(图 1-21)

(1)甲状腺体积因病因不同可表现增大、正常或缩小。

(2)腺体内部回声减低,分布不均,呈网格样改变。

(3)彩色多普勒超声显示为甲状腺血流正常、稀少、轻度增加、明显增加或显著增加。

10. 超声可以区分甲状腺功能亢进和甲状腺功能减退吗?

甲状腺功能亢进症的原因包括弥漫性毒性甲状腺肿和早期桥本甲状腺炎,均是临床常见的甲状腺疾病。两者在临床表现上十分相似,除实验室检查、组织学活检等方法外,超声也是重要的辅助检查手段。弥漫性毒性甲状腺肿灰阶超声图像表现为对称性或不对称性肿大,腺体回声均匀或不均匀,回声增粗,可见片状或类结节样结构;彩色多普勒超声表现为腺体内血流信号丰富,呈条状或片状分布,可见"火海征";PW 表现为甲状腺上动脉收缩期峰值流速增高。桥本甲状腺炎灰阶超声图像表现为不均匀低回声,可呈线状或网格状高回声,彩色多普勒超声表现多为血流信号轻度或中度增多。

甲状腺功能减退的原因除原发性、垂体性病变外,还包括晚期桥本甲状腺炎、手术和放射性损伤等。原发性和垂体性病变常难以与甲状腺功能亢进鉴别,超声表现为早期腺体肿大,尤其是峡部增厚明显,晚期腺体萎缩,回声不均匀,呈局灶性斑片状或弥漫性实质回声减低,可见网格样条索状强回声结构或呈结节样改变;彩色多普勒超声早期表现为血流丰富,甚至见"火海征",萎缩期血流减少;PW 表现为甲状腺上动脉收缩期峰值流速高于正常,但低于甲状腺功能亢进患者。

甲状腺功能亢进和甲状腺功能减退在灰阶及彩色血流显像难以鉴别,频谱多普勒可以提供一些信息。

推荐阅读文献

[1] LICHT K, DARR A, OPFERMANN T, et al. 3D ultrasonography is as accurate as lowDose CT in thyroid volumetry. Nuklearmedizin, 2014, 53 (3): 99-104.

[2] 金超岭, 王猛, 刘杰, 等. 甲状腺体积的测量方法及影响因素研究. 中国医疗设备, 2015, 30 (12): 83-85.

[3] 李泉水. 浅表器官超声医学. 2 版. 北京: 科学出版社, 2017: 95-125.

附录 2　PBL 教学模式调查问卷

第 1 题　姓名［填空题］

_____

第 2 题　医院［填空题］

_____

第 3 题　年级［单选题］

A. 1 年级　　　　　　　　　B. 2 年级　　　　　　　　　C. 3 年级

第 4 题　在 PBL 教学模式前,你能自我发现问题,并向老师提问吗?［单选题］

A. 我能自己发现问题,并向老师提出问题

B. 我偶尔会发现问题,但不敢向老师提问

C. 我几乎没有问题,不会向老师提问

D. 我从没发现问题,从不提问

第 5 题　在 PBL 教学模式下,你觉得能更加扎实地掌握学习的内容吗?(学习手段)［单选题］

A. 相对传统教学,我觉得没改变

B. 传统教学能够学到更多的知识

C. 还不如传统的教学方式

第 6 题　以下哪种教学方式你更能接受?(互动关系)［单选题］

A. 老师讲,学生听,并且布置课后作业巩固

B. 老师引导、学生思考并利用课余时间去查找相关知识完成课堂上的疑问

C. 老师与学生在课堂上积极互动,互相提出问题并解决

第 7 题　在 PBL 模式下,你觉得你对专业知识的掌握程度是否加深?(学习内容)［单选题］

A. 还不如传统的教学模式上学到的多

B. 相比较传统教学模式,对于专业知识的掌握有了加深

C. 觉得效果差不多

第8题　通过 PBL 教学法,你觉得自己的文献阅读、资料搜集整理能力是否有所提高?(研究报告)[单选题]

A. 我觉得这门课程开阔了视野,让我懂得了许多新的知识来源,并学会运用

B. 知道这些知识来源渠道,可是我还不能够完全理解知识背后的意义

C. 我认为一切都没什么改变

第9题　在 PBL 模式下,你查阅相关学习资料来辅助你的学习的频率如何?(学习手段)[单选题]

A. 频繁地去搜索相关资料去完成课程需求

B. 需要用到时偶尔才去查阅相关知识

C. 很少查找,不知道该怎么查询,或者有哪些工具可以帮助到我

D. 几乎没有

第10题　在传统模式下,你会主动查找与课程相关的资料吗?(知识背景和拓展)[单选题]

A. 经常去图书馆或者上网找　　　　　B. 偶尔翻书

C. 很少,需要用的时候会去看一下　　D. 几乎没有

第11题　哪种教学模式更能提高你发现问题的能力?(问题导向)[单选题]

A. PBL 教学模式

B. 传统教学模式

C. 两种教学模式没有区别

第12题　PBL 的教学模式能否提高你的解决问题能力?(问题导向)[单选题]

A. 可以,现在我能够清楚地知道问题所在,并且知道如何解决

B. 我觉得跟传统教学模式没区别

C. 我觉得还是在传统教学模式下,我的问题解决能力会好些

第13题　在 PBL 课程的项目研究上遇到瓶颈时,你如何解决问题?(问题导向)[单选题]

A. 问题出现,通过自我学习解决

B. 问题出现,通过与老师交流和老师辅导得到了解决

C. 发现了问题最终没有得到解决

第14题　在 PBL 研究过程中,你是否了解到与本项目有关的最新理论或信息?(学习内容)[单选题]

A. 有　　　　　　　　　　　　　　B. 没有

第15题　在 PBL 模式下,你觉得是否至少掌握了一样新工具或者新能力?(动手能力)[单选题]

A. 有,我现在能用工具/软件(类似文献检索,数据库等)分析我的研究问题

B. 没有,于我的研究而言 PBL 模式和传统模式下的结果一样

C. 没有,工具/软件的学习难度过大

第16题　相较于传统教学模式下,你觉得你的动手能力有锻炼吗?(动手能力)[单选题]

A. 有　　　　　　B. 一般　　　　　C. 没有　　　　　D. 清楚

第17题　PBL教学模式能令你加强与同学之间的交流、合作吗？（团队合作）［单选题］

A. 能,我发现我和小组内的同学建立了深厚友谊

B. 不能,对同学间的交流没有促进作用,反而在某些争执上,我和小组成员有了芥蒂

C. 我觉得没有太大的促进作用,但还是比坐在课堂上单纯听讲更有意思

D. 我觉得没有区别

第18题　PBL教学模式能提高你的团队合作意识吗？（团队合作）［单选题］

A. 能,现在我明白了团队的重要性,我觉得对我出去社会工作有很大帮助

B. 一般,我还是不太懂小组的运作,感觉跟不上小组节奏,可是我愿意去做

C. 不能,我觉得对比传统教学,PBL模式没有帮助到我建立团队意识

第19题　对比传统教学方法,PBL教学模式下的项目报告幻灯片演示和答辩环节是否提高了你的表达能力？［单选题］

A. 我感觉个人的自信增加了,面对老师我也能够从容不迫地陈述我的观点

B. 给我相当大的压力,让我面对老师有种恐惧感,表达不出来我的观点

C. 我还是觉得传统教学方法更能锻炼一个人的表达能力

D. 对比PBL和传统教学,我觉得两者都能促进我的表达能力

第20题　PBL教学模式会增加你的负担吗？（学习负担）［单选题］

A. 肯定会,但是也会学习到更多

B. 还好,我觉得自己能够负担

C. 完全不会,我觉得PBL教学模式相当轻松,比传统教学模式轻松多了

第21题　与传统考试要求(侧重记忆力)相比,PBL教学模式下的成绩评定方法主要侧重解决一个问题或是完成一项目,你更倾向哪种？［单选题］

A. 传统闭卷笔试形式,最终成绩由卷面分数＋平时分构成

B. 项目报告、答辩形式,最终成绩由报告质量＋成果展示＋个人答辩表现构成

C. 其他

第22题　PBL与传统的模式相比,哪种模式更能激发你主动思考和发现问题能力？［单选题］

A. PBL模式　　　　　　　　B. 传统模式　　　　　　　　C. 两者没差别

第23题　本门课程采用PBL教学模式,在学习过程中,你认为会给你带来学习压力吗？［单选题］

A. 压力很大　　　　　　　　B. 有压力,但还好　　　　　　　　C. 完全无压力

第24题　通过PBL学习,你从临床医生角度出发,发现问题、分析问题和处理问题的思路清晰吗？［单选题］

A. 很清晰　　　　　　　　　　B. 有些清晰,还不够

C. 不甚清晰　　　　　　　　　D. 完全不清晰

第25题　在PBL讨论中,你的组员参与度怎样,是否有"搭便车"的现象？［单选题］

A. 组员参与度极高,无"搭便车"现象

B. 部分组员参与度够,部分"搭便车"现象

C. 大部分组员不参与,明显"搭便车"

D. 其他组员几乎不参与

第 26 题　PBL 教学的指导老师是参与讨论还是主导讨论？［单选题］

A. 老师主导讨论　　　　　　　　　B. 老师参与讨论

C. 老师仅仅旁观　　　　　　　　　D. 老师讲述为主

第 27 题　PBL 的选题是否能做到多学科交叉和知识融合？［多选题］

A. 很好地融合了多学科知识　　　　B. 一般

C. 几乎没有　　　　　　　　　　　D. 完全没有

第 28 题　学习过程中你更看重近期分数的评价，还是远期能力的提升？［单选题］

A. 分数最重要　　　　　　　　　　B. 分数和能力都重要

C. 分数和能力都不重要　　　　　　D. 能力的提升最重要

第 29 题　你愿意接受 PBL 这种教学模式吗？［单选题］

A. 愿意　　　　　　　　　　　　　B. 不愿意

第 30 题　本门课程采用 PBL 教学模式，在学习过程中，你的最大收获是什么？（仅 1 条）
［填空题］

_____

第 31 题　如果课程采用 PBL 教学法，请你给出你的宝贵建议［填空题］

_____

附录 3　甲状腺疾病超声诊断教学结业考核

第 1 题　姓名［填空题］

_____

第 2 题　年级（住院医师）［填空题］

_____

第 3 题　年龄［填空题］

_____

第 4 题　手机号码［填空题］

_____

第 5 题（单选题）

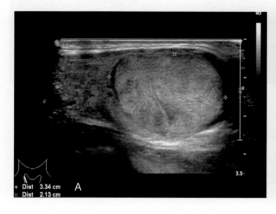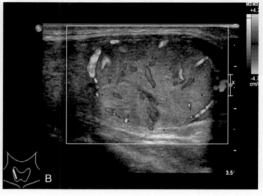

(1)结节的形态

A. 规则(正确答案)　　　　　B. 不规则　　　　　　　　C. 纵横比>1

(2)结节的边缘/边界

A. 清晰(正确答案)　　　　　B. 小分叶

C. 毛刺　　　　　　　　　　D. 浸润性

(3)结节的回声

A. 高/中等回声(正确答案)　　B. 低回声

C. 极低回声　　　　　　　　D. 无回声

(4)结节的内部结构

A. 实性(正确答案)　　　　　B. 囊实性

C. 囊性　　　　　　　　　　D. 海绵征

(5)结节的钙化

A. 无(正确答案)　　　　　　B. 微钙化　　　　　　　　C. 粗大钙化

(6)结节的血流

A. 无/周边/周边内部(正确答案)

B. 局限性丰富血流/杂乱/穿支

(7)恶性风险分层

A. 高危　　　　　　　　　　B. 中危　　　　　　　　　C. 低危(正确答案)

D. 极低危　　　　　　　　　E. 良性

(8)Kwak TI-RADS 分级

A. 3 级　　　　　　　　　　B. 4A 级(正确答案)　　　　C. 4B 级

D. 4C 级　　　　　　　　　E. 5 级

第 6 题(单选题)

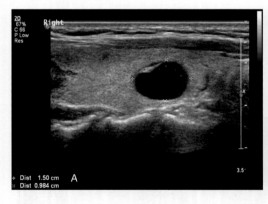
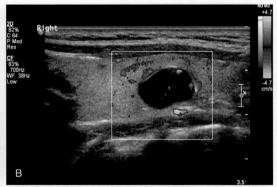

(1)结节的形态

A. 规则(正确答案)　　　　　B. 不规则　　　　　　　　C. 纵横比>1

(2)结节的边缘/边界

A. 清晰(正确答案)　　　　　B. 小分叶

C. 毛刺　　　　　　　　　　D. 浸润性

（3）结节的回声

A. 高/中等回声   B. 低回声

C. 极低回声   D. 无回声（正确答案）

（4）结节的内部结构

A. 实性   B. 囊实性

C. 囊性（正确答案）   D. 海绵征

（5）结节的钙化

A. 无（正确答案）   B. 微钙化   C. 粗大钙化

（6）结节的血流

A. 无/周边/周边内部（正确答案）

B. 局限性丰富血流/杂乱/穿支

（7）恶性风险分层

A. 高危   B. 中危   C. 低危

D. 极低危   E. 良性（正确答案）

（8）Kwak TI-RADS 分级

A. 2 级（正确答案）   B. 3 级   C. 4A 级

D. 4B 级   E. 4C 级   F. 5 级

第 7 题（单选题）

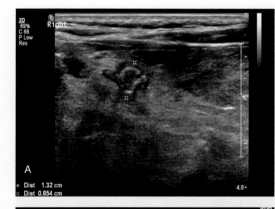

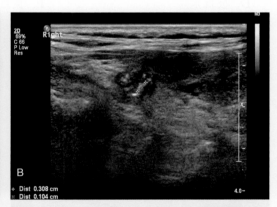

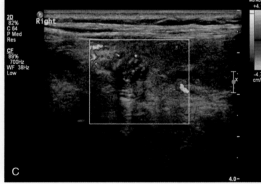

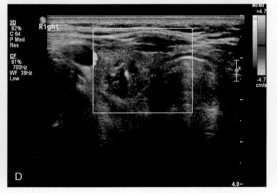

(1)结节的形态

A. 规则   B. 不规则(正确答案)   C. 纵横比>1

(2)结节的边缘/边界

A. 清晰   B. 小分叶(正确答案)

C. 毛刺   D. 浸润性

(3)结节的回声

A. 高/中等回声   B. 低回声(正确答案)

C. 极低回声   D. 无回声

(4)结节的内部结构

A. 实性(正确答案)   B. 囊实性

C. 囊性   D. 海绵征

(5)结节的钙化

A. 无   B. 微钙化(正确答案)   C. 粗大钙化

(6)结节的血流

A. 无/周边/周边内部

B. 局限性丰富血流/杂乱/穿支(正确答案)

(7)恶性风险分层

A. 高危(正确答案)   B. 中危   C. 低危

D. 极低危   E. 良性

(8)Kwak TI-RADS 分级

A. 2 级   B. 3 级   C. 4A 级

D. 4B 级   E. 4C 级   F. 5 级(正确答案)

第 8 题(单选题)

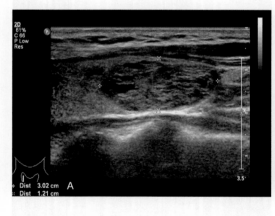 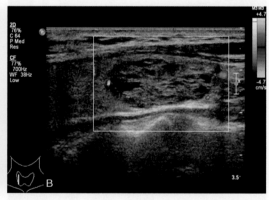

(1)结节的形态

A. 规则(正确答案)   B. 不规则   C. 纵横比>1

(2)结节的边缘/边界

A. 清晰(正确答案)   B. 小分叶

C. 毛刺 　　　　　　　　　　　D. 浸润性

（3）结节的回声

A. 高／中等回声（正确答案）　　B. 低回声

C. 极低回声　　　　　　　　　　D. 无回声

（4）结节的内部结构

A. 实性　　　　　　　　　　　　B. 囊实性

C. 囊性　　　　　　　　　　　　D. 海绵征（正确答案）

（5）结节的钙化

A. 无（正确答案）　　　　　　B. 微钙化　　　　　　　C. 粗大钙化

（6）结节的血流

A. 无／周边／周边内部（正确答案）

B. 局限性丰富血流／杂乱／穿支

（7）恶性风险分层

A. 高危　　　　　　　　　　B. 中危　　　　　　　　C. 低危

D. 极低危（正确答案）　　　E. 良性

（8）Kwak TI-RADS 分级

A. 2 级（正确答案）　　　　B. 3 级　　　　　　　　C. 4A 级

D. 4B 级　　　　　　　　　E. 4C 级　　　　　　　　F. 5 级

第 9 题（单选题）

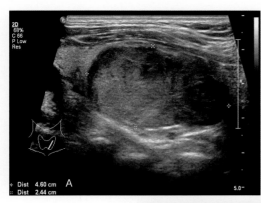
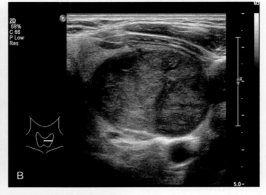
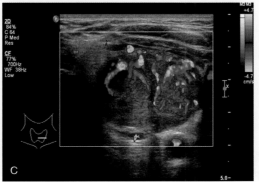

(1)结节的形态

A. 规则(正确答案)   B. 不规则   C. 纵横比>1

(2)结节的边缘/边界

A. 清晰(正确答案)   B. 小分叶

C. 毛刺   D. 浸润性

(3)结节的回声

A. 高/中等回声   B. 低回声(正确答案)

C. 极低回声   D. 无回声

(4)结节的内部结构

A. 实性(正确答案)   B. 囊实性

C. 囊性   D. 海绵征

(5)结节的钙化

A. 无(正确答案)   B. 微钙化   C. 粗大钙化

(6)结节的血流

A. 无/周边/周边内部(正确答案)

B. 局限性丰富血流/杂乱/穿支

(7)恶性风险分层

A. 高危   B. 中危(正确答案)   C. 低危

D. 极低危   E. 良性

(8)Kwak TI-RADS 分级

A. 2 级   B. 3 级   C. 4A 级

D. 4B 级(正确答案)   E. 4C 级   F. 5 级

第 10 题(单选题)

(1)结节的形态

A. 规则   B. 不规则(正确答案)   C. 纵横比>1

(2)结节的边缘/边界

A. 清晰(正确答案)   B. 小分叶

C. 毛刺   D. 浸润性

(3)结节的回声

A. 高/中等回声   B. 低回声(正确答案)

C. 极低回声   D. 无回声

(4)结节的内部结构

A. 实性   B. 囊实性(正确答案)

C. 囊性   D. 海绵征

(5)结节的钙化

A. 无   B. 微钙化(正确答案)   C. 粗大钙化

(6)结节的血流

A. 无/周边/周边内部

B. 局限性丰富血流/杂乱/穿支(正确答案)

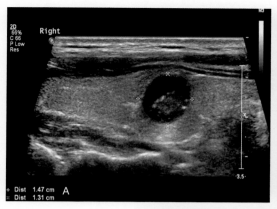

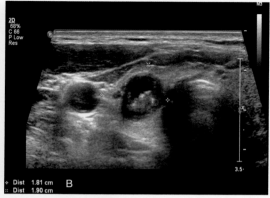

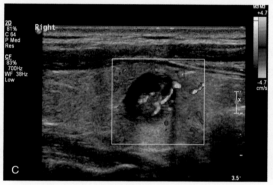

（7）恶性风险分层

A. 高危（正确答案）　　　　B. 中危　　　　　　　　C. 低危

D. 极低危　　　　　　　　　E. 良性

（8）Kwak TI-RADS 分级

A. 2 级　　　　　　　　　　B. 3 级　　　　　　　　C. 4A 级

D. 4B 级　　　　　　　　　　E. 4C 级（正确答案）　　　F. 5 级

第二章
乳腺疾病超声诊断 PBL 教学

课程组织

1. **主讲教师**　1位,确立课程主旨,完成课程整体设计。以问题为核心,以病例为线索,完成乳腺基础知识及乳腺结节的超声诊断授课。
2. **学生**　四组,每组4~6位,自由组合,分工合作,分别完成关于不同问题的文献检索、报告、问题回答、参与讨论。
3. **秘书**　1位(具有2年以上教学经验),辅助主讲教师收集资料、观察学生状态,解决学生检索文献、书写幻灯片等遇到的困难,搭建教师与学生之间沟通的桥梁,同时完成课前、课后问卷收集。
4. **课程实行闭环管理**　提出问题、授课、提出问题、讨论、考核。教师、学生和秘书均全程参与。

课程方案　课程计划1个月内完成,共3次课程。课程间隔时间1~2周(具体就学生完成情况而定)。

第一讲:主讲教师完成乳腺超声相关知识的讲解,提供主要文献,提出核心问题,并给出拓展问题。

第二讲:学生分组汇报第一次课程的问题,教师参与学生讨论并进行恰当的引导,纠正其错误,指出其不足,肯定其努力。同时按照病例为先导的原则,给出第三次课程幻灯片,提出问题。

第三讲:分组讨论,教师全程参与,具体过程同第2次课程。

第一讲　认识乳腺

目标

1. 掌握基础知识(乳腺超声解剖学、胚胎学、生理学)。
2. 熟悉基本原则。

3. 了解扫查技巧。

4. 实现乳腺标准化、规范化扫查。

核心问题

1. 一次合格的乳腺超声检查,除了充分掌握超声解剖知识外,还需要具备哪些知识?
2. 乳腺超声检查的基本原则是什么?
3. 扫查技巧包括哪些方面?
4. 如何实现标准化、规范化的扫查?

基础知识

一、超声解剖学

正常成年女性双侧乳腺为对称性的半球形,位于前胸廓,相当于第 2~6 肋间水平。乳腺内达胸骨旁,外至腋前线,外上方呈角状伸向腋窝的腺体组织称为 Spence 氏腋尾区。乳房中央前方突起为乳头,其周围色素沉着区为乳晕。

(1) 乳腺导管及小叶:乳腺导管系统为乳腺导管反复分支形成的树枝状的结构。成人的乳腺有 15~20 个乳管系统,乳管系统由乳头向外周呈放射状排列。每一系统组成一个乳腺叶,腺叶之间、腺叶与腺泡之间均由结缔组织间隔(图 2-1)。腺叶间上连皮肤与浅筋膜浅层,下连胸肌筋膜的纤维束称为乳房悬韧带,亦称为库柏(Cooper)韧带(图 2-2)。

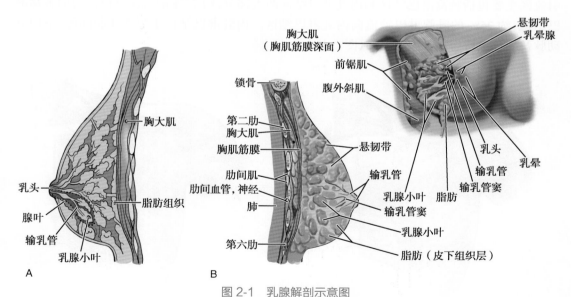

图 2-1 乳腺解剖示意图

A. 矢状面二维模式图清晰显示乳腺导管及小叶结构;B. 矢状面和冠状面三维模式图清晰显示乳腺的体表解剖部位,乳头、乳晕及内部的乳腺导管、小叶结构和乳房悬韧带。

(2) 乳腺终末导管小叶单位(TDLU):是乳腺的功能单位,由乳腺小叶及其终末导管组成。大多数乳腺疾病发生于乳腺 TDLU 内。

（3）动脉：分布于乳腺的动脉主要有胸肩峰动脉、胸外侧动脉、乳腺动脉、胸廓内动脉、肋间动脉穿支等。胸肩峰动脉多起自腋动脉，行走于胸小肌后方分出乳腺支供应乳腺深面组织。胸外侧动脉起自腋动脉位于胸小肌深面，供应乳腺外侧部分。乳腺动脉起自肩胛下动脉起点上方、胸外侧动脉起点的下方，由腋动脉发出，向内、下、前方向进入乳腺的外上方，供应该区域的乳腺。乳腺内侧的血供主要来源于胸廓内动脉和肋间动脉穿支（图 2-3）。

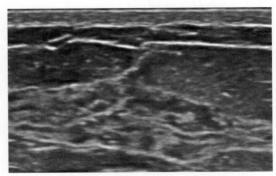

图 2-2　乳房悬韧带

正常乳腺二维灰阶声像图可见乳房悬韧带呈高回声，从腺体延伸至皮肤及皮下浅筋膜浅层。

（4）静脉：在乳腺皮下浅筋膜浅层存在着丰富的乳腺静脉网，分为横向和纵向两种。横向的静脉网汇集向内形成胸廓内静脉穿支，纵向浅静脉向上与颈根部的浅静脉相交通，可注入颈前静脉。

腋静脉的分支包括胸肩峰静脉、胸外侧静脉、乳腺静脉、肩胛下静脉等引流乳腺上、外侧的静脉血。肋间静脉穿支引流乳腺深部的血液回流，向内注入肋间静脉。

（5）淋巴结：乳腺的淋巴引流主要流向腋窝，少部分引流至内乳和锁骨下淋巴结。乳腺的淋巴系统由深浅两层淋巴管网组成。浅层向乳头、乳晕下集合，再经毛细淋巴管注入深层淋巴管网。在胸前壁和外侧壁呈扇形分布，集中走向腋窝，并注入腋淋巴结。乳腺外的淋巴引流区主要包括腋窝淋巴结区和内乳淋巴结区两大部分，约 75% 的乳腺淋巴液流向腋窝淋巴结区，约 25% 的乳腺淋巴液流向内乳淋巴结区。内乳淋巴结位于第 2~4 肋间隙，沿内乳动脉及静脉走行于胸骨边缘深部（图 2-4）。

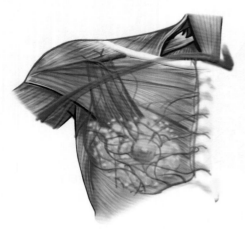

图 2-3　乳腺血供示意图

乳腺血供解剖示意图显示乳腺各个区域供血动脉的起源、供应区域，及乳腺的横向和纵向引流静脉网。

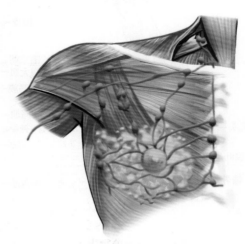

图 2-4　乳腺淋巴引流示意图

乳腺淋巴引流解剖示意图显示乳腺的淋巴系统分布及引流区域，乳腺淋巴主要流向腋窝，少部分引流至内乳淋巴结和锁骨下淋巴结。

(6)腋窝淋巴结解剖学分群

1)外侧淋巴结:沿腋静脉内侧排列的腋淋巴结。

2)胸肌淋巴结:位于前锯肌表面、胸小肌下缘,沿胸外侧动静脉分布。

3)肩胛下淋巴结:位于肩胛下动静脉及胸背神经周围。

4)中央淋巴结:位于腋窝中央的脂肪组织内,本组是腋淋巴结中最大、数目最多的。

5)尖淋巴结:位于腋窝的顶端,锁骨下肌下内方、胸小肌上缘及内侧、胸锁筋膜深面、Hashed 韧带外侧、沿腋静脉排列。

腋窝淋巴结分群较常应用的是以胸小肌为标志将腋窝淋巴结分为三群:①Ⅰ组或称下群:胸小肌下缘的所有腋淋巴结。②Ⅱ组或称中群:胸小肌上下缘之间的淋巴结,包括胸小肌深面和胸大小肌之间的淋巴结。③Ⅲ组或称为上群:胸小肌上缘的腋淋巴结。

二、胚胎学

胚胎学上乳腺产生于腹侧条纹,后者发展成从腋窝延伸到腹股沟的乳腺嵴,大多数乳腺嵴会退化。异常留存的乳腺嵴可以形成副乳。副乳可以出现在乳腺嵴的任何位置,最常见的是腋段。副乳表现为有乳头的副乳、单独的副乳头及没有副乳头的副乳。在胚胎第 9 周末,仅胸前区的一对乳腺始基继续发展,形成乳头芽。胚胎第 10 周末,乳头凹痕初步形成。第 3~4 个月时,乳头芽增大,乳腺芽逐渐演变成永久性乳腺管。一些上皮管进入基质形成早期的大导管。第 5~6 个月时,上皮细胞的生长从乳芽的深表面出现,并渗透到间充质,乳芽形成乳腺导管。第 7 个月时,输乳管原基进一步分支,形成 15~20 个实性上皮索,伸入表皮内。第 8 个月时,乳腺始基的表面上皮下陷,形成乳凹,输乳管开口于乳凹。第 9 个月时,实性的上皮索有管腔形成,乳腺管末端形成腺小叶的始基。主导管末端有侧支,管腔中含有细胞碎片。乳头下的结缔组织不断增生,使乳腺逐渐外突,胚胎期乳腺逐渐发育完成(图 2-5)。

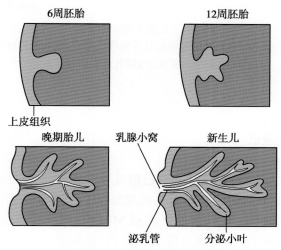

图 2-5 乳腺胚胎学示意图

乳腺胚胎学示意图显示早 - 中孕期(孕 6 周和孕 12 周)、晚孕期和新生儿期乳腺从乳腺始基逐步发育成乳腺结构的过程(输乳孔、乳腺导管和乳腺小叶)。

三、生理学

按照女性乳房的发育过程,可以分几个阶段:胚胎期、幼儿期、青春期、成年期、妊娠期、哺乳期和老年期。乳腺在生长过程中受年龄和激素影响,变化很大。胚胎期是乳腺形成和发育的第一阶段,由外胚层分化形成。幼儿期乳腺只是在乳头区域有小的导管发育。青春期,乳腺在性激素和垂体激素的作用下,乳腺小叶细胞增生,乳腺小叶不断形成。成年期乳腺组织结构已经形成,随月经周期和性激素的变化,乳腺组织也发生相应的变化。妊娠期,乳腺导管末端小叶融合成大叶,管腔扩张成腺泡,腺泡逐渐扩大,其内分泌物增多,乳腺导管周围纤维因受压而大部分消失,乳腺导管内充满分泌物。哺乳期乳腺腺叶细胞高度增生肥大,腺泡上皮排列成单行,其内充满乳汁,乳腺导管周围纤维组织几乎消失,由毛细血管网取代,腺泡和乳腺导管普遍扩张,内储乳汁和细胞脱落物。老年期,乳腺导管周围的纤维增多,腺体组织逐渐萎缩而减少,乳房内充满了纤维和脂肪组织(图 2-6)。

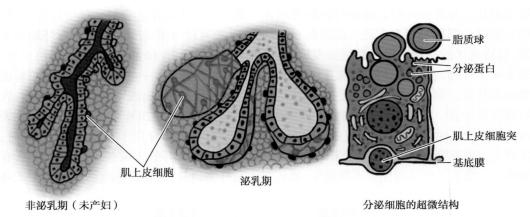

图 2-6　乳腺生理学示意图
乳腺生理学示意图示乳腺泌乳期腺叶细胞增生肥大,腺泡上皮排列成单行,
腺泡和乳腺导管扩张,内储乳汁和细胞脱落物。

四、乳腺扫查

(一) 超声检查的适应证

1. 适应证

(1)乳腺相关异常症状、体征:①患者自己触及乳腺肿块;②体检扪及乳腺肿块;③乳头溢液;④乳腺皮肤红肿;⑤乳腺疼痛;⑥乳头出现湿疹样改变;⑦腋窝淋巴结肿大。

(2)辅助检查发现乳腺异常:①乳腺 X 线或 MRI 检查发现乳腺结节;②乳腺 X 线图像上不能确定病变是否存在者;③不宜乳腺 X 线检查(妊娠期、哺乳期妇女和儿童等)或怀疑乳腺病变者。

(3)乳腺外科手术前和术后评估

1)术前:①乳腺结节数目、位置、大小以及与周围组织器官关系;②腋窝淋巴结情况。

2)术后:①乳腺切除术后或者肿块切除术后的随访;②乳腺切除术后胸壁结节的诊断;

③术后血肿和积液的诊断及随访；④假体置入术后或注射隆胸术后随访；⑤术后腋窝淋巴结转移的诊断。

(4) 乳腺病变随访：①乳腺恶性病变新辅助化疗的疗效，评估病变体积变化、回声水平、血供变化等；②良性结节大小、回声和形态学等的变化，指导是否需要穿刺活检等进一步检查。

(5) 超声引导下介入诊断和治疗：①超声引导下囊肿穿刺和抽吸；②实性肿块的活检手术；③术前或者术中进行乳腺病变的定位引导切除；④前哨淋巴结或肿大淋巴结的活检。

(6) 常规查体、一般人群查体。

(7) 高危人群：存在乳腺疾病家族史，幼年照射史和辐射地区人群。

2. 禁忌证　无。

3. 局限性　肥胖、巨乳受设备穿透力影响成像质量受限。

4. 患者准备

1) 无特殊饮食要求；

2) 仰卧位或者对侧斜卧位，手臂上抬外展，充分暴露乳腺及腋窝 (图 2-7)。

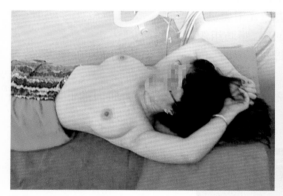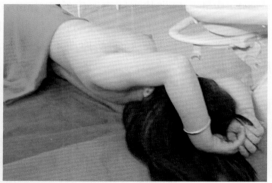

图 2-7　乳腺扫查的体位

(二) 仪器及探头

1. 高档彩色多普勒超声诊断仪　①高频线阵探头 (如 10MHz，或者 7~15MHz)：常规使用；②低频探头 (如 5MHz)：肥胖患者或肿物巨大者。

2. 仪器调节　①灰阶：预设、频率、增益、TGC 曲线、焦点和成像深度等；②彩色多普勒：量程、壁滤波、增益、取样框、调零位基线 (峰值流速调整在 3~5cm/s)；③脉冲多普勒：滤波、PW 取样容积、速度标尺、角度矫正。

(三) 扫查区域

在乳腺表面移动扫查全部乳腺，包括腋尾区。扫查区域应当存在重叠，并且包括乳晕和腋下。

(四) 扫查方法

1. 顺序　以乳头为中心旋转或放射状、或探头自上而下、或自左而右，扫查全部乳腺，扫查区域应当存在重叠，并且包括乳晕和腋下 (图 2-8)。

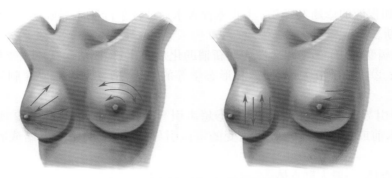

图 2-8　乳腺超声扫查方法示意图

乳腺超声扫查方法示意图显示以乳头为中心进行放射状或旋转扫查,
或者探头自上而下、自左至右连续扫查。

2. 连续扫查。

3. 特殊扫查　对比、加压、旋转、十字交叉,以明确病变性质。

(五) 正常乳腺超声声像图

正常乳腺的超声声像图由浅入深依次为(图 2-9):

1. 皮肤　呈带状强回声厚度约 2~3mm,边缘光滑整齐。

2. 浅筋膜和皮下脂肪　浅筋膜呈线状高回声,脂肪组织呈等回声。

3. 乳腺腺体　因人而异,厚薄不一,通常厚度约为 1~1.5cm,由腺叶、小叶、腺泡、导管及脂肪等组成。

4. 乳腺后方组织　主要包括胸前壁肌肉和筋膜,超声图像上表现为肌肉的低回声和筋膜的高回声,肋骨为强回声,伴后方声影。

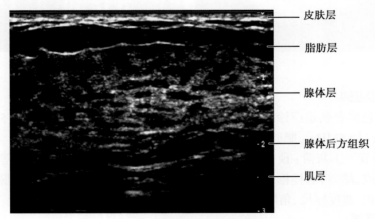

图 2-9　正常乳腺超声声像图

正常乳腺声像图示乳腺皮肤层、皮下脂肪层、腺体层、腺体后方脂肪层及肌层。
正常纤维腺体呈高回声,腺体小叶及导管呈低回声,结构清晰。

【第一组】

　　1. 乳腺炎性病变有哪些?

　　2. 浆细胞乳腺炎的分期及各期的临床病理特征如何? 其超声表现有几种类型?

　　3. 浆细胞乳腺炎与炎性乳癌鉴别要点有哪些?

【第二组】

　　4. 乳腺超声对应的解剖结构有哪些?

　　5. 腋窝淋巴结分区法? 特别注意如何在图像上区别?

【第三组】

　　6. 乳腺发育分几个生理阶段? 各个阶段的声像图特征如何?

　　7. 乳腺影像报告与数据系统(BI-RADS)的术语都有哪些? 属于良性及恶性征象的术语有哪些?

【第四组】

　　8. 简述 BI-RADS 分类 4 类及其亚分类的恶性可能性。

　　9. 男性乳腺发育的病因及超声图像特征有哪些?

第二讲　讨论第一讲问题及提出新的问题

目标

1. 通过查阅文献、小组讨论、汇报,掌握第 1 次课内容。
2. 以病例为先导,探究乳腺结节的风险评估原则及复发的评估。

核心问题

1. 如何进行乳腺结节的超声评估?
2. 超声如何在乳腺结节、腋窝淋巴结诊断中发挥作用?

一、第一讲思考题

具体答案见附录1。

二、本讲病例

(一) 病例 1

女,40 岁,发现右乳头单孔咖啡色溢液 1 个月,无疼痛。查体:双乳未触及肿物,腋窝未触及肿大淋巴结。超声检查见图 2-10。

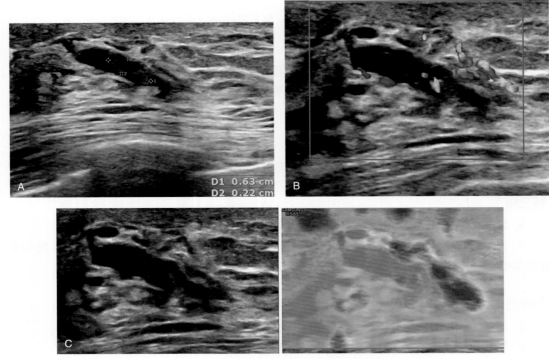

图 2-10　乳腺右乳头旁结节超声声像图
A.灰阶图;B.彩色多普勒超声声像图;C.弹性图像。

题目:
1. 请详细描述此结节的超声特征。
2. 结合病史,此结节的超声诊断是什么?
3. 诊断依据是什么?

(二) 病例 2
女,43 岁,发现右乳乳头血性溢液 2 周,无疼痛。超声检查见图 2-11。
题目:
1. 请详细描述乳腺的声像图。
2. 结合病史,此结节的超声诊断是什么?
3. 诊断依据是什么?
4. 鉴别诊断应包括哪些疾病?

(三) 病例 3
女,39 岁,4 个月前无明显诱因出现右乳红肿及皮温升高,伴乳腺触痛、胀痛,无乳头溢血溢液、破溃瘙痒等。超声检查见图 2-12。

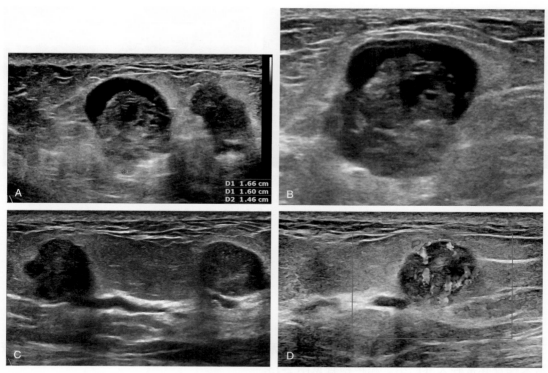

图 2-11　右乳结节声像图

图 A~C 为灰阶图；图 D 为彩色多普勒超声声像图。

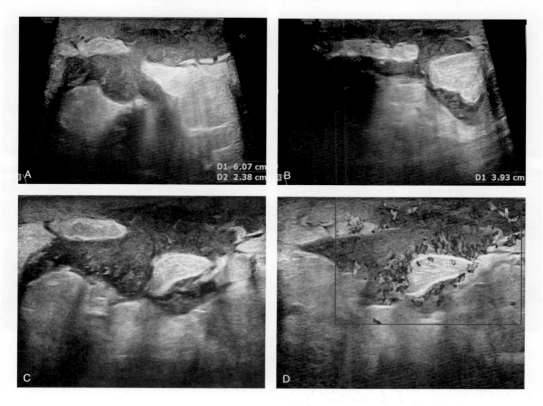

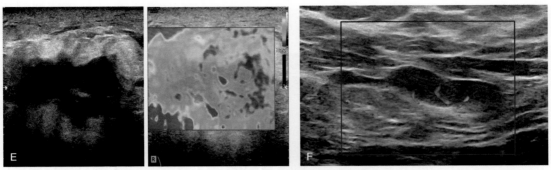

图 2-12　右乳肿物及腋窝淋巴结声像图

图 A~C 为右乳肿物灰阶图;图 D 为彩色多普勒超声声像图;图 E 为应变弹性图;

图 F 为右侧腋窝淋巴结彩色多普勒血流成像图。

题目:

1. 请详细描述此结节的超声特征。

2. 结合病史,此结节的超声诊断是什么?

3. 诊断依据是什么?

(四) 病例 4

女,46 岁,发现左乳乳头旁包块 3 个月,无疼痛。查体:触及左乳乳头旁肿物,质硬,腋窝未触及异常肿大淋巴结。超声检查见图 2-13。

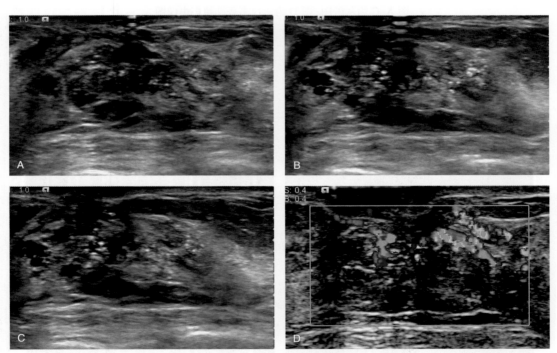

图 2-13　左乳结节声像图

图 A~C 为灰阶图;图 D 为彩色多普勒血流成像图。

题目:

1. 请详细描述此结节的超声特征。
2. 结合病史,此结节的超声诊断是什么?
3. 诊断依据是什么?
4. 可以进一步做哪些检查?
5. 请详述 BI-RADS 的描述术语及分类。
6. BI-RADS 术语的良恶性含义是什么?
7. BI-RADS 的分类标准如何划分?

第三讲　讨论第二讲问题

目标

通过查阅文献、小组讨论、汇报,掌握乳腺病变的 BI-RADS 的术语及分类。

核心问题

1. 乳腺结节风险评估的重要特征包括哪些?
2. 腋窝淋巴结转移的超声特征包括哪些?
3. BI-RADS 的描述术语及其良恶性含义是什么?
4. BI-RADS 分类及其划分标准是什么?

一、第二讲病例讨论

(一)病例 1

1. 请详细描述此结节的超声特征

右乳头旁导管扩张,导管内可见低回声结节,大小 0.6cm×0.2cm,形态规则,边界清晰,内部回声均匀,内未见钙化。结节没有突破导管管壁,导管壁光滑。CDFI:结节内可见穿支血流。弹性成像:结节以绿色为主,质地偏软。

2. 结合病史,此结节的超声诊断是什么?

右乳导管扩张伴其内实性结节,BI-RADS 3 类,考虑导管内乳头状瘤。

3. 诊断依据是什么?

①结构:实性结节,位于导管内;②回声:低回声;③形态:形态规则;④边缘:光整;⑤与邻近组织关系:未侵犯导管壁;⑥CDFI:内见穿支血流;⑦弹性成像:实性结节质地软。⑧患者为中年女性,乳头单孔溢液,呈咖啡色,为导管内病变的典型临床特征。

4. 手术病理　导管内乳头状瘤。

(二)病例 2

1. 请详细描述乳腺的声像图

右乳见一混合回声结节,以低回声为主,结节周边见无回声,形态欠规则,内回声欠均,其旁另见一个低回声,两结节均与扩张导管相连,CDFI:实性成分内见丰富血流信号。

2. 结合病史，此结节的超声诊断是什么？

右乳囊实性结节及实性结节，其旁伴导管扩张，BI-RADS 4B 类，考虑导管内病变。

3. 诊断依据是什么？

①结构：囊实性及实性结节，实性成分为主；②回声：混合回声及低回声，内回声欠均；③形态：欠规则；④边缘：尚光整；⑤与邻近组织关系：与导管相连通；⑥CDFI：内见丰富血流；⑦患者为中年女性，乳头血性溢液，为导管内病变的典型临床特征。

4. 鉴别诊断应包括哪些疾病？

(1) 与导管内乳头状瘤鉴别：导管内癌实性成分较导管内乳头状瘤体积偏大，形态更不规则，血流更丰富，患者年龄更大。

(2) 与浸润性导管癌鉴别：导管内癌未突破基底膜，导管管壁光滑未被肿瘤破坏。导管内癌一般无腋窝淋巴结转移。

5. 手术病理 多发性中级别导管内癌。

(三) 病例3

1. 请详细描述此结节的超声特征

右乳见一低回声，大小 6.1cm×3.9cm×2.4cm，形态不规则，部分边界模糊，沿大导管方向走行，CDFI：周边及内部见丰富血流信号。

2. 结合病史，此结节的超声诊断是什么？

右乳实性结节，结合病史，考虑炎性病变。

3. 诊断依据是什么？

①结构：实性结节；②回声：低回声；③形态：不规则；④边缘：模糊；⑤位置：位于乳头和乳晕区，位置表浅，沿大导管方向横向生长；⑥相关改变：皮下软组织水肿，回声增高；⑦CDFI：周边及内部见丰富血流。

4. 手术病理 (右乳肿物)乳腺组织呈慢性炎症表现，符合特发性浆细胞性乳腺炎。

(四) 病例4

1. 请详细描述此结节的超声特征

左乳乳头旁见一低回声，形态不规则，边界模糊，内见扩张导管，内另见多个点状强回声，呈簇状分布，CDFI：周边及内部见丰富粗大血流信号。

2. 结合病史，此结节的超声诊断是什么？

左乳实性结节伴多发微小钙化，BI-RADS 4C 类。

3. 诊断依据是什么？

①结构：实性结节；②回声：低回声，内伴多发点状强回声，呈簇状分布；③形态：不规则；④边缘：模糊；⑤与邻近组织关系：结节与乳头相邻，内见多处扩张导管；⑥CDFI：周边及内部见丰富血流。

4. 可以进一步做哪些检查？

手术病理：导管内癌。

5. 请详述 BI-RADS 的描述术语及分类

(1)BI-RADS 术语：术语是 BI-RADS 的核心内容，术语的描述共分为 5 个部分，分别为：乳腺腺体的构成、肿块、钙化、相关征象和特殊情况。

1)乳腺腺体的构成：可分为 3 种类型，即均匀脂肪型、均匀腺体型和不均匀背景型。超声的腺体类型三分法大致可对应于 X 线和 MRI 的四分法,即:脂肪型、散在腺体型、非均匀腺体型和致密乳腺。①均匀的脂肪背景回声,表现为乳腺组织的大部分由脂肪小叶和支持结构(乳房悬韧带)的均一高回声带组成;②均匀的纤维腺体背景回声;③不均匀背景回声,不均匀可以是局灶性或是弥漫性,特征是多发的回声增高和回声减低小区,见于年轻女性的乳腺和乳腺 X 线上显示为不均匀致密实质的乳腺。

2)乳腺腺体的肿块:肿块是指具有三维空间占位效应,应该在两个相互垂直的切面均可显示。主要从以下 6 个方面描述肿块。

①形态(图 2-14)

椭圆形:肿块呈椭圆形(可能包括 2 或 3 个大分叶);

圆形:肿块前后径和横径相同;

不规则形:肿块既非圆形,也非椭圆形。

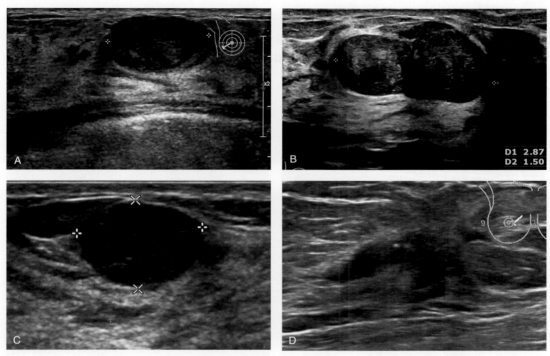

图 2-14　乳腺结节形态征象
A. 椭圆形;B. 椭圆形(大分叶);C. 圆形;D. 不规则形。

②方位(图 2-15)

平行:即肿块长轴与皮肤平行。平行方位肿块的横径大于前后径;

不平行:肿块的前后径大于横径。圆形肿块也被定义为和皮肤不平行。

③边缘

光整:边缘明确或锐利,病灶和周围组织有突变(图 2-16A);

不光整:指肿块有下列一项或多项特征(图 2-16B~D):

模糊:肿块和周围组织间没有明确界限,边界难以确定;

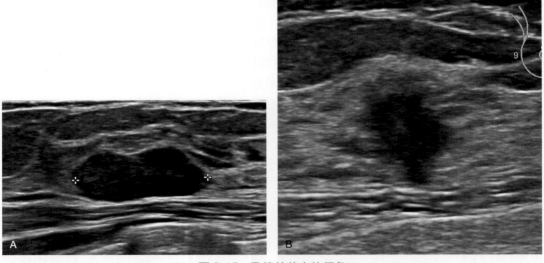

图 2-15　乳腺结节方位征象
A. 平行生长；B. 非平行生长。

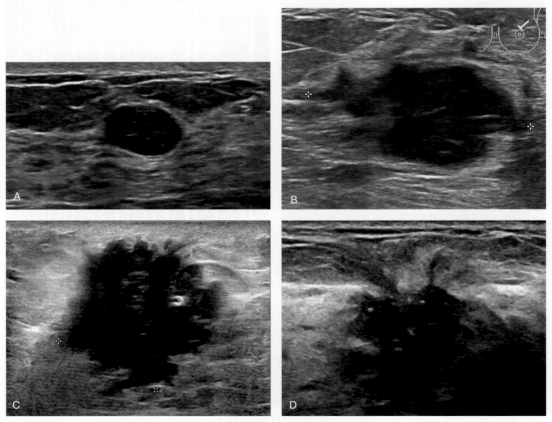

图 2-16　乳腺结节边缘征象
A. 边缘光整；B. 边缘成角；C. 边缘微小分叶；D. 边缘毛刺状。

成角:部分或全部边缘有锐利角度,通常形成锐角;

微小分叶:边缘有微小波动起伏,其边缘呈圆齿状;

毛刺状:肿块边缘突出锐利针状物。

④内部回声:与乳房脂肪回声比较,将内部回声分为:无回声、高回声(高于脂肪回声)、低回声(低于脂肪回声)、等回声(与脂肪回声相同)和混合回声(肿块含有无回声的囊性和有回声的实性成分)(图2-17)。

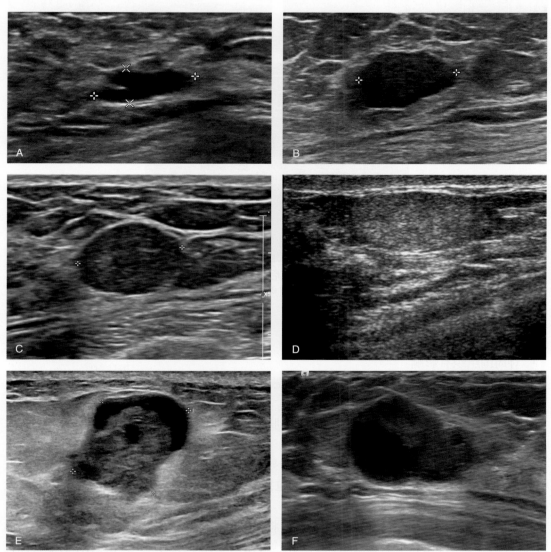

图 2-17　乳腺结节内部回声征象

图 A 为无回声;图 B 为低回声;图 C 为等回声;图 D 为高回声;图 E、F 为混合回声。

⑤后方回声特征(4个特征):后方回声特征包括后方回声无改变、后方回声增强、后方回声衰减(不包括侧方声影)及后方回声混合性改变(一种以上的后方回声特征)(图2-18)。

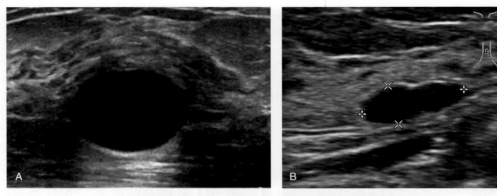

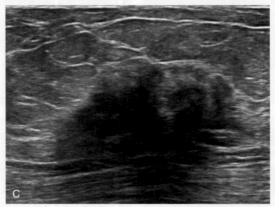

图 2-18　乳腺结节后方回声特征声像图
A.后方回声增强;B.后方回声无变化;C.后方回声衰减。

⑥周围组织

包括:对周围组织无影响;

对周围组织有影响:

包括结构紊乱(正常解剖层次破坏,乳房悬韧带增厚或僵直);

导管改变(管径异常或分支异常);

皮肤改变:皮肤增厚(正常小于 2mm),皮肤回缩(皮肤表面凹陷或边界不清,不规则),水肿(周围组织增厚,回声增强)。

3)乳腺腺体相关征象:①结构紊乱;②导管改变(图 2-19A);③皮肤改变:包括皮肤增厚与皮肤回缩、水肿(图 2-19B);④血管(包括无血流,内部血流,周边血流 3 类);⑤弹性评估。

4)乳腺腺体内的钙化:第 5 版 BI-RADS 将钙化分为肿块内钙化、肿块外钙化和导管内钙化。超声对微钙化显示敏感度不如 X 线摄影,尤其是位于不均匀回声腺体背景中的微钙化显示欠佳(图 2-20)。

5)乳腺腺体的特殊情况:特殊情况包括簇状小囊肿(一簇直径小于 2~3mm 的微小无回声)、复杂囊肿、皮肤肿块(皮脂囊肿或表皮样囊肿、瘢痕、痣、神经纤维瘤和副乳头等)、异物(标记夹、线圈、金属线、导管套管、硅胶等)、乳腺内淋巴结、腋窝淋巴结、单纯囊肿、血管异常(动静脉畸形或假性动脉瘤、Mondor 病)、术后积液、脂肪坏死。

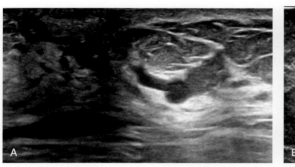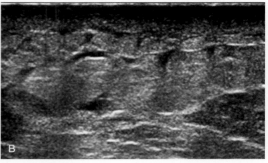

图 2-19　相关征象超声声像图

A.导管改变示导管局限性扩张,内见低回声;B.皮肤增厚示皮下脂肪组织增厚,
内见条索状低回声或无回声,呈水肿样改变。

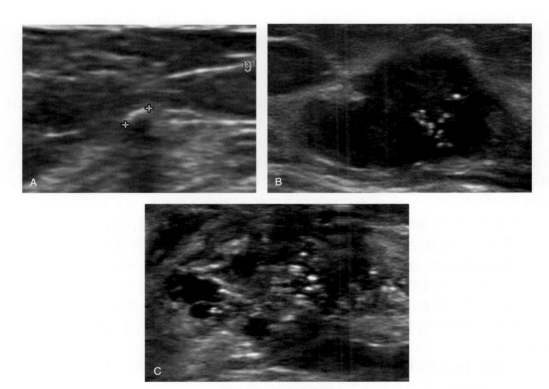

图 2-20　钙化声像图

A.肿块外钙化示腺体内见短线状强回声,伴声影;B.肿块内钙化示肿块内见点状强回声,
呈簇状分布;C.导管内钙化示导管内见点状强回声,沿导管走行分布,排列成串。

(2)超声 BI-RADS 评估分类和处理建议(表 2-1)。

1)BI-RADS 0 类:评估未完成,需要进一步的影像学评估和 / 或与以往的影像学检查对比。比如,临床触及异常,但超声未明确是否存在病灶者;术后超声发现异常区域,但不能鉴别瘢痕与复发;超声发现点状强回声,可疑钙化,但未发现病灶。

2)BI-RADS 1 类:是正常的超声检查结果。患者无需处理,只需要进行常规筛查。

表 2-1　超声 BI-RADS 评估分类和处理建议

分类	标准	处理	恶性概率
0 类	未完成评价	需另外影像评估	N/A*
1 类	未见异常	常规筛查	恶性可能性基本上为 0
2 类	良性	常规筛查	恶性可能性基本上为 0
3 类	良性可能	短期(6 个月)随访或连续监测	恶性可能性 ≤ 2%
4 类	可疑恶性	组织活检	恶性可能性 2%~95%
	4A：低度可疑恶性		2%<恶性可能性 ≤ 10%
	4B：中度可疑恶性		10%<恶性可能性 ≤ 50%
	4C：高度可疑恶性		50%<恶性可能性 <95%
5 类	高度提示为恶性	组织活检	恶性可能 ≥ 95%
6 类	活检已证实恶性	外科切除(临床适合时)	N/A*

注：*N/A(not applicable)，不适用。

3)BI-RADS 2 类：是良性的评估结果，比如：单纯囊肿、乳内淋巴结、术后积液、乳腺植入物，或至少 2 年或 3 年无改变的复杂囊肿或可能的纤维腺瘤。患者只需进行常规筛查。

4)BI-RADS 3 类：是可能良性，恶性可能性大于 0 但小于等于 2%。下列情况可评估为 3 类：①边缘光整的椭圆形平行位生长肿块；②单发的复杂囊肿；③簇状小囊肿；④脂肪坏死；⑤脂肪小叶的边缘产生的折射声影；⑥术后瘢痕引起的结构扭曲。BI-RADS 3 类初次的随访间隔通常是 6 个月。6 个月后若病变稳定，可再次分为 3 类，再 6 个月后随访，若第三次评估仍为 3 类，则可将随访间隔延长至 1 年，若 2~3 年病变稳定，可降级为 2 类。如果在 6 个月内直径增加大于 20%，或出现其他可疑的改变，应升级为 4 类，推荐活检。

5)BI-RADS 4 类：是可疑恶性的病变，恶性可能性大于 2% 但小于 95%。如果乳腺肿块边缘不光整、形态不规则或非平行位生长，则肿块至少被评估为 4 类。4 类可以分为 4A、4B、4C 三个亚类，但是超声 BI-RADS 并未提出亚类分类的划分原则。BI-RADS 4 类建议进行病灶活检。

6)BI-RADS 5 类：提示高度恶性，恶性风险大于等于 95%。将有非常典型恶性征象的肿块定为 5 类。

7)BI-RADS 6 类：是经活检证实的恶性病灶。

6. BI-RADS 术语的良恶性含义是什么？

(1)一般认为椭圆形是良性特征，不规则形属于恶性特征。有学者认为圆形属于良性特征，也有学者认为圆形属于恶性特征。

(2)平行方位生长属于良性特征，垂直方位生长属于恶性特征。

(3)边缘光整属于良性特征，边缘不光整(模糊、成角、微小分叶及毛刺状)可作为恶性特征。

(4)有学者认为内部低回声是恶性特征，有学者认为混合回声为恶性特征，还有学者认为内部均匀低回声为良性特征，内部不均匀低回声为恶性特征，也有研究显示良恶性乳腺病变的内部回声不存在显著差异。

(5)一般认为后方回声增强是良性征象，后方回声衰减属于恶性征象。

（6）也有研究者将微钙化、导管扩张和周围组织改变等作为可疑恶性的征象。

7. BI-RADS 的分类标准如何划分？

第 5 版 BI-RADS 对术语的含义和分类的原则没有列出精确解释。BI-RADS 可以使描述乳腺病灶的特征术语和报告标准化。但 BI-RADS 没有明确界定每个描述词的良恶性含义及其在评估分级中的作用。BI-RADS 对评估分类，也没有更细节的指导意见，导致不同医生分类不一致，尤其是对 4A、4B、4C 亚类的划分，目前尚缺少公认的亚级分类标准，分类具有一定的主观性和多变性。

建议在临床应用 BI-RADS 分类时，除了细分声像图特征以外，还需考虑患者是否存在乳腺癌高危因素（家族史、初潮早、未生育或晚生育等），患者的年龄和症状。对于高危年龄（例如>40 岁）或有明确高危症状者（如血性溢液、新近出现的肿块或肿块随诊快速增长），应适当提高诊断分类。此外，建立完整的随访机制对于准确划分 BI-RADS 4 的亚类至关重要。以病理诊断为金标准，计算出超声诊断的乳腺癌在各亚类的真实发生率，如果该比例落在各亚类的预期区间内，则视为诊断恰当。否则，应及时调整个人的诊断方法。

Kwak 等将以下特征认为是恶性征象：形态不规则，混合回声，后方回声衰减，边缘见毛刺，垂直方位生长，微钙化和导管扩张等。如果肿块出现上述特征中的任何 1 项，则诊断为 BI-RADS 4 类；当肿块具有大于等于 3 个恶性征象时，则诊断为 5 类；当肿块不属于 2 类、4 类或 5 类时，则诊断为 3 类。

Costantini 等将以下特征认为是恶性征象：形态不规则，垂直方位，边缘不光整，高回声晕，后方回声衰减，周围组织改变，具备 3 项或以上认为 BI-RADS 5 类；将以下特征认为是良性征象：圆形或椭圆形、平行方位、边缘光整、边界锐利、后方回声增强或无改变、毗邻组织不发生改变，具备所有上述良性特征的肿块诊断为 3 类；病变不符合良性病变标准，但又不具备恶性征象的 3 项时，将其归入 4 类。

二、腋窝淋巴结的超声评估

1. 正常或反应性淋巴结（图 2-21A） 扁平状，淋巴结门结构存在，皮质较薄，皮髓质分界清晰，门型血流。

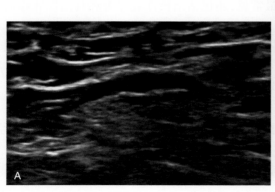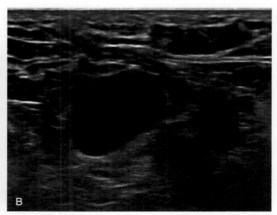

图 2-21 腋窝淋巴结超声声像图

A.正常淋巴结呈椭圆形，皮质不厚，淋巴门结构清晰；B.转移性淋巴结皮质增厚，淋巴门结构消失。

2. 转移淋巴结(图 2-21B) 淋巴结门结构消失,皮髓分界不清,皮质增厚,血流丰富,分布紊乱。

推荐阅读文献

[1] COSTANTINI M, BELLI P, IERARDI C, et al. solid breast mass characterisation: use of the sonographic BI-RADS classification. Radiol Med. 2007, 112 (6): 877-894.

[2] GUSTERSON B A, STEIN T. Human breast development Gusterson. Semin Cell Dev Biol, 2012, 23 (5): 567-573.

[3] KWAK J Y, KIM E K, PARK H L, et al. application of the breast imaging reporting and data system final assessment system in sonography of palpable breast lesions and reconsideration of the modified triple test. J Ultrasound Med, 2006, 25 (10): 1255-1261.

[4] MENDELSON E B, BÖHM-VÉLEZ M, BERG W A, et al. ACR BIRADS ultrasound//ACR BI-RADS atlas, breast imaging reporting and data system. Reston, VA: American College of Radiology, 2013.

[5] 何年安 . 2013 版超声乳腺影像报告及数据系统分级解读与临床应用新进展 . 安徽医学 , 2015, 36 (11): 1424-1427.

[6] 詹维伟 , 周建桥 . 乳腺超声影像报告与数据系统解读 . 北京 : 人民卫生出版社 , 2015.

[7] 姜玉新 , 张运 . 超声医学高级教程 . 北京 : 人民军医出版社 . 2015.

[8] 周建桥 , 詹维伟 . 超声乳腺影像报告数据系统及其解读 . 中华医学超声杂志 (电子版), 2011, 8 (6): 1332-1341.

[9] 朱庆莉 , 姜玉新 . 乳腺影像报告与数据系统指南 (第 5 版) 超声内容更新介绍 . 中华医学超声杂志 (电子版), 2016, 13 (1): 5-7.

附录 1　第一讲问题参考答案

【第一组】

1. 乳腺炎性病变有哪些?

乳腺炎分为感染性和非感染性两大类。

(1)感染性乳腺炎中以急性化脓性乳腺炎最常见,还包括结核性乳腺炎和真菌性乳腺炎等少见的特异性乳腺炎。

(2)非感染性乳腺炎中以浆细胞性乳腺炎较为常见,还包括肉芽肿小叶性乳腺炎和糖尿病性乳腺病等少见的乳腺炎。

2. 浆细胞性乳腺炎的分期及各期的临床病理特征如何? 其超声表现有几种类型?

(1)浆细胞性乳腺炎的分期

早期:导管分泌功能失常、乳头内陷等发育不良,导管内大量脂质分泌物积聚,导致导管扩张。此期没有明显炎症反应。

后期:导管内容物分解后的产物渗出管外,刺激管壁增厚,管周炎症和纤维化,以大量浆细胞浸润为特征。

浆细胞性乳腺炎被认为是乳腺导管扩张症发展的后期阶段,或伴随于导管扩张症。

（2）浆细胞性乳腺炎各期的临床表现：本病的早期表现，部分患者可有乳头溢液，乳头乳晕区炎性包块，有时可伴有急性炎症反应；病变发展形成乳房脓肿，脓肿可逐渐增大，向周围浸润形成小脓肿，也可因穿破皮肤或切开引流后形成窦道。病变易复发，多处穿破皮肤。

（3）依据浆细胞性乳腺炎在不同时期的表现不同，将其超声表现分为以下四种类型（图 2-22）。

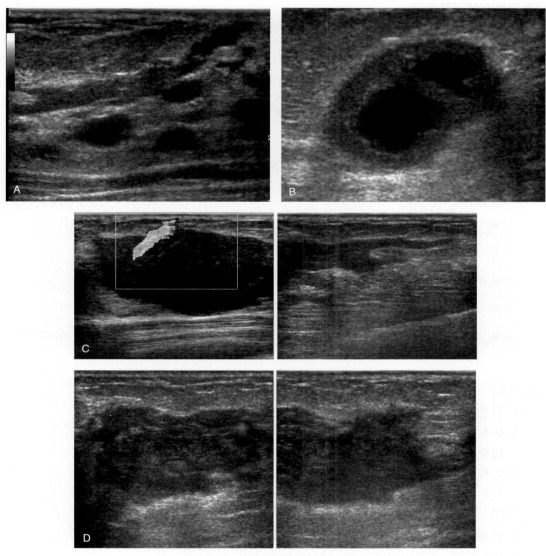

图 2-22　浆细胞性乳腺炎声像图

A. 导管扩张型显示乳导管扩张，内充满点状弱回声，透声欠佳；B. 囊肿型呈无回声，壁厚，透声欠佳，有分隔回声；C. 实性肿块型呈实性低回声，形态不规则，边缘不光整，内可见棒状血流信号；D. 囊实性肿块型实性低回声内部部分液化，呈密集点状弱回声。

1）导管扩张型（早期）：导管扩张，伴或不伴其内分泌物。

2）囊肿型：导管节段性不均匀性扩张导致，此时分泌物分解后向导管外扩散，导致管周炎症和纤维化，管壁不均匀性增厚，管周的炎症反应可使周边见环绕血流。

3）实性肿块型：①多位于乳头和乳晕区，位置表浅；②多沿大导管方向，向两侧横向生长；③肿块体积多较大，多数 3~15cm；④形态不规则，边界尚清晰，边缘无高回声晕。

4）囊实性肿块型：随着病程进一步发展，部分实性结节内开始逐渐液化形成脓液，可见结节内密集点状的回声，探头加压后可见点状物流动。脓肿的形成对鉴别浆细胞性乳腺炎与乳腺癌有特异性价值。

3. 浆细胞性乳腺炎与炎性乳癌鉴别要点有哪些？

详见表 2-2。

表 2-2　浆细胞性乳腺炎与炎性乳癌鉴别要点

鉴别要点	浆细胞性乳腺炎	乳腺癌
病史	红肿热痛史	少有
病程	长,迁延不愈,易复发	较短
肿块	有压痛	压痛不明显
位置	乳头乳晕区,表浅	任何位置
边界	相对清晰,无高回声晕	模糊,高回声晕
生长方向	横向,沿大导管方向	多纵向
脓肿	后期可有	无
皮肤	后期可有瘘管	侵犯皮肤时有橘皮征或凹陷

【第二组】

4. 乳腺超声对应的解剖结构有哪些？

参见本章第一讲相关内容。

5. 腋窝淋巴结分区法？特别注意如何在图像上区别？

参见本章第一讲相关内容。

【第三组】

6. 乳腺发育分几个生理阶段？各个阶段的声像图特征如何？

参见本章第一讲相关内容。

7. 乳腺影像报告与数据系统（BI-RADS）的术语都有哪些？属于良性及恶性征象的术语有哪些？

参见本章第三讲相关内容。

8. 简述 BI-RADS 分类 4 类及其亚类的恶性可能性

参见本章第三讲相关内容。

9. 男性乳腺发育的病因及超声图像特征有哪些?

(1)男性乳腺发育的病因:雌、雄激素比例失调。

1)生理性

新生儿:母体雌激素。

青春期:多自行消退。

更年期:50~70 岁。

2)病理性:疾病(睾丸功能不全、肝功不全)、药物。

3)特发性。

(2)男性乳腺发育的临床症状。

1)乳房增大、乳头乳晕区肿块(>50% 为双侧)。

2)胀痛、触痛(<6 个月)。

(3)男性乳腺发育的声像图特征分为 3 个类型

1)结节型:早期,急性扩增期,呈圆盘形、回声均匀的低回声结节。

2)树枝型:不可逆慢性纤维化期,与乳腺癌不易鉴别,表现为以乳头为中心,向外呈树枝状、放射状延展的低回声。

3)弥漫腺体型:表现为结构整齐、层次清晰的强弱回声相间的团块,与女性乳腺组织相似。

(4)鉴别诊断:假性男性乳腺发育,只有脂肪组织,无腺体成分。

附录 2　乳腺疾病超声诊断教学结业考核

第 1 题　姓名［填空题］

_____

第 2 题　年级(住院医师)［填空题］

_____

第 3 题　年龄［填空题］

_____

第 4 题　手机号码［填空题］

_____

第 5 题（单选题）

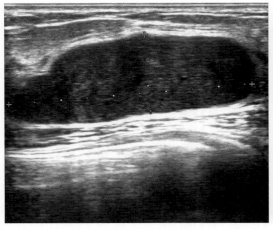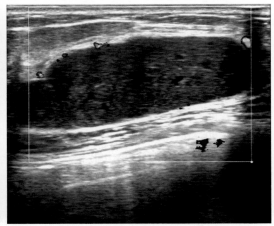

(1) 结节的形态是

A. 椭圆形（正确答案）   B. 圆形   C. 不规则形

(2) 结节的方位是

A. 平行生长（正确答案）   B. 非平行生长

(3) 结节的边缘为

A. 光整（正确答案）   B. 模糊   C. 成角

D. 微小分叶   E. 毛刺状

(4) 结节的内部回声为

A. 无回声   B. 高回声   C. 等回声

D. 低回声（正确答案）   E. 混合回声

(5) 结节的后方回声改变是

A. 后方回声无改变   B. 后方回声增强（正确答案）

C. 后方回声衰减   D. 后方回声混合性改变

(6) 周围组织改变（可多选）是

A. 周围组织无改变（正确答案）   B. 结构紊乱

C. 导管扩张   D. 皮肤增厚（>2mm）

E. 周围组织增厚、回声增强（水肿）   F. 皮肤凹陷

(7) 结节的钙化特征是

A. 无钙化（正确答案）   B. 结节外钙化

C. 结节内钙化   D. 导管内钙化

(8) 结节的血供特征是

A. 无血流   B. 内部血流

C. 周边血流（正确答案）

（9）ACR BI-RADS 分类为

A. 3 类（正确答案）　　　　　　　　B. 4A 类

C. 4B 类　　　　　　　　　　　　　　D. 4C 类

E. 5 类

第6题（单选题）

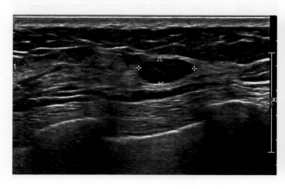 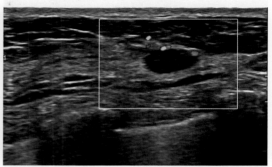

（1）结节的形态是

A. 椭圆形（正确答案）　　　　B. 圆形　　　　　　　C. 不规则形

（2）结节的方位是

A. 平行生长（正确答案）　　　　B. 非平行生长

（3）结节的边缘

A. 光整（正确答案）　　　　　　B. 模糊　　　　　　　C. 成角

D. 微小分叶　　　　　　　　　　E. 毛刺状

（4）结节的内部回声为

A. 无回声　　　　　　　　　　　B. 高回声　　　　　　C. 等回声

D. 低回声（正确答案）　　　　　　E. 混合回声

（5）结节的后方回声改变为

A. 后方回声无改变　　　　　　　B. 后方回声增强（正确答案）

C. 后方回声衰减　　　　　　　　D. 后方回声混合性改变

（6）周围组织改变为（可多选）

A. 周围组织无改变（正确答案）　　B. 结构紊乱

C. 导管扩张　　　　　　　　　　D. 皮肤增厚

E. 周围组织增厚、回声增强　　　　F. 皮肤凹陷

（7）结节的钙化特征为

A. 无钙化（正确答案）　　　　　　B. 结节外钙化

C. 结节内钙化　　　　　　　　　D. 导管内钙化

（8）结节的血供特征为

A. 无血流　　　　　　　　　　　B. 内部血流

C. 周边血流（正确答案）

(9) ACR BI-RADS 分类为

A. 3 类（正确答案）　　　　　　B. 4A 类　　　　　　C. 4B 类

D. 4C 类　　　　　　E. 5 类

第 7 题（不定项选择题）

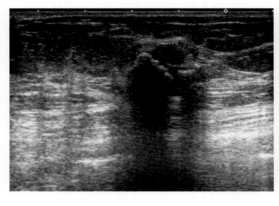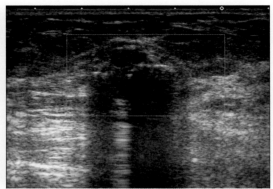

(1) 结节的形态是

A. 椭圆形（正确答案）　　　　　B. 圆形　　　　　　C. 不规则形

(2) 结节的方位是

A. 平行生长（正确答案）　　　　B. 非平行生长

(3) 结节的边缘为

A. 光整（正确答案）　　　　　　B. 模糊　　　　　　C. 成角

D. 微小分叶　　　　　　E. 毛刺状

(4) 结节的内部回声为

A. 无回声　　　　　　B. 高回声　　　　　　C. 等回声

D. 低回声（正确答案）　　　　　E. 混合回声

(5) 结节的后方回声改变为

A. 后方回声无改变　　　　　　B. 后方回声增强

C. 后方回声衰减　　　　　　D. 后方回声混合性改变（正确答案）

(6) 周围组织改变为（可多选）

A. 周围组织无改变（正确答案）　　　B. 结构紊乱

C. 导管扩张　　　　　　D. 皮肤增厚

E. 周围组织增厚、回声增强　　　F. 皮肤凹陷

(7) 结节的钙化特征是

A. 无钙化　　　　　　B. 结节外钙化

C. 结节内钙化（正确答案）　　　D. 导管内钙化

(8) 结节的血供特征是

A. 无血流（正确答案）　　　　　B. 内部血流　　　　　C. 周边血流

(9) ACR BI-RADS 分类为

A. 3 类
B. 4A 类（正确答案）
C. 4B 类
D. 4C 类
E. 5 类

第 8 题（不定项选择题）

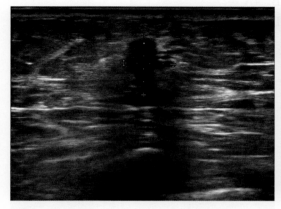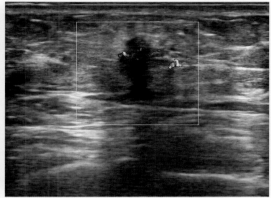

(1) 结节的形态是

A. 椭圆形
B. 圆形
C. 不规则形（正确答案）

(2) 结节的方位是

A. 平行生长
B. 非平行生长（正确答案）

(3) 结节的边缘为

A. 光整
B. 模糊
C. 成角
D. 微小分叶
E. 毛刺状（正确答案）

(4) 结节的内部回声为

A. 无回声
B. 高回声
C. 等回声
D. 低回声（正确答案）
E. 混合回声

(5) 结节的后方回声改变为

A. 后方回声无改变
B. 后方回声增强
C. 后方回声衰减
D. 后方回声混合性改变（正确答案）

(6) 周围组织改变为（可多选）

A. 周围组织无改变（正确答案）
B. 结构紊乱
C. 导管扩张
D. 皮肤增厚
E. 周围组织增厚、回声增强
F. 皮肤凹陷

(7) 结节的钙化特征为

A. 无钙化（正确答案）
B. 结节外钙化

C. 结节内钙化   D. 导管内钙化

(8)结节的血供特征为

A. 无血流   B. 内部血流

C. 周边血流(正确答案)

(9)ACR BI-RADS 分类为

A. 3 类   B. 4A 类

C. 4B 类   D. 4C 类

E. 5 类(正确答案)

第 9 题(不定项选择题)

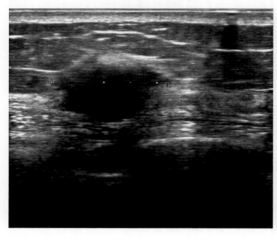 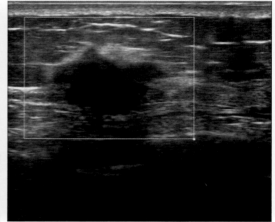

(1)结节的形态是

A. 椭圆形   B. 圆形

C. 不规则形(正确答案)

(2)结节的方位是

A. 平行生长(正确答案)   B. 非平行生长

(3)结节的边缘为

A. 光整   B. 模糊

C. 成角(正确答案)   D. 微小分叶

E. 毛刺状

(4)结节的内部回声

A. 无回声   B. 高回声

C. 等回声   D. 低回声(正确答案)

E. 混合回声

(5)结节的后方回声改变

A. 后方回声无改变   B. 后方回声增强

C. 后方回声衰减(正确答案)   D. 后方回声混合性改变

（6）周围组织改变为（可多选）

A. 周围组织无改变（正确答案）   B. 结构紊乱

C. 导管扩张   D. 皮肤增厚

E. 周围组织增厚、回声增强   F. 皮肤凹陷

（7）结节的钙化特征是

A. 无钙化（正确答案）   B. 结节外钙化

C. 结节内钙化   D. 导管内钙化

（8）结节的血供特征是

A. 无血流（正确答案）   B. 内部血流

C. 周边血流

（9）ACR BI-RADS 分类为

A. 3 类   B. 4A 类

C. 4B 类   D. 4C 类

E. 5 类（正确答案）

第 10 题（不定项选择题）

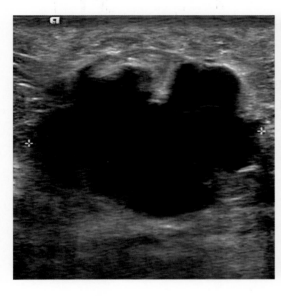 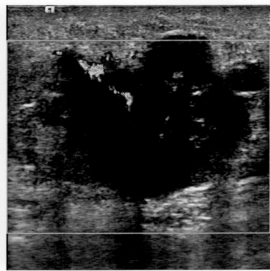

（1）结节的形态是

A. 椭圆形   B. 圆形

C. 不规则形（正确答案）

（2）结节的方位是

A. 平行生长（正确答案）   B. 非平行生长

（3）结节的边缘为

A. 光整   B. 模糊

C. 成角（正确答案）   D. 微小分叶

E. 毛刺状

(4)结节的内部回声为

A. 无回声   B. 高回声

C. 等回声   D. 低回声(正确答案)

E. 混合回声

(5)结节的后方回声改变为

A. 后方回声无改变   B. 后方回声增强

C. 后方回声衰减   D. 后方回声混合性改变(正确答案)

(6)周围组织改变为(可多选)

A. 周围组织无改变(正确答案)   B. 结构紊乱

C. 导管扩张   D. 皮肤增厚

E. 周围组织增厚、回声增强   F. 皮肤凹陷

(7)结节的钙化特征为

A. 无钙化   B. 结节外钙化

C. 结节内钙化(正确答案)   D. 导管内钙化

(8)结节的血供特征为

A. 无血流   B. 内部血流(正确答案)

C. 周边血流

(9)ACR BI-RADS 分类为

A. 3 类   B. 4A 类

C. 4B 类   D. 4C 类

E. 5 类(正确答案)

第三章
子宫畸形超声诊断 PBL 教学

课程组织

1. **主讲教师** 1 位,确立课程主旨,完成课程整体设计。以问题为核心,以病例为线索,完成子宫畸形的超声诊断授课。
2. **学生** 三组,每组 4~6 位,分工合作,分别完成关于不同问题的文献检索、报告、问题回答、参与讨论。
3. **秘书** 1 位(具有 2 年以上教学经验),辅助主讲教师收集资料、观察学生状态、解决学生检索文献、书写幻灯片等遇到困难,搭建教师与学生之间沟通的桥梁,同时完成课前、课后问卷收集。
4. **课程实行闭环管理** 提出问题、授课、提出问题、讨论、考核。教师、学生和秘书均全程参与。

课程方案 课程计划 1 个月内完成,共三次课程。课程间隔时间 1~2 周(具体学习安排依据学生完成情况而定)。

第一讲:主讲教师完成学前评估,通过虚拟病例引入子宫畸形超声相关知识,提出核心问题,并给出拓展问题。

第二讲:学生分组幻灯片汇报第一次课程的问题,对虚拟病例做出诊断并分析。教师参与学生讨论并进行恰当的引导,纠正其错误,指出其不足,肯定其努力。按照病例为先导的原则,教师对上一次的幻灯片给出的虚拟病例逐一点评,给出补充信息,结合学生汇报的内容总结完善诊断。在讲解、点评的基础上给出第三次课程幻灯片,提出问题。

第三讲:教师完成子宫畸形的定义、胚胎发育及发病机理、临床表现、分类、超声诊断及鉴别诊断要点的讲解,讲解具体内容的过程中要结合两次学生分组汇报的情况及学生存在的问题进行分析,完成课后评估。

第一讲 认识子宫畸形

目标

1. 以课前评估为手段,让学生掌握基础知识(子宫的超声解剖学、胚胎学、子宫畸形的定义)。

2. 以虚拟病例为引导,让学生了解子宫畸形的胚胎发育及发病机理、临床表现及治疗,了解超声扫查技巧。

3. 了解子宫畸形规范化扫查及分型诊断。

核心问题

1. 对子宫畸形的超声诊断,除了充分掌握超声解剖知识外,还需要具备哪些知识?
2. 子宫畸形与胚胎发育的关系。
3. 子宫畸形的临床表现及合并症。
4. 子宫畸形的分类标准及超声诊断思维。
5. 如何实现标准化、规范化的扫查?

基础知识

一、超声解剖学

正常子宫位于盆腔内,前方为膀胱,后方为直肠,是产生月经和孕育胎儿的器官(图 3-1)。子宫由宫体和宫颈构成,子宫体位于上部,底部较宽,呈倒三角形,底部两侧为子宫角,连接两侧输卵管;子宫颈位于下部,呈圆柱状,向下连接于阴道(图 3-2)。

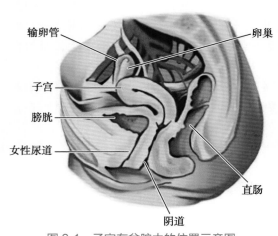

图 3-1 子宫在盆腔中的位置示意图

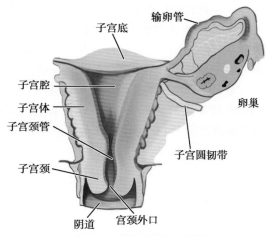

图 3-2 子宫解剖结构示意图

子宫体壁由外向内分别分为浆膜层、肌层、内膜层,内膜层随着月经周期有周期性的变化(图 3-3)。

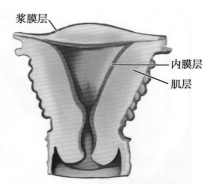

子宫畸形的定义:子宫畸形,又称子宫发育异常,是一种先天性疾病,发病率为 3%~4%,是女性生殖系统畸形中最为常见的疾病。掌握子宫的正常结构及胚胎发育对理解和诊断子宫畸形非常重要。子宫畸形的类型及程度不同导致临床表现多样。

图 3-3　子宫体壁结构示意图

二、本讲病例

(一) 病例 1

女,13 岁,下腹痛 1 天,逐渐加重。体格检查:体温 37℃、脉搏 80 次 /min,呼吸 20 次 /min,血压 105/75mmHg,发育良好,心肺未见异常,腹软,下腹部轻压痛,肝脾未触及。妇科检查:外阴幼女型,处女膜完整。

经腹子宫超声检查见图 3-4。

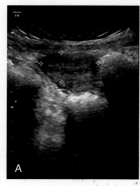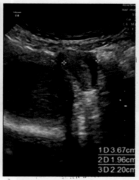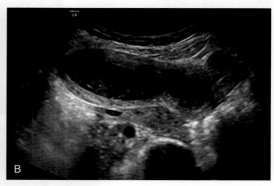

图 3-4　经腹子宫超声检查声像图

A. 经腹部子宫矢状切面及横切面显示子宫大小约 3.7cm×2.0cm×2.2cm,宫体受压向左上偏移,宫底横径较小,肌层回声均匀,宫腔呈管状向左侧偏移,内膜线、宫颈线及阴道线清晰显示;B. 经腹部盆腔内无回声区长轴切面显示受压子宫右侧见纵向三节段样无回声区,最宽处位于下段,内径约 6cm,透声差,下端为盲端,无回声区周边可见薄肌层结构包绕。

(二) 病例 2

女,22 岁。主诉痛经和经期延长。体格检查:阴道通畅,可见少许血性分泌物,左侧壁见一小孔,有暗红色血液流出。

经阴道超声检查(图 3-5)示:盆腔一左一右两个宫体、双宫颈、双阴道(图 3-5A);左侧阴道积血(图 3-5B)。

(三) 病例 3

女,33 岁,G_1P_1 妊娠 33[+4] 周,臀位,因胎膜早破行剖宫产,术中发现子宫左侧实性占位。

剖宫产术后 42 天体格检查:外阴(−),腹部(−)。

剖宫产术后 42 天经阴道超声检查见图 3-6。

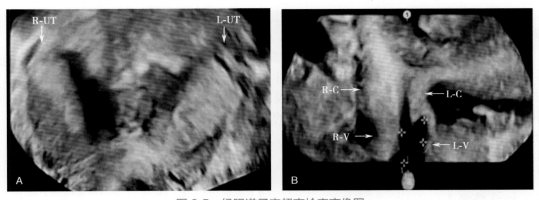

图 3-5　经阴道子宫超声检查声像图

A. 经阴道三维超声示盆腔一左一右两个宫体、双宫颈、双阴道；B. 经阴道三维超声示左侧阴道积血。

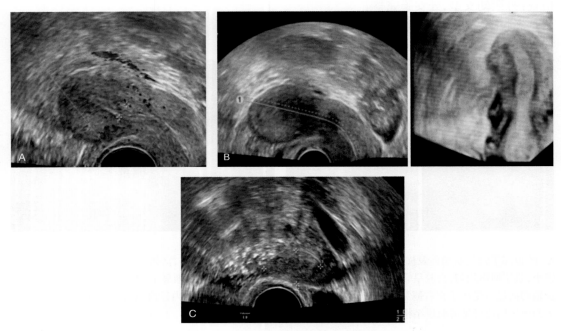

图 3-6　经阴道子宫超声检查声像图

A. 经阴道子宫体矢状切面显示子宫体矢状切面未见异常；B. 宫腔三维成像显示子宫横切面见宫底横径较小，宫腔三维成像见宫腔线呈柳叶状，向右侧偏移，左侧宫角未显示；C. 经阴道子宫旁扫查显示宫体左侧可见一肌性突起，中央未见内膜回声。

（四）病例 4

女，24 岁，痛经进行性加重 5 年。13 岁初潮，19 岁开始痛经。疼痛位于右下腹，逐年加重。

体格检查：外阴已婚未生产型，阴道通畅，肛诊右附件区压痛、触痛。

经阴道超声检查图像见图 3-7。

针对以上病例提出的问题：

1. 此病例还需要做哪些检查？

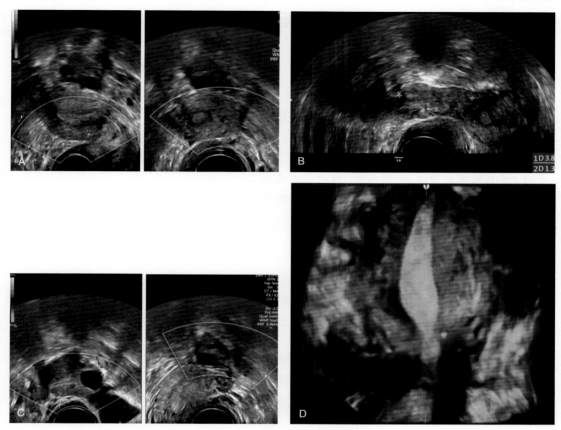

图 3-7 经阴道子宫超声检查声像图

A. 经阴道子宫体矢状切面及横切面显示子宫体矢状切面未见异常,横切面宫底横径窄,子宫内膜向左侧宫角延伸,右侧宫角未显示;B. 经阴道子宫旁扫查显示宫体右侧可见一肌性突起,中央显示内膜回声,与宫腔未见相通;C. 经阴道右侧卵巢显示右侧卵巢旁见迂曲管状无回声,透声差,CDFI 无血流信号;D. 宫腔三维成像显示子宫外形呈梭形,横径较小,子宫内膜呈管状,向左侧弯曲。

2. 病史还需要进行哪些追溯?

3. 这个病例的诊断(具体到分型)是什么?

4. 这个病例给了我们什么启示?

三、分组讨论

学员分组讨论以下内容(要求幻灯片汇报):

1. 讨论以上病例提出的问题。

2. 正常子宫的发育过程、解剖结构、生理功能及超声表现。

3. 临床接诊过程中,子宫畸形患者常见的临床表现。

4. 子宫畸形是否都需要临床处理?

5. 超声能为临床处理提供什么样的参考价值?

第二讲　讨论第一讲问题及提出新的问题

目标

1. 通过查阅文献、小组讨论、汇报,掌握子宫的解剖结构及胚胎发育过程。
2. 以病例为先导,探究子宫畸形分类、分型诊断的意义。

核心问题

1. 子宫畸形的分类、分型诊断、相应临床表现及合并症。
2. 超声如何在子宫畸形的诊断及鉴别诊断中发挥作用?

一、第一讲问题答案

(一)病例1

1. 还需要做泌尿系超声检查、经会阴超声检查、经直肠超声检查或盆腔 MRI、血常规。
2. 病史　患者 3 个月前初潮时下腹疼痛伴剧烈肛门下坠感,持续 5 天,此后未再来月经。此次就诊前一天出现下腹痛伴肛门下坠感,进行性加重,疼痛难忍。患者胎儿时期超声检查提示一侧肾脏未显示伴该侧肾上腺平卧。

追溯至患者胎儿时期产前超声检查:24 周时胎儿右肾未显示,右侧肾上腺平卧征,左肾增大(大小约 2.9cm × 1.8cm)(图 3-8A),右侧肾动脉未显示(图 3-8B)。此次腹部超声检查示患儿右肾缺如(图 3-8C)。经会阴超声检查见盆腔内无回声区下端为盲端,周边可见薄肌层包绕(图 3-8D)。

3. 超声诊断　阴道斜隔综合征Ⅰ型(即无孔斜隔型),右肾缺如。

诊断依据:双子宫、双宫颈、双阴道,一侧阴道完全闭锁,阴道斜隔侧的子宫与外界及对侧子宫完全隔离,两子宫间和两阴道间无通道,子宫腔积血聚积于斜隔后腔,斜隔侧肾脏缺如。

4. 启示

1)副中肾管发育异常导致的女性生殖系统畸形,可能同时伴发中肾管发育异常导致的泌尿系统异常。
2)对子宫横径扫查的重要性,宫体与宫颈关系扫查的重要性,宫旁扫查的重要性。
3)阴道斜隔综合征无孔斜隔型患者临床表现为月经初潮后不久的痛经和盆腔包块。

(二)病例2

1. 还需要做泌尿系超声检查、血常规。
2. 病史追溯　患者月经期长,一般为 7~10 天。既往超声检查发现一侧肾脏未显示。此次腹部超声检查发现患者左肾未显示(图 3-9)。
3. 超声诊断　阴道斜隔综合征Ⅱ型(即有孔斜隔型),左肾缺如。
4. 启示

1)阴道斜隔综合征有孔斜隔型为患侧不完全梗阻,青年发病但出现症状较Ⅰ型晚,主要表现为月经淋漓不尽,容易合并感染。

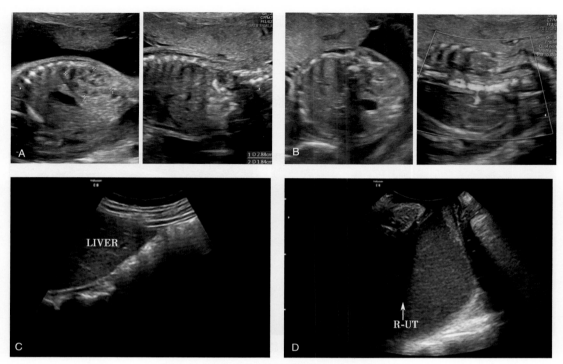

图 3-8 患儿出生前及青春期超声检查声像图

A. 胎儿期超声检查;B. 胎儿期超声检查;C. 经腹部超声检查;D. 经会阴超声检查。

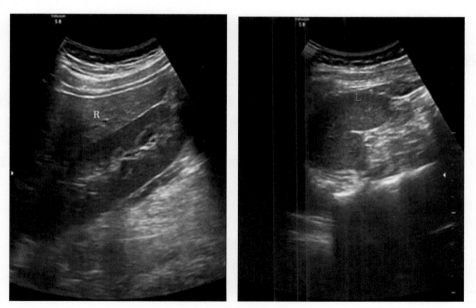

图 3-9 经腹部超声声像图

　　2)双子宫患者应注意对病史的询问及对宫颈和阴道的观察,注意探头置于会阴处观察阴道情况。

3）怀疑阴道斜隔综合征但阴道积血不明显时可在阴道出血期间检查，便于对斜隔侧积血的观察。

（三）病例3

1. 还需要做尿妊娠试验、泌尿系超声检查、血常规。

2. 病史追溯　患者妊娠早期经阴道超声检查提示：宫内早孕（图 3-10A），左附件区见似子宫肌层样回声，内未见内膜回声（图 3-10B）。

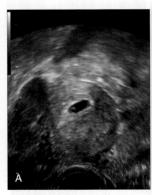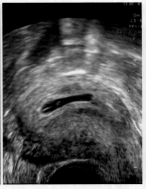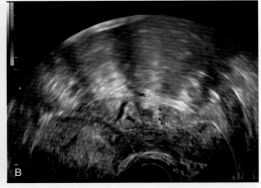

图 3-10　经阴道超声检查声像图

3. 超声诊断　右侧单角子宫合并左侧残角子宫（Ⅲ型）

4. 启示

1）女性生殖道畸形患者可无自觉症状，但可出现妊娠后胎位异常、胎膜早破等表现。

2）子宫横径扫查的重要性、宫体与宫颈关系扫查的重要性、宫旁扫查的重要性。

3）部分先天性子宫畸形不需要干预治疗。

（四）病例4

1. 还需要做尿妊娠试验、泌尿系超声检查、血常规。

2. 病史追溯　周期性右下腹痛明显，既往超声检查报告提示患者右附件区囊性占位。

3. 超声诊断　左侧单角子宫合并右侧残角子宫（Ⅱ型），右侧输卵管积液。

4. 启示

1）残角子宫常与单角子宫同时存在，残角子宫多位于单角子宫的中、下侧，少数位于宫底。

2）有内膜的残角子宫因周期性内膜剥脱出血，造成周期性腹痛。

3）有内膜型残角子宫可合并残角内积血、残角侧输卵管积血及子宫内膜异位症。

4）发现单角子宫时，常规寻找对侧是否有残角子宫。

5）有内膜型残角子宫重点观察内膜是否与单角子宫相通。

二、提出新问题

分组讨论并用幻灯片汇报：

1. 哪些类型的子宫畸形容易合并泌尿系统异常，出现泌尿系统异常的原因是什么？

2. 子宫畸形分类的标准和要点有哪些？

第三讲　讨论第二讲问题

目标

通过查阅文献、小组讨论、汇报，掌握子宫畸形的胚胎发育及子宫畸形的分类、超声诊断及鉴别诊断。

核心问题

1. 子宫畸形的发生机制及分类标准。
2. 子宫畸形的超声表现及诊断标准。

一、生殖管道的胚胎发育

胚胎第 6 周时，无论男性或女性都形成一对中肾管和一对副中肾管，为内生殖器的始基。副中肾管的上段位于中肾管的外侧，两管平行，中段越过中肾管的腹面弯向内侧，下段两侧的副中肾管在正中合并，凸入尿生殖窦的背侧壁，形成一小隆起，称窦结节（图 3-11）。

生殖管道的发生、分化与睾丸产生的雄激素密切相关，雄激素促进中肾管发育，支持细胞产生副中肾管抑制因子，抑制副中肾管的发育，使其逐渐退化。因此生殖腺分化为睾丸时，中肾管发育，副中肾管退化（图 3-12）。

生殖腺分化为卵巢时因无雄激素与副中肾管抑制因子的作用，中肾管退化，副中肾管发育。副中肾管上段和中段演变成输卵管，两侧副中肾管的下段在中线合并形成子宫。窦结节增生形成阴道（图 3-13）。

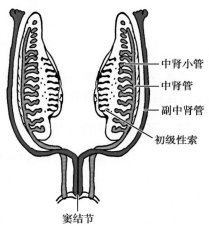

图 3-11　中肾管、副中肾管

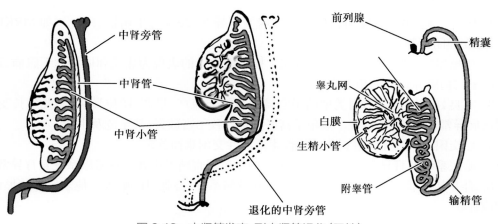

图 3-12　中肾管发育，副中肾管退化（男性）

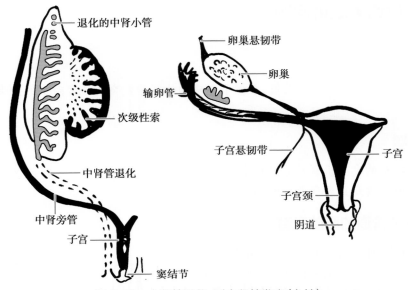

图 3-13　中肾管退化,副中肾管发育(女性)

要点:在女性生殖管道的发育过程中,最重要的两个阶段为双侧副中肾管在中线的融合以及融合后双侧副中肾管管壁形成的中隔吸收。

二、子宫畸形的发生机制

在女性生殖器官形成、分化过程中,由于某些内源性因素(如生殖细胞染色体不分离、嵌合体、核型异常等)或外源性因素(如性激素药物的使用等)影响,原始性腺的分化、发育,内生殖器始基的融合、管道腔化、发育及吸收均可能发生改变,导致各种发育异常。

"双侧副中肾管在中线的融合和融合后双侧副中肾管管壁形成中隔的吸收"是子宫发育的两个重要阶段,因此在这两个重要阶段或更早期的发育阶段发生障碍就会形成不同的子宫畸形。

三、子宫畸形的临床表现

1. 闭经　约 50% 原发闭经患者为性腺发育异常,20% 为生殖器官畸形(如 MRKH 综合征、处女膜闭锁等)。

2. 生殖器官梗阻症状　生殖器官完全梗阻最常见的表现为痛经和周期性下腹痛,还可有盆腔子宫内膜异位症的相关症状。

3. 不良妊娠结局　不同类型的子宫畸形可能与流产、早产、胎位异常、胎儿生长受限、产程进展异常、产后出血相关。残角子宫妊娠可导致子宫破裂,甚至危及生命。

4. 性交困难　因无法进行正常的性生活或性交困难而首诊。

5. 泌尿系统发育异常症状　30%~50% 的生殖器官畸形患者存在泌尿系统发育异常。

6. 合并其他器官畸形　部分患者因合并骨骼系统、心脏、耳、眼等其他多发性畸形而出现相应症状。

四、子宫畸形的分类

女性生殖器官畸形的国际分类很多,常用如下:美国生育协会(American Fertility Society, AFS)分类、欧洲人类生殖与胚胎学会(ESHRE)及欧洲妇科内镜学会(ESGE)分类、2015年中华医学会妇产科学分会发布"关于女性生殖器官畸形统一命名和定义的中国专家共识"。

1. 美国生育协会(American Fertility Society, AFS)分类 1988年,AFS修订的女性生殖器官畸形分类系统目前在世界范围内被广泛接受,普遍应用于临床,其中子宫畸形分成7种类型(图3-14)。

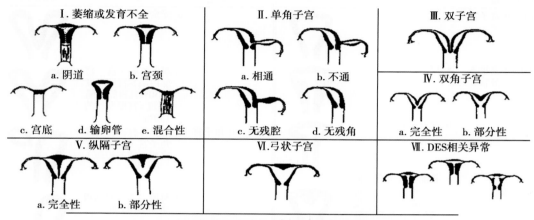

图3-14 1988年美国生育协会女性生殖器官畸形分类

Ⅰ级:副中肾管不发育或发育不良。
a. 阴道闭锁
b. 宫颈闭锁
c. 始基子宫
d. 管状子宫
e. 复合异常
Ⅱ级:单角子宫或残角子宫(一侧副中肾管不发育或发育不良)。
a. 残角宫腔与单角宫腔相通
b. 残角宫腔与单角宫腔不通
c. 残角无宫腔
d. 无残角
Ⅲ级:双子宫(双侧副中肾管在子宫和阴道横向融合失败)。
Ⅳ级:双角子宫(子宫的两角在宫底水平未完全融合)。
a. 完全型
b. 部分型
Ⅴ级:纵隔子宫(子宫阴道段纵隔未吸收或未完全吸收)。
a. 完全型
b. 部分型

Ⅵ级：弓状子宫（子宫阴道段纵隔未完全吸收，在宫腔底部形成轻微切迹）。

Ⅶ级：乙烯雌酚（diethylstilbestrol，DES）相关异常（因胎儿期在宫内受乙烯雌酚暴露因素影响而形成 T 形子宫）。

2. ESHRE 及 ESGE 分类　欧洲人类生殖与胚胎学会（ESHRE）及欧洲妇科内镜学会（ESGE）于 2013 年 6 月发布了新的女性生殖器官畸形分类共识，以解剖学为基础，将最常见也最重要的子宫畸形分为 7 个主型，各主型根据临床意义又分不同亚型，并按严重程度从轻到重进行排序。子宫颈及阴道的畸形单独根据临床意义分为不同亚型（图 3-15）。

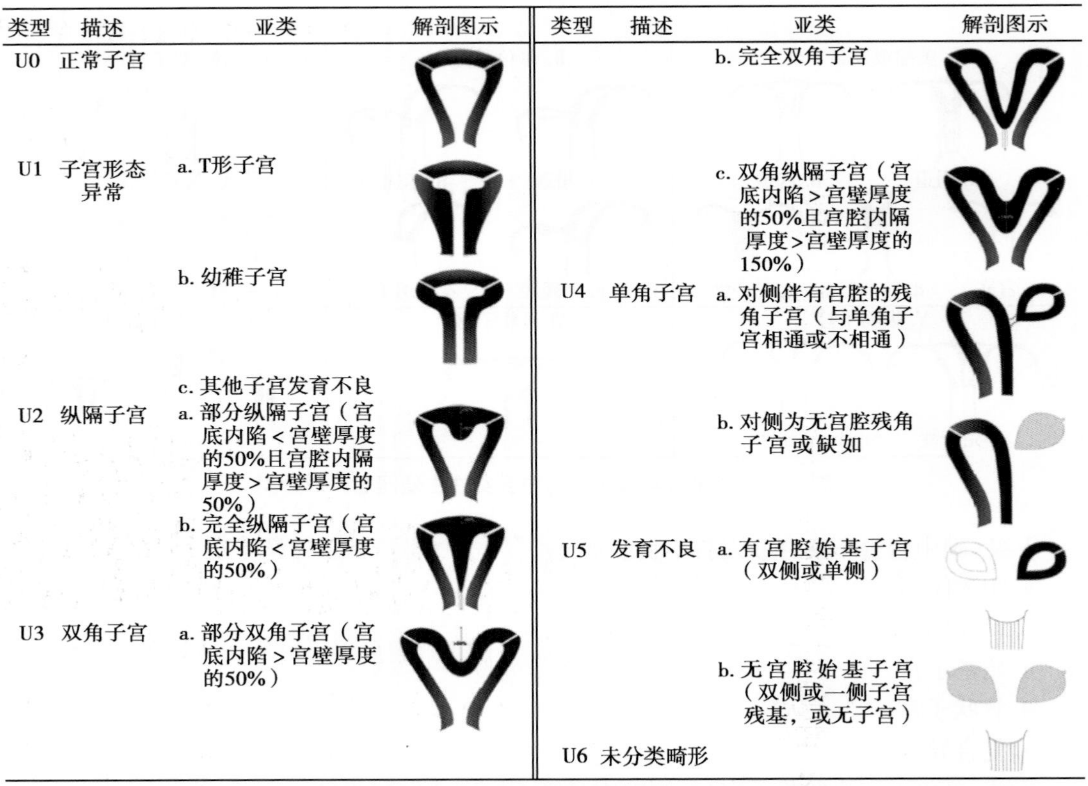

类型	描述	亚类	解剖图示	类型	描述	亚类	解剖图示
U0	正常子宫					b. 完全双角子宫	
U1	子宫形态异常	a. T形子宫				c. 双角纵隔子宫（宫底内陷＞宫壁厚度的50%且宫腔内隔厚度＞宫壁厚度的150%）	
		b. 幼稚子宫		U4	单角子宫	a. 对侧伴有宫腔的残角子宫（与单角子宫相通或不相通）	
		c. 其他子宫发育不良				b. 对侧为无宫腔残角子宫或缺如	
U2	纵隔子宫	a. 部分纵隔子宫（宫底内陷＜宫壁厚度的50%且宫腔内隔厚度＞宫壁厚度的50%）		U5	发育不良	a. 有宫腔始基子宫（双侧或单侧）	
		b. 完全纵隔子宫（宫底内陷＜宫壁厚度的50%）				b. 无宫腔始基子宫（双侧或一侧子宫残基，或无子宫）	
U3	双角子宫	a. 部分双角子宫（宫底内陷＞宫壁厚度的50%）		U6	未分类畸形		

图 3-15　欧洲人类生殖与胚胎学会（ESHRE）及欧洲妇科
内镜学会（ESGE）女性生殖器官畸形分类共识

3. 2015 年中华医学会妇产科学分会发布《关于女性生殖器官畸形统一命名和定义的中国专家共识》　该指南对始基子宫及幼稚子宫的定义，弓形子宫与纵隔子宫的鉴别，双角子宫与纵隔子宫的鉴别，子宫颈缺如、子宫颈闭锁等中文翻译的统一，阴道斜隔综合征、阴道闭锁、MRKH 综合征的定义及分型达成了共识并规范了诊断术语，见表 3-1。

表 3-1　诊断术语规范

以往名称	建议使用
子宫纵隔、子宫中隔	子宫纵隔
阴道横膈、阴道纵隔	阴道横隔、阴道纵隔

以往名称	建议使用
鞍状子宫	弓形子宫
斜隔子宫、盲角子宫	Robert 子宫
先天性无子宫无阴道	MRKH 综合征

五、常见子宫畸形的超声诊断

1. 先天性无子宫（congenital absence of uterus） 两侧副中肾管中段及尾段未发育和汇合所致，常合并无阴道，但卵巢发育正常，第二性征不受影响。

临床表现：原发性闭经，第二性征和乳房发育正常，直肠腹部触诊扪不到子宫。

超声表现：经腹或经直肠超声检查，在膀胱后方无论是横切还是纵切均探及不到正常的子宫声像（图 3-16A），可探及双侧卵巢声像（图 3-16B）。

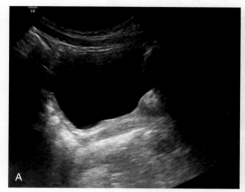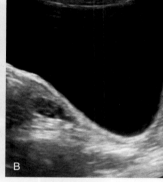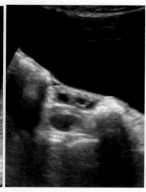

图 3-16　经腹超声检查声像图

2. 始基子宫（primordial uterus） 始基子宫系两侧副中肾管汇合后不久即停止发育所致，子宫极小，无宫腔，为一实体肌性子宫，无子宫内膜；常合并无阴道，卵巢多数正常。

临床表现：原发性闭经，第二性征和乳房发育正常，直肠 - 腹部触诊常扪不到子宫。

超声表现：子宫很小，呈条索状肌性结构回声，宫体宫颈结构显示不清，无宫腔线和内膜回声（图 3-17）；卵巢结构多正常。

3. 幼稚子宫（infantile uterus） 两侧副中肾管会汇合后短时间内即停止发育所致，子宫结构和形态正常，有宫腔，但体积较正常小，宫颈相对较长。

临床上常见的幼稚子宫有两种类型：一种是青春型，比较多见；另一种是幼儿型，常伴有卵巢发育不全。

临床表现：月经初潮延迟伴月经稀少、痛经，甚至闭经，不孕。

超声表现：盆腔显示子宫结构宫体小于正常，宫体长度与宫颈管长度之比接近 1:1，可见内膜回声。

青春型：子宫体与宫颈的比例约 1:1（图 3-18A）。

幼儿型：子宫体与宫颈的比例约 1:2，常伴有卵巢发育不全（图 3-18B）。

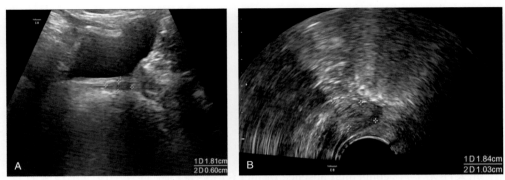

图 3-17　经腹、经直肠超声检查声像图

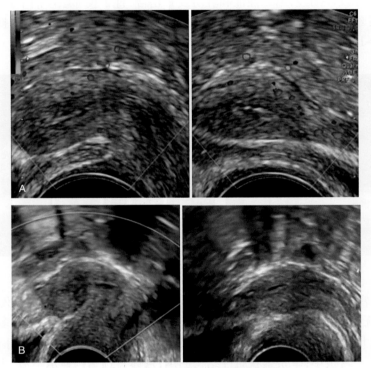

图 3-18　经直肠超声检查声像图

4. Meyer-Rokitansky-Kuster-Hauser（MRKH）综合征　双侧副中肾管未发育或其尾端发育停滞而未向下延伸所致的先天性无阴道畸形,同时有不同程度的子宫发育不全,常伴有泌尿系统、骨骼发育异常的病症。

解剖学特征:单个或双侧实性始基子宫,阴道闭锁,阴道前庭结构正常,性腺结构正常。

临床表现:先天性无阴道,原发闭经,染色体核型为 46XX,卵巢功能和女性第二性征正常,约 15%~30% 合并泌尿系统畸形。

超声表现:经腹或经直肠超声检查,在盆腔左右两侧近中线探及两个呈条索状肌性结构回声,宫体宫颈结构显示不清,无宫腔线和内膜回声(双始基子宫改变),无阴道气线,可探及卵巢(图 3-19)。

1. 单角子宫（unicornuate uterus）　一侧副中肾管完全没有发育，另一侧发育完全，形成单角子宫。

临床表现：因仅有一侧血管，血液供应不足，引起不孕症、习惯性流产。因宫腔狭小，胎儿宫内发育迟缓、臀位、胎膜早破等孕期并发症发生率高。

二维超声：连续横切移行扫查时发现子宫内膜只向一侧宫角延伸，另一侧无宫角显示，双侧卵巢正常。

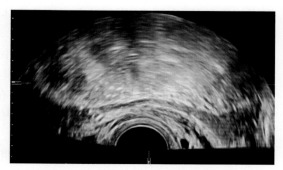

图 3-19　经直肠盆腔三维容积成像

三维超声：子宫外形呈梭形，横径较小，宫腔内膜呈管状，向一侧弯曲（图 3-20）。

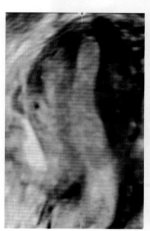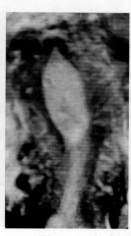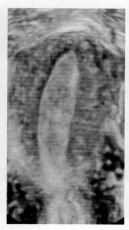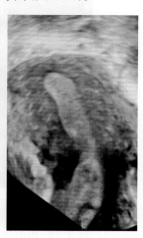

图 3-20　经直肠或阴道三维成像

2. 残角子宫（rudimentary horn of uterus）　一侧副中肾管中下段发育缺陷，形成残角子宫，残角子宫侧有正常的卵巢及输卵管，常伴有同侧泌尿系统器官发育异常。常与单角子宫同时存在，残角子宫多位于发育侧子宫的中、下侧，少数位于宫底。

临床表现：同单角子宫，若残角子宫侧有内膜可有其他的临床表现，如周期性腹痛、子宫内膜异位症；有内膜的残角子宫可能发生残角子宫妊娠。

根据残角子宫是否有内膜及与单角子宫的解剖关系，可分为三种类型（图 3-21）：

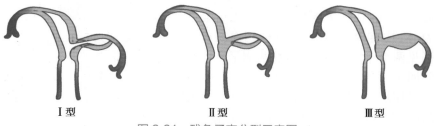

Ⅰ型　　　　　　　　Ⅱ型　　　　　　　　Ⅲ型

图 3-21　残角子宫分型示意图

Ⅰ型残角子宫有宫腔，并与单角子宫宫腔相通；Ⅱ型残角子宫有宫腔，但与单角子宫宫腔不相通(回顾病例4);Ⅲ型残角子宫为实体残角子宫,仅以纤维带相连于单角子宫(回顾病例3)。

不同类型的残角子宫可能有不同的声像图表现:

单角子宫对侧的条索状肌性回声,无内膜,与单角子宫纤维连接。

有内膜型者可显示一发育正常的子宫,在一侧可见一肌性突起,其回声与子宫肌层相同,中央显示内膜,若有积血时,中间见无回声或低弱回声,若残角内膜与正常子宫内膜之间扫查有通道相连则为相通型(图3-22)。

有内膜型的残角子宫,强调不同月经周期的动态观察,根据残角子宫内膜有周期性变化的特征与其他子宫肌层病变如子宫肌瘤等鉴别。

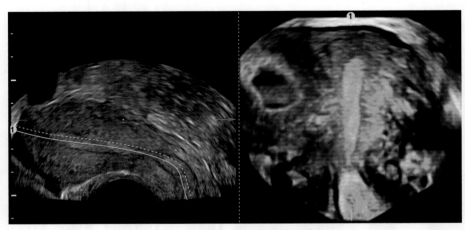

图 3-22 经阴道三维超声图像

3. 双子宫(didelphys uterus) 双侧副中肾管未融合,各自发育出宫体、宫颈、各自的输卵管和卵巢,双侧宫颈可分开或者相连,常伴有阴道纵隔(图3-23)。

临床表现:患者多无症状,症状多与阴道异常有关,如:伴有阴道纵隔者可有性生活不适、伴有阴道无孔斜隔者可出现痛经、伴有阴道有孔斜隔者月经后阴道持续少量流血。部分可有流产、早产、胎位异常、死胎及产后出血等临床表现。

二维超声表现:在连续纵切面上,可先后显示两个子宫体,均有内膜回声,连续横切面扫查在宫底水平见两个子宫之间有间隙,两侧子宫内

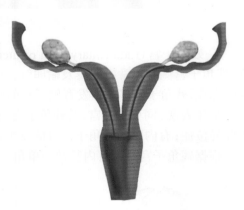

图 3-23 双子宫示意图

分别见内膜回声,宫体水平呈分叶状或者哑铃状,宫颈水平见一个横径较宽的宫颈,有两个宫颈管回声,阴道水平见横径较宽,内有两条气线的阴道。

三维超声:左、右两个宫体有各自的宫腔及宫颈(图3-24)。

4. 双角子宫(bicornuate uterus) 双侧副中肾管融合不良所致,一个宫体,宫底部双角畸形,下部宫体和宫颈融合,双侧宫腔相通(多于宫颈峡部相通)(图3-25)。分为完全双角子宫

（从宫颈内口处分开），不全双角子宫（宫颈内口以上处分开）。

临床表现：多无临床症状，部分有不孕、自然流产或早产。

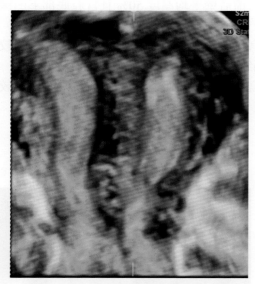

图 3-24 双子宫经阴道三维超声图像

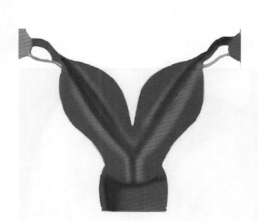

图 3-25 双角子宫示意图

ESHRE 的定义：宫底浆膜层内陷大于子宫前后壁平均厚度 50%，兼有双角子宫及纵隔子宫的超声特征。

超声表现：子宫宫底向宫腔内凹陷，宫底水平横切面呈蝶状或者分叶状，为两个宫角，两个宫角内均见内膜样回声，如双子宫，但宫体下段、宫颈水平横切面表现无异常，仅有一个宫颈（图 3-26）。

5. 纵隔子宫（septate uterus） 纵隔子宫为双侧副中肾管融合后，纵隔吸收受阻所致。分为：完全纵隔子宫（纵隔由宫底至宫颈内口之下）和不全纵隔子宫（纵隔终止于宫颈内口之上）（图 3-27）。

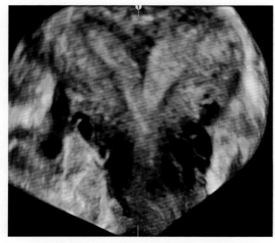

图 3-26 双角子宫经阴道三维超声图像

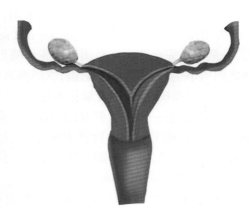

图 3-27 纵隔子宫示意图

临床表现：多无临床症状，但纵隔子宫可导致不孕、流产发生率增高，产后胎盘可能粘连在纵隔上，从而造成胎盘滞留。

ESHRE 的定义：宫底浆膜层内陷小于子宫前后壁平均厚度 50% 且宫腔底部下凹深度大于宫壁厚度 50%。

不全纵隔子宫超声表现：子宫外形正常，宫体水平横切面显示子宫中部纵隔，回声较肌层稍低，其两侧各有一梭形子宫内膜回声，纵隔终止于宫颈内口之上（图 3-28）。

完全纵隔子宫超声表现：子宫外形正常，宫体水平横切面显示宫内中部纵隔，回声较肌层稍低，其两侧各有一梭形内膜回声，纵隔终止于宫颈内口之下（图 3-29）。

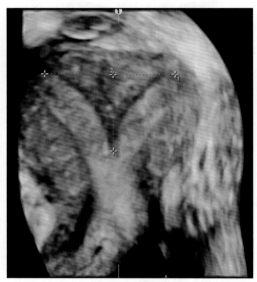 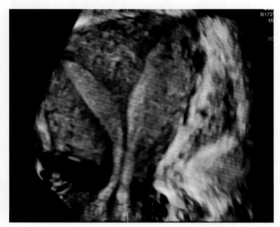

图 3-28　不全纵隔子宫经阴道三维超声图像　　　　图 3-29　完全纵隔子宫经阴道三维超声图像

6. 弓形子宫（arcuate uterus）　子宫底部纵隔未完全吸收，宫底部中央区肌层局限性增厚，向宫腔内轻微突出。与不全纵隔子宫的鉴别要点为：两侧宫角连线水平以下向宫腔突出的肌性部分小于 1cm，夹角大于 90°（图 3-30）。

临床表现：基本无明显临床症状。

超声表现：冠状面上宫底部外缘平坦，宫底部中央区增厚肌层稍向宫腔突出（图 3-31）。

7. 阴道斜隔综合征（oblique vaginal septum syndrome，OVSS）　指双子宫、双宫颈、双阴道，一侧阴道完全或不完全闭锁的先天畸形。阴道斜隔实际是一片较厚的膜样组织，从两宫颈之间向下生长，不形成双阴道，纵隔偏离中线斜行到阴道壁融合形成盲腔。本病多伴闭锁阴道侧泌尿系统畸形，以肾缺如多见。

发病机制：一侧中肾管及副中肾管发育良好，副中肾管结节与泌尿生殖窦接触而形成一侧通畅阴道，而另一侧中肾管未发育，故无正常肾脏。由于中肾管与副中肾管有共同起源，中肾管发育不良，常合并副中肾管发育不良，副中肾管尾端停止发育，未与泌尿生殖窦接触，不能形成通畅的阴道形成盲腔。

OVSS 的临床症状主要由隔后腔积血或反复积脓引起，当血或脓引流不畅而梗阻时，诱发一系列症状及体征，甚至产生急腹症，易漏诊、误诊。

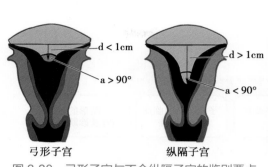

图 3-30　弓形子宫与不全纵隔子宫的鉴别要点

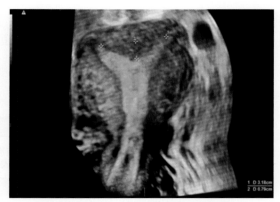

图 3-31　弓形子宫经阴道三维超声图像

　　阴道斜隔综合征（OVSS）分型（图 3-32）：Ⅰ型：也称无孔斜隔。隔后腔无孔隙，同侧宫颈、宫体与对侧不相通（回顾病例 1）；Ⅱ型：也称有孔斜隔，隔后腔有孔隙，约数毫米，两侧阴道腔相通，此类多见（回顾病例 2）；Ⅲ型：也称无孔斜隔合并宫颈管瘘。隔后腔无孔隙，但宫颈管或阴道间有瘘管存在，并以此相通。

　　声像图特征主要为：

（1）双子宫、双宫颈，大小基本一致，而斜隔侧宫颈常显示短小或欠清晰。

（2）阴道线在正常侧，回声强而清晰，斜隔侧回声弱而欠清晰。

（3）斜隔侧宫颈积血征象，甚至会探及宫腔及该侧的输卵管积血征象。

（4）斜隔侧肾脏缺如，对侧肾脏可代偿性增大。

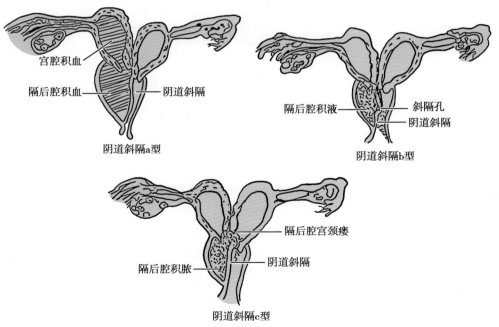

图 3-32　阴道斜隔综合征分型示意图

课程总结

　　1. 子宫畸形是女性常见的先天性生殖道异常,本次学习从生殖系统的胚胎发育开始,需要递进式掌握以下内容(图 3-33)。

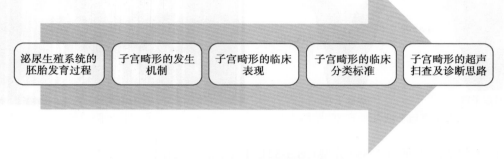

图 3-33　子宫畸形需掌握的内容概述

　　2. 作为超声医师要掌握子宫畸形的超声诊断思路(图 3-34)。

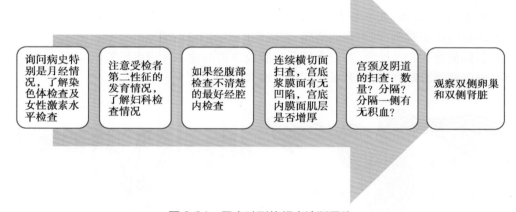

图 3-34　子宫畸形的超声诊断思路

推荐阅读文献

［1］李继承 . 曾园山 . 组织学与胚胎学 . 9 版 . 北京:人民卫生出版社 , 2020.

［2］谢幸 . 孔北华 . 段涛 . 妇产科学 . 9 版 . 北京:人民卫生出版社 , 2018.

［3］中华医学会妇产科学分会 . 关于女性生殖器官畸形统一命名和定义的中国专家共识 . 中华妇产科杂志 , 2015, 50 (9): 648-651.

［4］中华医学会妇产科学分会 . 女性生殖器官畸形诊治的中国专家共识 . 中华妇产科杂志 , 2015, 50 (10): 729-733.

［5］朱兰 , 郎景和 , 宋磊 , 等 . 关于阴道斜隔综合征、MRKH 综合征和阴道闭锁诊治的中国专家共识 . 中华妇产科杂志 , 2018, 53 (1): 35-42.

附录 子宫畸形超声诊断教学结业考核

第1题 姓名[填空题]

_____

第2题 年级(住院医师)[填空题]

_____

第3题 年龄[填空题]

_____

第4题 手机号码[填空题]

_____

第5题(单选题)

女,20岁,原发闭经,无周期性腹痛。

经直肠超声检查图像如下：盆腔内未见正常子宫体及子宫颈,超声检查双侧卵巢显示,于双侧卵巢前方各见一实性肌性结构,均未见内膜回声。

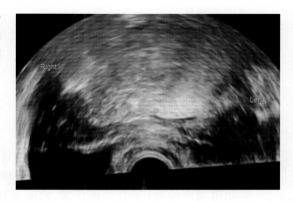

(1)超声诊断为

A. 阴道斜隔综合征

B. MRKH综合征(正确答案)

C. 多囊卵巢综合征

(2)可能合并

A. 子宫内膜异位

B. 阴道闭锁(正确答案)

(3)形成原因是

A. 双侧副中肾管发育好但未融合

B. 双侧副中肾管融合后纵隔吸收受阻所致

C. 双侧副中肾管未发育或发育停滞而未向下延伸所致(正确答案)

第6题(单选题)

女,28岁,停经45天,尿妊娠试验阳性。

经阴道超声检查声像图如下：子宫增大,宫腔内见妊娠囊及胚芽,胚芽有原始心管搏动,超声检查提示宫内妊娠,行清宫手术未清出妊娠物。再次超声检查发现妊娠子宫旁另见一子宫体影像,与单一宫颈相连续,妊娠子宫与宫颈无连续。

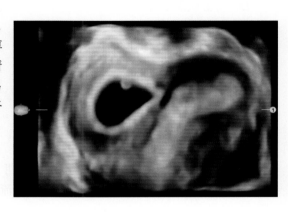

(1)考虑的诊断是

A. 残角子宫妊娠(正确答案)

B. 双子宫一侧宫妊娠

C. 纵隔子宫妊娠

（2）治疗方式是

A. 再次清宫

B. 药物流产

C. 腹腔镜治疗（正确答案）

第 7 题（单选题）

女，25 岁，既往月经正常，无周期性腹痛。体格检查：外阴已婚未产型，阴道畅，见一个宫颈，肛诊无异常。

超声检查示：子宫外形正常，宫底横径较宽，宫腔中部纵隔，为肌层回声，两侧各有内膜回声，宫颈管内见低回声分隔。三维超声成像：子宫外形正常，宫腔内见低回声纵隔，终止于宫颈内口之下。

超声诊断是

A. 双子宫

B. 双角子宫

C. 不全纵隔子宫

D. 完全纵隔子宫（正确答案）

E. 弓形子宫

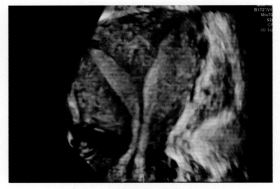

三维超声成像

第 8 题（单选题）

女，29 岁，G₂P₁，2 个月前行人流术，术中怀疑宫腔内纵隔，既往孕产史无特殊。体格检查：外阴已婚已产型，阴道畅，见一个宫颈，肛诊无异常。

经阴道超声检查：子宫外形正常，宫底横径较宽，宫腔中部纵隔，为肌层回声，两侧各有子宫内膜。宫体水平横切：纵隔终止于宫腔中段，双侧内膜相连。三维超声成像：子宫外形正常，宫腔内见低回声纵隔，终止于宫腔中段。

（1）超声诊断是

A. 双子宫

B. 双角子宫

C. 不全纵隔子宫（正确答案）

D. 完全纵隔子宫

E. 弓形子宫

（2）关于这种子宫畸形的说法正确的是

A. 双侧副中肾管融合后纵隔吸收障碍所致（正确答案）

B. 双侧副中肾管未融合所致

C. 双侧副中肾未发育所致

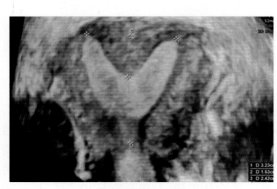

经阴道超声检查

第 9 题（单选题）

女，25 岁，不孕 3 年，月经淋漓不尽，经期 7~10 天，痛经。体格检查：阴道畅，阴道侧壁膨隆，有波动感，按压后阴道内见暗红色血液流出。

经阴道超声检查:双子宫,右侧子宫颈短,宫颈下方阴道积血。经会阴超声检查:右侧阴道积血,左侧阴道气线清晰。三维成像:显示双子宫及右侧阴道积血。

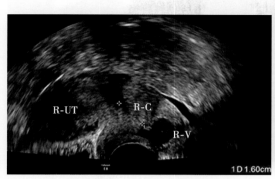
经阴道超声检查声像图

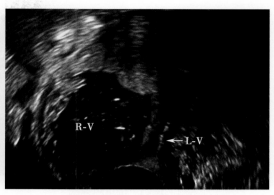
经阴道超声检查声像图

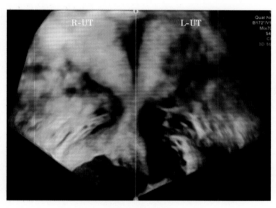
三维超声成像

(1)超声诊断是

A. 双子宫

B. 完全纵隔子宫

C. 阴道斜隔综合征(正确答案)

(2)具体分型为

A. 无孔型(Ⅰ型)

B. 有孔型(Ⅱ型或Ⅲ型)(正确答案)

(3)可能合并

A. 右侧肾脏缺如(正确答案)

B. 左侧肾脏缺如

第10题(单选题)

女,28岁,初潮13岁,月经正常,无周期性腹痛。体格检查:外阴已婚未生产型,阴道通畅,肛诊子宫及双侧附件无异常。

经阴道超声检查：子宫横径较小，内膜向左侧偏斜，右侧宫角未显示。宫腔三维成像：子宫外形呈梭形，横径较小，宫腔内膜呈管状，向左侧弯曲。

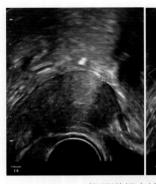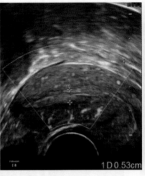

经阴道超声检查声像图   三维超声成像

(1) 超声诊断为

A. 始基子宫   B. 残角子宫

C. 单角子宫（正确答案）

(2) 本病容易合并

A. 残角子宫（正确答案）   B. 阴道闭锁

第四章

胎儿中枢神经系统及心脏疾病超声诊断 PBL 教学

第一节　胎儿中枢神经系统疾病

课程组织

1. **主讲教师**　1 位,确立课程主旨,完成课程整体设计。以问题为核心,以病例为线索,完成胎儿中枢神经系统基础知识及疾病的超声诊断授课。
2. **学生**　四组,每组 4~6 位,自由组合,分工合作,分别完成关于不同问题的文献检索、报告、问题回答、并参与讨论。
3. **秘书**　1 位(具有 2 年以上教学经验),辅助主讲教师收集资料、观察学生状态,解决学生检索文献、书写幻灯片等遇到的困难,搭建教师与学生之间沟通的桥梁,同时完成课前、课后问卷收集。
4. **课程实行闭环管理**　提出问题、授课、再次提出问题、讨论、考核。教师、学生和秘书均全程参与。

课程方案　课程计划 1 个月内完成,共 3 次课程。课程间隔时间 1~2 周(具体的时间间隔就学生完成情况而定)。

第一讲:主讲教师完成胎儿中枢神经系统超声相关知识的讲解,提供主要文献、提出核心问题,并给出拓展问题。

第二讲:学生分组汇报第一次课程的问题,教师参与学生讨论,并进行恰当的引导,纠正其错误,指出其不足,肯定其努力。同时按照病例为先导的原则,给出第三次课程幻灯片,提出问题。

第三讲:分组讨论,教师全程参与,具体过程同第 2 次课程。

第一讲　认识胎儿中枢神经系统

目标

1. 掌握基础知识(胚胎学、超声解剖学、超声检查切面)。
2. 实现胎儿中枢神经系统标准、规范化超声检查。

核心问题

1. 胎儿中枢神经系统胚胎发育过程。
2. 胎儿中枢神经系统的检查时间及超声检查标准切面。

基础知识

一、胚胎学

中枢神经系统包括颅脑和脊髓,由神经外胚层的神经管发育而成。

(一) 颅脑

1. 脑泡发育　脑起源于神经管的头端,受精后第 4 周末(约妊娠 6 周末),神经管头端发育成三个膨大,即脑泡,由前向后分别为前脑泡、中脑泡和菱脑泡(图 4-1A)。前脑泡发育成端脑和间脑,中脑泡发育成中脑,菱脑泡发育成脑桥、小脑和延髓(图 4-1B)。

2. 大脑皮质及脑沟回发育　大脑皮质由端脑套层的神经细胞迁移和分化而来,海马和齿状回是最早出现的皮质结构,其次为纹状体外侧的嗅皮质。妊娠 16 周之前,胎儿大脑半球脑沟、脑回不明显。妊娠 16 周后,外侧裂、顶枕沟、距状沟等在组织学上可显示。妊娠

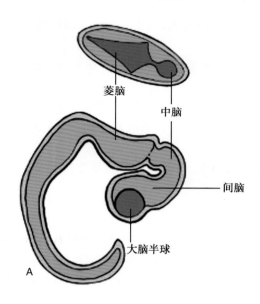

菱脑

中脑

间脑

大脑半球

A

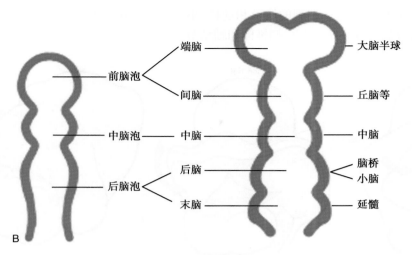

图 4-1　脑泡及其分化示意图

18~20 周,扣带回及中央沟在组织学上可显示。至妊娠 32~33 周时,胎儿大脑表面的脑沟回发育基本完成(图 4-2A)。脑沟回最早以小点样或压迹样出现在相应位置,随后脑沟回加深形成 "V" 形,随着孕周的增加脑沟深度不断增加,脑沟回深达脑实质呈 "Y" 形。

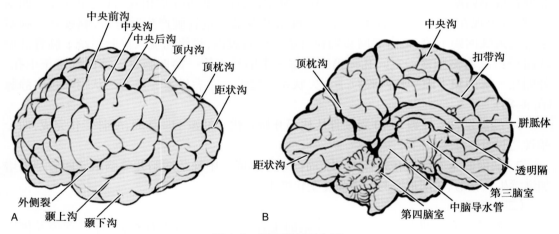

图 4-2　颅脑解剖示意图

3. 胼胝体发育　胚的连合板在胚胎早期分化为胼胝体和前连合。妊娠 8 周末,胼胝体开始发育。妊娠 20 周后胼胝体形态基本形成,可清晰分辨嘴部、膝部、体部及压部,其上方为胼周动脉和扣带回,下方为透明隔腔和韦氏腔。在中孕期至晚孕期,胼胝体逐渐覆盖第三脑室顶部(图 4-2B)。

4. 小脑发育　小脑起源于菱脑泡后部的菱唇。左、右侧菱唇在中线处融合形成小脑板,即小脑的始基。受精后第 12 周(约妊娠 14 周),小脑板向外侧部膨大发育成小脑半球,小脑板中部变细发育成小脑蚓。之后,小脑蚓部分出小结,小脑球部分出绒球。绒球和小结是小脑发育最早出现的部分,也称绒球小结叶。妊娠 17 周,小脑蚓部外形与成人相似(图

4-3)。随着小脑板神经上皮细胞的增殖和迁移,小脑表面迅速扩大并产生皱褶,形成小脑叶片,从前向后分裂为蚓小结、蚓垂、蚓锥体和蚓结节。

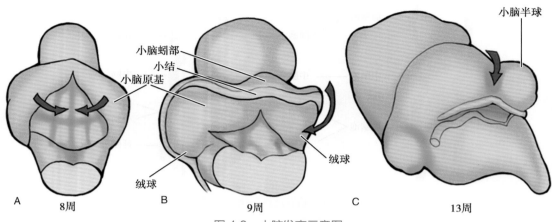

图 4-3　小脑发育示意图

5. 脑室系统发育及脑脊液的流通　脑室系统由神经管的管腔发育而来,在妊娠早期前脑泡腔发育成左、右两个侧脑室和间脑中的第三脑室,中脑泡腔发育成中脑水管,菱脑泡腔发育成第四脑室(图 4-4A)。脉络丛位于脑室内,在妊娠 6~7 周出现,首先出现在第四脑室,然后出现在侧脑室,之后逐渐增大。脉络丛及部分室管膜产生脑脊液,脑脊液经脑室系统流入蛛网膜下隙,再由蛛网膜颗粒渗透入硬脑膜内,最终回流入静脉系统。脑脊液循环路径:左、右侧脑室—室间孔—第三脑室—中脑导水管—第四脑室—第四脑室正中孔、外侧孔—蛛网膜下隙—蛛网膜粒—上矢状窦—窦汇—左右横窦—左右乙状窦—颈内静脉(图 4-4B)。

6. 颅骨发育　妊娠 9~10 周颅骨从枕部开始骨化。妊娠 11~12 周,颅骨骨化完成,两个颅骨之间为颅缝及囟门。

7. 脑内的基本结构在妊娠 11~12 周已基本形成。中晚孕期胎儿颅脑结构随着孕周增加继续生长,但其轮廓形态与回声强度变化极小。

(二) 脊柱

1. 椎骨发育　椎骨起源于间叶细胞的生骨节,主要分布于脊索旁、神经管旁及体壁旁。妊娠 6 周,脊索旁的间叶细胞压缩形成成对的生骨节。妊娠 7 周,相邻两个生骨节形成椎体原基(图 4-5A)。妊娠 8 周脊柱软骨开始形成。妊娠 10 周后,胸腰交界处椎体内开始形成骨化中心,然后逐渐向脊柱的头侧、尾侧发展。妊娠 16~18 周,颈部及骶尾部椎体骨化完成。

2. 脊髓发育　脊髓由神经管尾端发育而来,其管腔发育为脊髓中央管,套层发育为脊髓的灰质,边缘层发育为脊髓的白质。受精后 4~5 周(约妊娠 6~7 周),神经管尾端的后神经孔开始闭合,如闭合失败则可出现脊柱裂畸形。妊娠 10 周之前,脊髓与脊柱等长,脊髓圆锥下缘达椎管末端。妊娠 12 周后,由于脊柱增长比脊髓快,脊髓圆锥末端随孕周增长呈持续上升的趋势,妊娠 17~27 周,脊髓圆锥末端快速上升,迅速由第 5 腰椎水平上升至第 2 腰椎水平。妊娠 27~39 周,脊髓圆锥末端缓慢上升至第 1~2 腰椎水平,仅以终丝与尾骨相连(图 4-5B)。

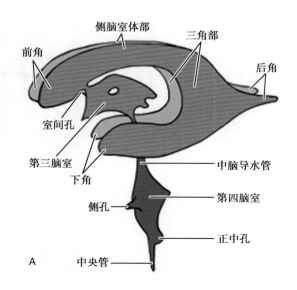

A

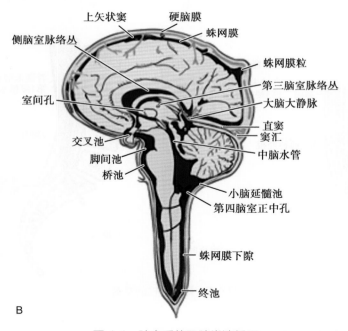

B

图 4-4　脑室系统及脑脊液循环

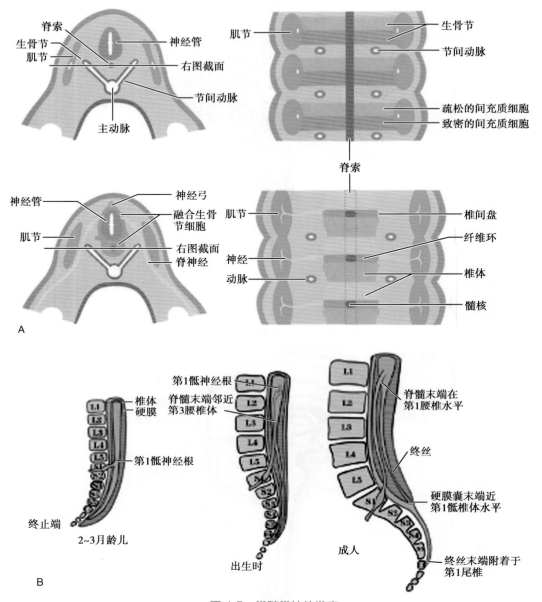

图 4-5　脊髓脊柱的发育

二、早孕期胎儿中枢神经系统超声检查

1. 适应证　所有胎儿。

2. 检查前准备　无特殊准备。

3. 仪器及探头

（1）高档彩色多普勒超声诊断仪：经腹超声检查一般选用 3.5~5MHz 凸阵探头。经阴道超声检查一般选用 5~7MHz 腔内探头。在满足穿透力的情况下尽量使用频率较高的探头。

（2）仪器调节

灰阶：预设、频率、增益、TGC 曲线、焦点和成像深度等。

4. 检查内容　早孕期检查包括妊娠 8 周超声检查和妊娠 11~13^{+6} 周颅脑超声检查。

（1）妊娠 7~8 周超声检查

1）检查切面：胚胎矢状切面及胚胎脑横切面。

2）超声表现：胚胎矢状切面显示胚胎头端的三个无回声结构，最前方为前脑泡，中间为中脑泡，最后方为菱脑泡（图 4-6A）。胚胎脑横切面可显示两个无回声结构，前方为中脑泡，后方为菱脑泡（图 4-6B）。

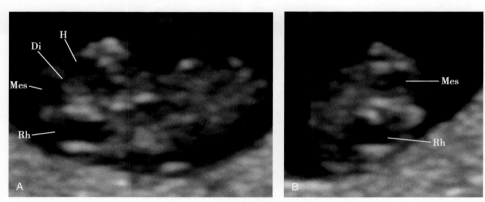

图 4-6　妊娠 8 周胚胎超声声像图
A. 经腹部超声胚胎正中矢状切面；B. 胚胎脑横切面。
H. 前脑泡；Di. 间脑；Mes. 中脑泡 Mes；Rh. 菱脑泡。

（2）妊娠 11~13^{+6} 周超声检查

1）检查切面：侧脑室水平横切面。小脑横切面。

2）超声表现：侧脑室水平横切面显示颅骨呈椭圆形强回声环，大脑纵裂及大脑镰居中，左右大脑半球对称，脑实质较少、呈低回声、厚 1~2mm，小脑幕上大部分为侧脑室占据，侧脑室的高回声为脉络丛，脉络丛呈"蝴蝶形"（图 4-7A）。

小脑横切面显示颅骨呈椭圆形强回声环，两侧丘脑位于中线中央两侧，呈卵圆形低回声，大脑脚位于丘脑后方，左右对称，两侧小脑半球分离，小脑蚓部未显示（图 4-7B）。

三、中、晚孕期胎儿中枢神经系统超声检查

（一）胎儿中枢神经系统产前超声筛查

1. 筛查适应证　所有胎儿。

2. 检查前准备　无特殊准备。

3. 仪器及探头

（1）高档彩色多普勒超声诊断仪：经腹超声检查一般选用 3.5~5MHz 凸阵探头。经阴道超声检查一般选用 5~7MHz 腔内探头。在满足穿透力的情况下尽量使用频率较高的探头。

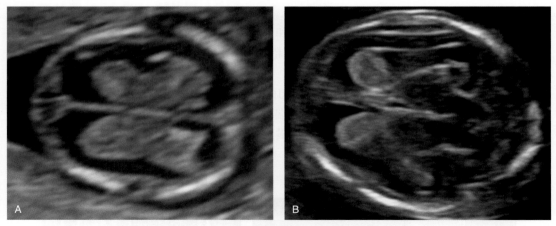

图 4-7　妊娠 12 周胎儿颅脑超声声像图
A. 侧脑室水平横切面；B. 小脑横切面

（2）仪器调节：灰阶，预设、频率、增益、TGC 曲线、焦点和成像深度等。

4. 检查内容　胎儿中枢神经产前超声筛查切面包括：丘脑水平横切面、侧脑室水平横切面、小脑横切面、脊柱矢状切面。

（1）丘脑水平横切面（图 4-8）

1）超声表现：颅骨强回声环呈椭圆形，左右对称，脑中线居中，不连续，透明隔腔位于脑中线前 1/3，呈长方形或椭圆形无回声。两侧丘脑位于中线两侧，呈对称的卵圆形低回声，两侧丘脑中间可见裂隙样第三脑室。

2）注意事项：妊娠 17~37 周之间超声可观察到透明隔腔，妊娠 16 周之前或妊娠 37 周之后，透明膈腔可消失。第三脑室宽度正常小于 2mm。

（2）侧脑室水平横切面（图 4-9）

1）扫查技巧：在获得丘脑水平横切面后，声束平行向胎儿头顶方向稍移动即可获得此平面。

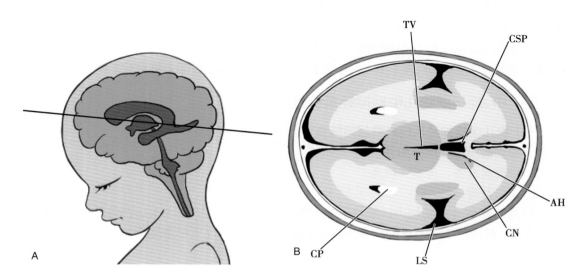

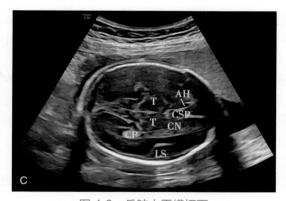

图 4-8　丘脑水平横切面

A. 扫查切面示意图；B. 横切面示意图；C. 超声声像图。

CP. 脉络丛；T. 丘脑；TV. 第三脑室；LS. 外侧裂；CSP. 透明隔腔；CN. 尾状核；AH. 侧脑室前角。

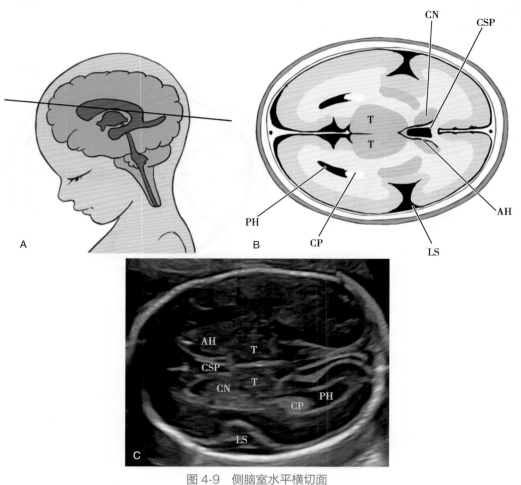

图 4-9　侧脑室水平横切面

A. 扫查切面示意图；B. 横切面示意图；C. 超声声像图。

CP. 脉络丛；T. 丘脑；TV. 第三脑室；LS. 外侧裂；CSP. 透明隔腔；CN. 尾状核；AH. 侧脑室前角；

PH. 侧脑室后角。

2）超声表现：颅骨强回声环左右对称，呈椭圆形，脑中线居中，透明隔腔位于脑中线前1/3，丘脑位于脑中线中央，侧脑室后角显示清晰，呈无回声，内有强回声脉络丛，大脑外侧裂及顶枕沟可见。

（3）小脑水平横切面（图4-10）

1）扫查技巧：在获得丘脑平面后，声束略向尾侧旋转，即可获得此平面。

2）超声表现：颅骨光环左右对称，呈椭圆形，透明隔腔位于脑中线前1/3，显示清晰的小脑半球且左右对称。两侧小脑半球中间通过强回声的小脑蚓部相连。小脑蚓部前方为第四脑室，后方为颅后窝池。

3）注意事项：在妊娠19~20周之前，小脑蚓部还没有发育完善，此时超声观察不到小脑蚓部结构。

（4）脊柱矢状切面（图4-11）

1）超声表现：脊柱呈两行排列整齐的串珠状平行强回声带，从枕骨延续至骶尾部并略向后翘，脊柱表面皮肤连续性好。腰骶尾段脊柱矢状切面上可观察脊髓圆锥下缘与腰椎椎体关系，可判断是否存在脊髓圆锥上移障碍。

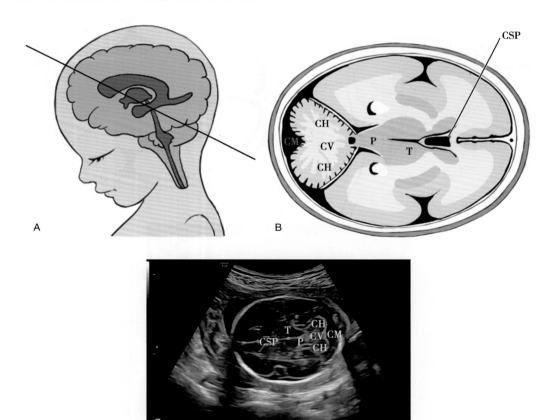

图 4-10　小脑横切面
A. 扫查切面示意图；B. 横切面示意图；C. 超声声像图。
CSP. 透明隔腔；T. 丘脑；P. 大脑脚；CV. 小脑蚓部；CH. 小脑半球；CM. 小脑延髓池。

2) 注意事项：妊娠 17~18 周后，胎儿骶尾部脊柱才骨化，故妊娠 18 周之前骶尾部脊柱裂不易被超声查出。

脊髓圆锥末端随孕周增长呈持续上升的趋势，妊娠 17~27 周脊髓圆锥末端由 L_5 水平上升至 L_2 水平，妊娠 27~39 周脊髓圆锥末端上升至 L_1~L_2 水平。

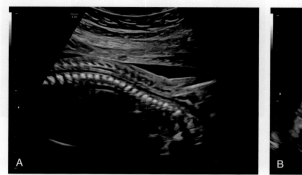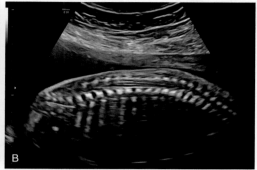

图 4-11　胎儿脊柱矢状切面超声声像图

A. 脊柱颈胸段矢状切面；B. 脊柱腰骶尾段矢状切面。

（5）胎儿颅脑重要径线测量

1）双顶径测量（图 4-12）：经丘脑水平横切面测量，为近端颅骨板的外缘到远端颅骨板的内缘距离。

2）头围测量（图 4-13）：经丘脑水平横切面测量，一般采用椭圆法，将椭圆形放到颅骨板的外板测量。

3）侧脑室宽度（图 4-14）：经侧脑室水平横切面测量，于侧脑室后角顶枕裂处测量侧脑室宽度，其内径可判断有无脑室扩张和脑积水。在整个妊娠期间，胎儿侧脑室内径均应小于 10mm。

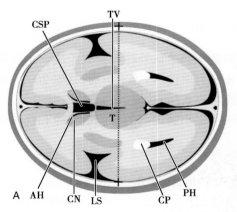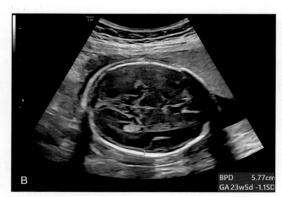

图 4-12　丘脑水平横切面双顶径测量

A. 丘脑水平横切面双顶径测量示意图；B. 丘脑水平横切面双顶径测量超声声像图。
CP. 脉络丛；T. 丘脑；TV. 第三脑室；LS. 外侧裂；CSP. 透明隔腔；CN. 尾状核；AH. 侧脑室前角；PH. 侧脑室后角。

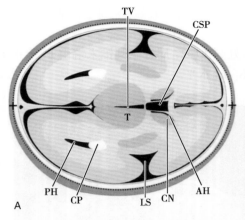
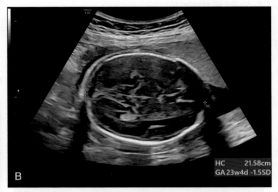

图 4-13　丘脑水平横切面头围测量

A. 丘脑水平横切面头尾测量示意图；B. 丘脑水平横切面头围测量超声声像图。

CP. 脉络丛；T. 丘脑；TV. 第三脑室；LS. 外侧裂；CSP. 透明隔腔；CN. 尾状核；AH. 侧脑室前角；PH. 侧脑室后角。

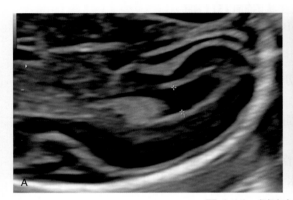
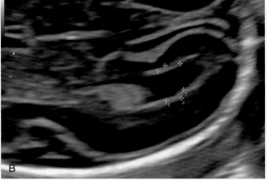

图 4-14　侧脑室宽度测量切面

A. 卡尺接触脑室壁内缘，并与脑室长轴垂直；B. 不正确的测量方式包括中 - 中位、外 - 外位和放置在脑室狭窄部位靠后或不垂直于脑室轴。

4）小脑横径测量（图 4-15）：经小脑横切面测量两侧小脑半球外缘间最大距离。小脑横径随孕周增加而增长。妊娠 24 周前，小脑横径（以 mm 为单位）约等于孕周，妊娠 20~38 周平均增长速度为 1~2mm/ 周，妊娠 38 周后平均增长速度约 0.7mm/ 周。

5）小脑延髓池测量（图 4-15）：经小脑水平横切面测量小脑蚓部的背侧最外缘和枕骨内缘之间的前后径的距离，正常值是 2~10mm。

（二）胎儿神经超声学检查

1. 适应证　主要用于高危或者怀疑有中枢神经系统畸形的胎儿。

2. 检查内容　胎儿神经超声学检查除上述切面外，还包括以下切面：颅脑横切面（透明隔腔水平横切面、近颅顶横切面、颅底横切面），颅脑冠状切面（经额叶冠状切面、经尾状核冠状切面、经丘脑冠状切面、经小脑冠状切面），颅脑矢状切面（正中矢状切面、旁正中矢状切面），脊柱横切面，脊柱冠状切面。

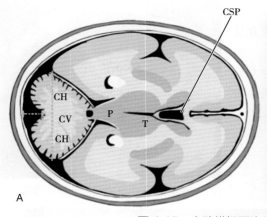
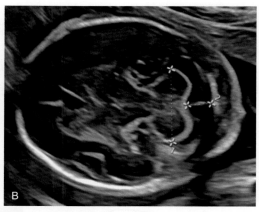

图 4-15　小脑横切面小脑横径及小脑延髓池测量

A. 小脑横切面小脑横径及小脑延髓池测量示意图;B. 小脑横切面小脑横径及小脑延髓池测量超声声像图。
T. 丘脑;CSP. 透明隔腔;P. 大脑脚;CV. 小脑蚓部;CH. 小脑半球。

（1）透明隔腔水平横切面（图 4-16）

1）扫查技巧:在侧脑室水平横切面基础上,声束继续向头侧平移即可获得此平面。

2）超声表现:脑中线的前后显示为高回声的大脑镰,脑中线前 1/3 为无回声的透明隔腔,呈长方形;部分胎儿可显示韦氏腔,位于透明隔腔后方并与透明隔腔相连。

（2）近颅顶横切面（图 4-17）

1）扫查技巧:获得侧脑室平面后,声束平面继续向胎儿颅顶方向平行移动即可获得此平面。

2）超声表现:显示颅骨呈类圆形强回声环,脑中线居中,其前后方高回声为大脑镰,其左右两侧线状高回声为脑室周围白质。

（3）颅底横切面（图 4-18）

1）扫查技巧:在获得丘脑水平横切面后,声束平面略向颅底方向平行移动即可获得此平面。

2）超声表现:显示大脑脚、侧脑室下角、大脑动脉环（Willis 环）等结构。

3）此切面是测量大脑中动脉血流的常规切面,检测大脑中动脉频谱时,取样容积应置于近侧大脑中动脉起始处,取样线尽可能与血流方向的走行平行。

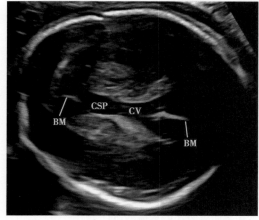
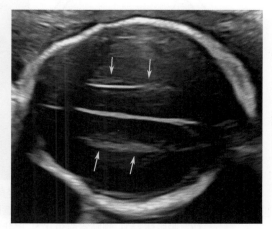

图 4-16　透明隔腔水平横切面超声声像图
BM. 大脑镰;CSP. 透明隔腔;CV. 韦氏腔。

图 4-17　近颅顶横切面超声声像图
箭头示脑室周围白质。

（4）经额叶冠状切面（图 4-19）

1）扫查技巧：声束平面经侧脑室前角的前方及额叶行冠状扫查即可获得此平面。

2）超声表现：脑中线居中，脑中线两侧为大脑额叶皮质，皮质中央高回声为脑白质，颅前窝底部为颅骨，其下方为眼眶和眼球。

（5）经尾状核冠状切面（图 4-20）

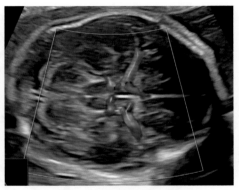

图 4-18　颅底横切面超声声像图

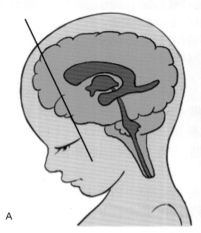
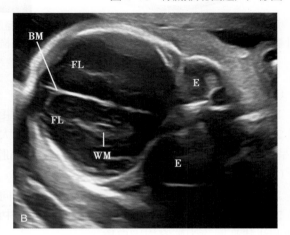

图 4-19　经额叶冠状切面
A. 扫查切面示意图；B. 超声声像图。
BM. 大脑镰；FL. 额叶；WM. 脑白质；E. 眼。

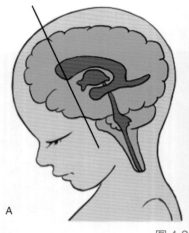
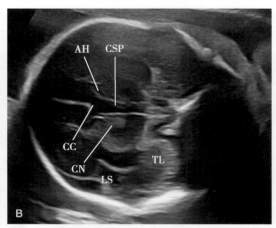

图 4-20　经尾状核冠状切面
A. 扫查切面示意图；B. 超声声像图。
CC. 胼胝体；AH. 侧脑室前角；CN. 尾状核；CSP. 透明隔腔；LS. 外侧裂；TL. 颞叶。

1）扫查技巧：获得经额叶冠状切面后，声束继续向胎儿背侧平行移动即可获得此平面。

2）超声表现：脑中线居中，透明隔腔位于脑中线中央，侧脑室前角位于透明隔腔两侧，胼胝体位于透明隔腔上方，尾状核头部位于透明隔腔外下方，脑实质外侧裂隙样结构为外侧裂。

（6）经丘脑冠状切面（图 4-21）

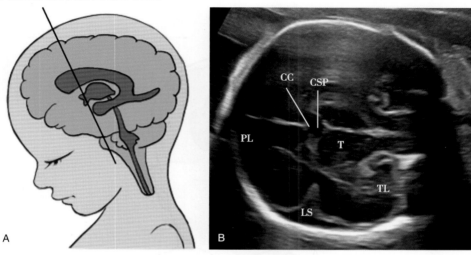

图 4-21　经丘脑冠状切面
A. 扫查切面示意图；B. 超声声像图。
PL. 顶叶；CC. 胼胝体；CSP. 透明隔腔；LS. 外侧裂；TL. 颞叶；T. 丘脑。

1）扫查技巧：在经尾状核冠状切面基础上，声束继续向胎儿背侧平行移动即可获得此平面。

2）超声表现：脑中线居中，透明隔腔位于脑中线前 1/3，两侧丘脑位于脑中线中央，两侧丘脑间的裂隙样无回声为第三脑室。

（7）经小脑冠状切面（图 4-22）

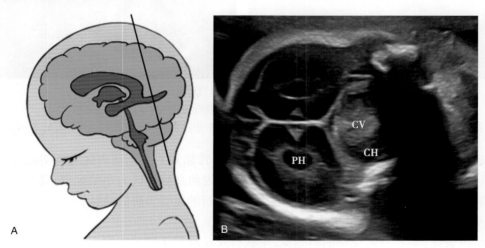

图 4-22　经小脑冠状切面
A. 扫查切面示意图；B. 超声声像图。
PH. 侧脑室后角；CV. 小脑蚓部；CH. 小脑半球。

1)扫查技巧：在经丘脑冠状切面基础上，声束继续向胎儿背侧平行移动即可获得此平面。

2)超声表现：脑中线居中，两侧为侧脑室枕角，根据胎龄不同可以看到距状沟和更深的顶枕裂。两侧小脑半球呈低回声，中间通过高回声的小脑蚓部相连。

(8)正中矢状切面（图 4-23）

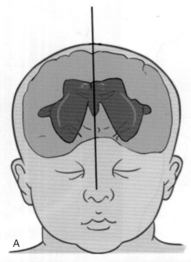

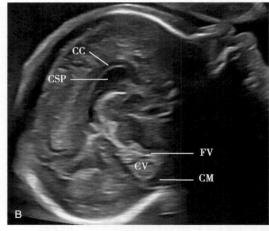
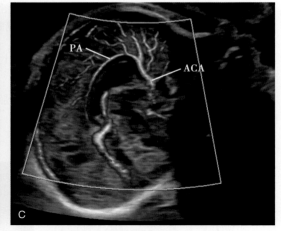

图 4-23　正中矢状切面

A. 扫查切面示意图；B. 超声声像图；C. 胼周动脉 MV-FLOW 血流图。

CC. 胼胝体；CSP. 透明隔腔；CV. 小脑蚓部；FV. 第四脑室；CM. 小脑延髓池；PA. 胼周动脉；ACA. 大脑前动脉。

超声表现：低回声薄带状弧形结构为胼胝体，紧邻其下方无回声区为透明隔腔和韦氏腔，第三脑室位于透明隔腔和韦氏腔下方，颅后窝内的高回声区为小脑蚓部，其前方为三角形的第四脑室，后方为小脑延髓池。胼胝体上方走行的血管为胼周动脉。

(9)旁正中矢状切面（图 4-24）

超声表现：显示一侧完整的侧脑室，尾状核及丘脑位于侧脑室深方，二者之间为尾状核丘脑沟；脑白质、大脑顶叶、额叶、枕叶、颞叶位于侧脑室浅方。

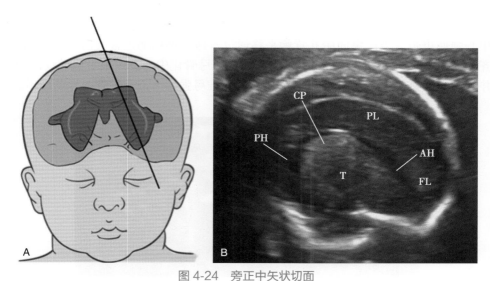

图 4-24　旁正中矢状切面

A. 扫查切面示意图；B. 超声声像图。

FL. 额叶；AH. 侧脑室前角；T. 丘脑；PL. 顶叶；CP. 脉络丛；PH. 侧脑室后角。

（10）脊柱横切面（图 4-25）：脊柱横切面是显示脊椎的解剖结构最佳切面，椎体及两侧椎弓形成的三个骨化中心表现为三个分离的圆形或短棒形强回声，其中前方较大者为椎体骨化中心，后方两侧椎弓的骨化中心较小且向后逐渐靠拢，呈"∧"形排列。

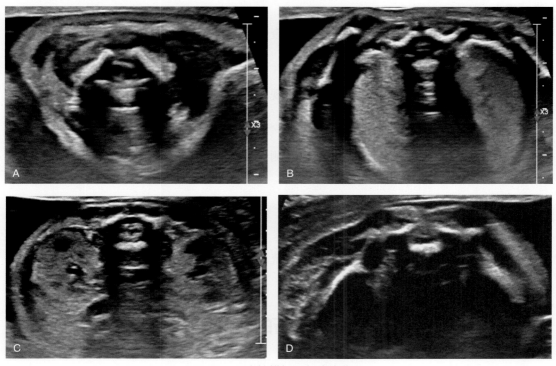

图 4-25　脊柱横切面超声声像图

A. 颈椎横切面超声声像图；B. 胸椎横切面超声声像图；C. 腰椎横切面超声声像图；
D. 骶椎横切面超声声像图。

（11）脊柱冠状切面（图 4-26）：在近腹侧的椎体水平冠状切面可见整齐排列的一条椎体骨化中心强回声带。当声束向胎儿背侧平移通过椎体与椎弓的连接处时，可观察到 3 条排列整齐的强回声带，中间为椎体骨化中心，两侧为椎弓骨化中心。声束平面继续向胎儿背侧平移并通过椎管中央时，可观察到两条排列整齐的椎弓强回声带及椎管内脊髓回声。

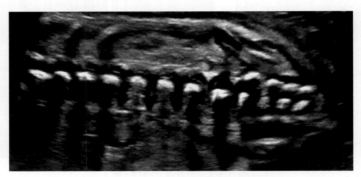

图 4-26　脊柱冠状切面超声声像图

课后思考题

【第一组】

  1. 超声与磁共振在胎儿中枢神经系统检查中的作用。

【第二组】

  2. 神经管缺陷相关畸形及超声声像图表现。

【第三组】

  3. 大脑中动脉多普勒超声测量切面以及测量时的注意事项。

  4. 大脑中动脉多普勒超声测量的意义。

【第四组】

  5. 透明隔腔的位置、大小及毗邻关系。

  6. 胎儿透明隔腔异常相关的中枢神经系统畸形及超声声像图表现。

第二讲　讨论第一讲问题及提出新的问题

目标

1. 通过查阅文献、小组讨论、汇报，掌握第一次课的内容。

2. 以病例为先导,探讨胎儿神经管缺陷相关的中枢神经系统疾病超声诊断。

核心问题

胎儿神经管缺陷相关的中枢神经系统疾病及其超声表现。

一、第一讲思考题

具体答案见附录 1。

二、本讲病例

(一) 病例 1

女,33 岁,妊娠 14^{+1} 周。常规产前超声检查见图 4-27。

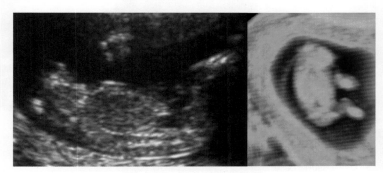

图 4-27　胎儿超声声像图

题目:

1. 请描述本病例的超声图像特征。
2. 本病例的超声诊断是什么?
3. 本病的鉴别诊断有哪些?

(二) 病例 2

女,24 岁,妊娠 13^{+3} 周。常规产前超声检查见图 4-28。

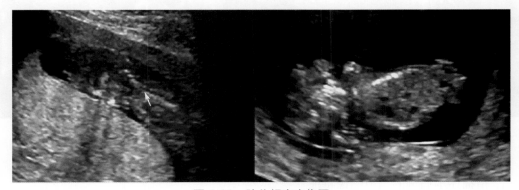

图 4-28　胎儿超声声像图

题目：

1. 请描述本病例的超声图像特征

2. 本病例的超声诊断是什么？

3. 请给出该患者下一步诊疗建议

（三）病例 3

女,27 岁,妊娠 14^{+1} 周。常规产前超声检查见图 4-29。

题目：

1. 请描述本病的超声图像特征

2. 本病例超声诊断是什么？

3. 常伴发的畸形有哪些？

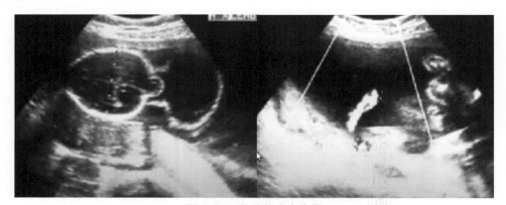

图 4-29　胎儿超声声像图

（四）病例 4

女,25 岁,妊娠 23^{+6} 周。常规产前超声检查见图 4-30。

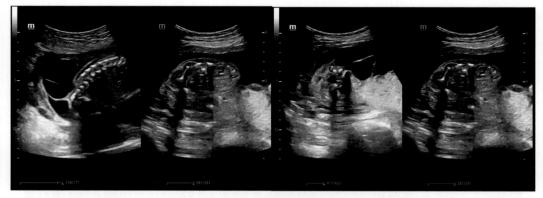

图 4-30　胎儿超声声像图

题目：

1. 请描述本病例的超声图像特征

2. 本病例超声诊断是什么？

3. 常伴发的畸形有哪些？

第三讲 讨论第二讲问题

目标

1. 通过查阅文献、小组讨论、汇报,掌握第二次课内容。
2. 以问题为先导,探讨常见的透明隔腔异常相关的中枢神经系统畸形。

核心问题

1. 常见的透明隔腔异常相关的中枢神经系统畸形有哪些？
2. 超声如何在透明隔腔异常相关疾病筛查、诊断及鉴别诊断中发挥作用？

一、第二讲病例讨论

(一) 病例 1

1. 请描述本病例的超声图像特征

正中矢状切面超声表现为胎儿颅骨强回声环缺失,仅在颅底见部分骨化结构及少量不规则脑组织。

2. 本病例的超声诊断是什么？

1)超声诊断:无脑畸形。

2)诊断依据:颅骨强回声环缺失,仅在颅底见部分骨化结构,正常脑组织结构不能显示。超声最早在妊娠 11~12 周做出诊断。

3. 本病的鉴别诊断有哪些？

颅脑畸形、开放性脊柱裂、脑膜脑膨出。

(二) 病例 2

1. 请描述本病例的超声图像特征

胎儿颅骨强回声环缺失,脑组织浸润在羊水中,且脑表面不规则,脑内结构紊乱,正常脑内解剖结构分辨不清,脑组织回声增强、不均匀。

2. 本病例的超声诊断是什么？

露脑畸形。

3. 请给出该患者下一步诊疗建议

本病例为致死性畸形,一旦确诊应尽快终止妊娠。

(三) 病例 3

1. 请描述本病例的超声图像特征

胎儿颅骨强回声环连续性中断,当缺损处有脑组织和脑膜膨出时,呈不均质低回声,当仅有脑膜膨出时,呈无回声。颅骨缺损较小时,缺损和包块不易显示,容易漏诊。

2. 本病例超声诊断是什么？

脑膜脑膨出。

3. 常伴发的畸形有哪些？

小头畸形、脑积水、脊柱裂等。

（四）病例 4

1. 请描述本病例的超声图像特征

脊柱矢状切面显示胎儿骶尾部脊柱椎弓及表面皮肤连续性中断，可见一囊性包块，内可见细分隔。脊柱横切面显示两个椎弓骨化中心向后开放呈"V"形。

2. 本病例超声诊断是什么？

开放性脊柱裂。

3. 常伴发的畸形有哪些？

颅后窝池消失、"香蕉小脑"征、"柠檬头"征、脑室扩张等。

二、本讲病例

（一）病例

女，30 岁，妊娠 24^{+4} 周，因"胎儿侧脑室增宽"转诊。常规产前超声检查见图 4-31。

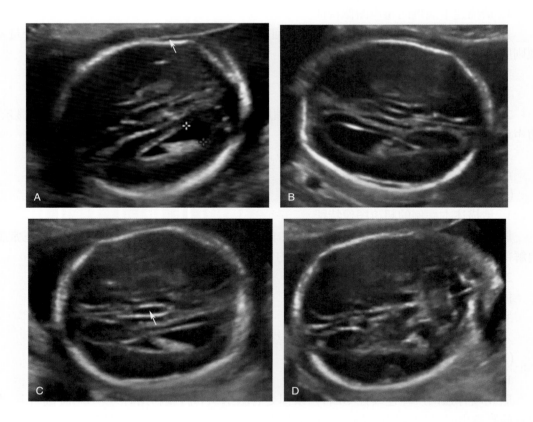

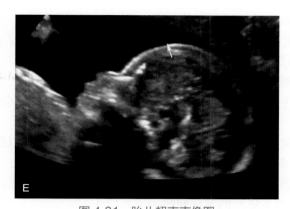

图 4-31　胎儿超声声像图

A、B. 侧脑室水平横切面；C. 丘脑水平横切面；D. 小脑横切面；E. 正中矢状切面。

问题：

1. 请描述本病例的超声图像特征。

2. 本病例的超声诊断是什么？

3. 可进一步行哪些检查来明确诊断？

提示：孕妇进一步行胎儿颅脑磁共振检查，提示胎儿胼胝体发育不全（完全型）（图 4-32）。

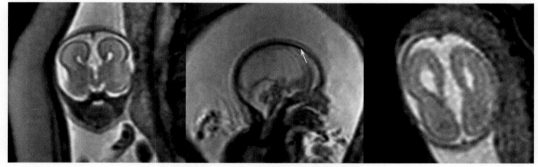

图 4-32　胎儿颅脑磁共振图像

问题：

4. 该病的分型有哪些？

5. 请详述透明隔腔异常的鉴别诊断思路。

（二）讨论

1. 请描述本病例的超声图像特征

图 4-31A、B 显示两侧侧脑室前角窄小并向外侧移位，后角及三角区增大，呈"泪滴状"，透明隔腔未显示；图 4-31C、D 显示第三脑室增大且向上移位；图 4-31E 显示胼胝体、透明隔腔消失。

2. 该病的诊断是什么？

完全型胼胝体发育不全。

3. 可进一步行哪些检查来明确诊断？

超声专家进行胎儿神经超声学检查，提示现胎儿存在胼胝体发育不全可能，可进一步行颅脑三维超声成像、胎儿颅脑核磁检查明确诊断。

4. 该病的分型有哪些？

根据胼胝体发育停滞的时期，可分为完全型胼胝体发育不全、部分型胼胝体发育不全和胼胝体发育不良。

1）完全型胼胝体发育不全多为胚胎早期胼胝体发育停滞造成，以胼胝体完全缺如、第三脑室扩大并向上移位、侧脑室前角向外侧移位、透明隔腔消失为特征。

2）部分型胼胝体发育不全多为胚胎稍晚期胼胝体发育停滞所致，以胼胝体部分缺失为主要表现，可伴或不伴胼胝体外的发育异常。

3）胼胝体发育不良多为胼胝体形成后受外界影响所致，表现为胼胝体形态正常，但相对正常胎儿厚度较薄。

5. 请详述透明隔腔异常的鉴别诊断思路

透明隔腔宽度正常范围：正常妊娠 18~37 周或胎儿双顶径 44~88mm 时超声通常可显示透明隔腔，其宽度参考值范围为 2~9mm，大于 10mm 时考虑透明隔腔增宽。透明隔腔发育异常提示胼胝体及其他结构发育异常。透明隔腔异常处理流程见图 4-33。

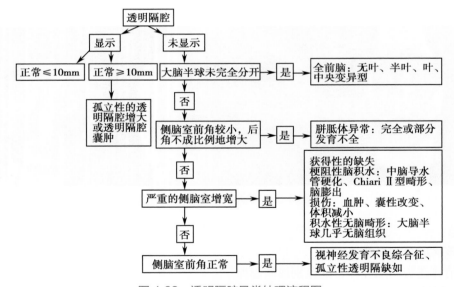

图 4-33　透明隔腔异常处理流程图

附录 1　第一讲问题参考答案

【第一组】

1. 超声与磁共振在胎儿中枢神经系统检查中的作用

所有胎儿均需进行产前超声检查，特别是妊娠 11~13 周、20~24 周时需由具有产前筛查资质的超声医生进行胎儿颈后透明层（nuchal translucency，NT）检查及系统筛查，有异常者转诊至产前诊断机构进行神经超声学检查。超声专家在进行神经超声学检查后，根据检查结果，必要时建议孕妇行磁共振检查。不提倡产前超声筛查怀疑胎儿颅脑异常时优先进行磁共振检查。

【第二组】

2. 神经管缺陷相关畸形及超声声像图表现

神经管缺陷相关畸形包括：无脑畸形、露脑畸形、脑膨出及脑膜膨出、脊柱裂。各疾病的超声声像图表现详见第二讲内容

【第三组】

3. 大脑中动脉多普勒超声测量切面以及测量时的注意事项

大脑中动脉测量切面为颅底横切面，彩色多普勒显像显示 Willis 环，选取近侧大脑中动脉为测量目标，取样框大小适中，将取样容积放在大脑中动脉与颈内动脉分支处，使声束和血管长轴之间角度接近 0°。除此之外，测量应在胎儿静止和孕妇无呼吸时进行，且探头轻放在孕妇腹壁上，不要加压，否则对测量的影响较大。

4. 大脑中动脉多普勒超声测量的意义

在胎儿出现缺氧和贫血时，大脑中动脉血流阻力降低，血流速度增加，以保证大脑血液供应。在妊娠 35 周之前，大脑中动脉多普勒超声检测在预测胎儿宫内缺氧、胎儿贫血十分可靠、有效。当大脑中动脉收缩期峰值（PSV）中位数倍数（MoM）为正常值 1.29 倍时，提示轻度贫血，>1.5 倍时提示为中度贫血，>1.55 倍时，提示胎儿重度贫血。胎儿正常大脑中动脉峰值流速 MoM 正常值见表 4-1。

表 4-1 不同孕周胎儿大脑中动脉峰值流速

单位：cm/s

孕周	中位数倍数（MoM）			
	1.00	1.29	1.50	1.55
18	23.2	29.9	34.8	36.0
20	25.5	32.8	38.2	39.5
22	27.9	36.0	41.9	43.3
24	30.7	39.5	46.0	47.5
26	33.6	43.3	50.4	52.1
28	36.9	47.6	55.4	57.2
30	40.5	52.2	60.7	62.8
32	44.4	57.3	66.6	68.9

孕周	中位数倍数（MoM）			
	1.00	1.29	1.50	1.55
34	48.7	62.9	73.1	75.6
36	53.5	69.0	80.2	82.9
38	58.7	75.7	88.0	91.0
40	64.4	83.0	96.6	99.8

【第四组】

5. 透明隔腔的位置、大小及毗邻关系

透明隔腔是位于脑中线前 1/3，其前上方为胼胝体，后下方为穹窿，两侧壁为透明隔。透明隔腔内无室管膜，无分泌脑脊液功能，与脑室不相通。腔内液体经透明隔膜过滤和隔膜静脉及毛细血管重吸收而形成，不参与脑脊液循环。透明隔腔的发育与胼胝体、前连合、穹窿柱密切相关。

产前超声主要在丘脑水平横切面观察和测量透明隔腔，妊娠 18 周前和 37 周后透明隔腔可以不显示。透明隔腔宽度参考值范围为 2~9mm，大于 10mm 考虑透明隔腔增宽。

6. 透明隔腔异常相关的中枢神经系统畸形及超声声像图表现

透明隔腔与胼胝体有共同的胚胎起源，透明隔腔发育异常提示胼胝体及其他结构发育异常。透明隔腔异常主要包括透明隔腔增宽、透明隔腔形态异常、透明隔腔未显示。详见第三讲。

附录 2　胎儿中枢神经系统超声诊断教学结业考核

第 1 题　姓名［填空题］

_____

第 2 题　年级（住院医师）［填空题］

_____

第 3 题　年龄［填空题］

_____

第 4 题　手机号码［填空题］

_____

第 5 题（不定项选择题）

胎儿中枢神经系统筛查中检查切面包括

A. 丘脑水平横切面（正确答案）　　　B. 侧脑室水平横切面（正确答案）

C. 小脑水平横切面（正确答案）　　　D. 小脑冠状切面

E. 侧脑室冠状切面　　　　　　　　　F. 正中矢状切面

第 6 题（单选题）

女，25 岁，妊娠 17^{+5} 周。

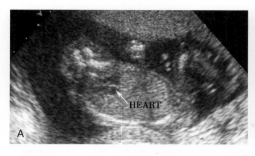
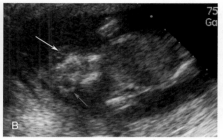

（1）图 A 的超声切面

A. 正中矢状切面（正确答案）　　　B. 横切面　　　C. 冠状切面

（2）图 B 的超声切面

A. 正中矢状切面　　　B. 横切面　　　C. 冠状切面（正确答案）

（3）胎儿颅骨光环

A. 消失（正确答案）　　　B. 部分缺失　　　C. 正常

（4）胎儿脑实质

A. 缺失（正确答案）　　　B. 部分膨出　　　C. 规则

（5）该病的诊断是

A. 无脑畸形（正确答案）　　　B. 露脑畸形　　　C. 脑膨出

第 7 题（单选题）

女，28 岁，妊娠 23^{+1} 周。

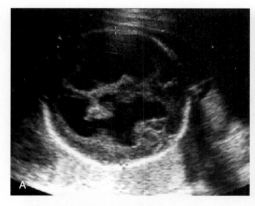
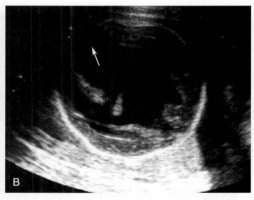

（1）图 A 的超声切面为

A. 正中矢状切面　　　B. 横切面（正确答案）　　　C. 冠状切面

（2）胎儿颅骨光环

A. 消失　　　B. 部分缺失　　　C. 正常（正确答案）

（3）胎儿侧脑室

A. 明显扩张（正确答案）　　　B. 轻度扩张　　　C. 正常

（4）胎儿脑实质

A. 漂浮在羊水中　　　B. 部分膨出

C. 规则 D. 变薄（正确答案）

（5）该病的诊断是

A. 无脑畸形 B. 露脑畸形

C. 脑膨出 D. 脑积水（正确答案）

第8题（单选题）

女，35岁，妊娠12^{+1}周。

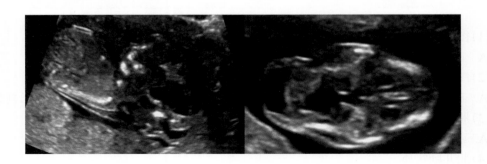

（1）图A的超声切面为

A. 正中矢状切面（正确答案） B. 横切面 C. 冠状切面

（2）胎儿颅骨光环

A. 消失 B. 部分缺失（正确答案） C. 正常

（3）胎儿脑膜

A. 漂浮在羊水中 B. 部分膨出（正确答案） C. 规则

（4）胎儿脑实质

A. 漂浮在羊水中 B. 部分膨出（正确答案） C. 规则

（5）该病的诊断是

A. 无脑畸形 B. 露脑畸形

C. 脑膨出（正确答案） D. 脑积水

第9题（单选题）

女，34岁，妊娠13^{+0}周。

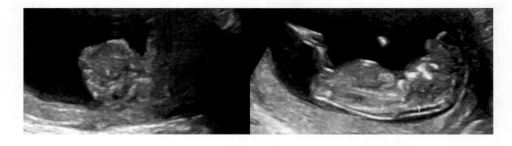

（1）图A的超声切面为

A. 正中矢状切面 B. 横切面（正确答案） C. 冠状切面

(2)胎儿颅骨光环

A. 消失（正确答案）　　　　　B. 部分缺失　　　　　C. 正常

(3)胎儿脑实质

A. 漂浮在羊水中（正确答案）　B. 部分膨出　　　　　C. 规则

(4)该病的诊断是

A. 无脑畸形　　　　　　　　　　B. 露脑畸形（正确答案）

C. 脑膨出　　　　　　　　　　　D. 脑积水

(5)该病的预后是

A. 预后好　　　　　　　　　　　B. 预后极差（正确答案）

第10题（单选题）

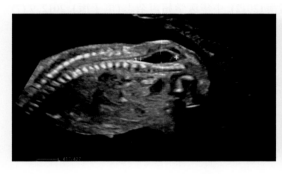 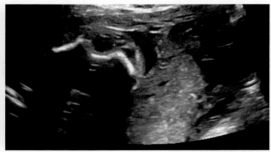

(1)图A所示的超声切面为

A. 正中矢状切面（正确答案）　B. 横切面　　　　　C. 冠状切面

(2)胎儿脊柱连续性为

A. 中断（正确答案）　　　　　　B. 正常

(3)胎儿脊髓的状态为

A. 漂浮在羊水中　　　　　B. 部分膨出（正确答案）　　　C. 走行正常

(4)该病的诊断是

A. 脊柱裂（正确答案）　　　B. 畸胎瘤　　　　　C. 盆腔囊肿

(5)以下哪项不是该病常见的合并症

A. "香蕉小脑"　　　　　　　　　B. "柠檬头"

C. 脑室扩大　　　　　　　　　　D. 羊水少（正确答案）

推荐阅读文献

[1] MALINGER G, PALADINI D, HARATZ K K, et al. ISUOG Practice Guidelines (updated): sonographic examination of the fetal central nervous system. Part 1: performance of screening examination and indications for targeted neurosonography. Ultrasound Obstet Gynecol, 2020, 56 (3): 476-484.

［2］MARI G, DETER R L, CARPENTER R L, et al. Noninvasive diagnosis by Doppler ultrasonography of fetal anemia due to maternal red-cell alloimmunization. N Engl J Med, 2000, 342 (1): 9-14.

［3］PALADINI D, MALINGER G, BIRNBAUM R, et al. ISUOG Practice Guidelines (updated): sonographic examination of the fetal central nervous system. Part 2: performance of targeted neurosonography. Ultrasound Obstet Gynecol, 2021, 57 (4): 661-671.

［4］YAGEL S, VALSKY D V. Re: ISUOG Practice Guidelines (updated): sonographic examination of the fetal central nervous system. Part 1: performance of screening examination and indications for targeted neurosonography. Ultrasound Obstet Gynecol, 2021, 57 (1): 173-174.

［5］罗国阳, 李胜利. 胎儿畸形产前超声诊断学. 2 版. 北京: 科学出版社, 2017.

［6］李胜利, 文华轩. 中孕期胎儿系统超声检查切面及临床意义. 中华医学超声杂志 (电子版), 2010, 7 (3): 366-381.

［7］李胜利, 文华轩, 廖伊梅. 透明隔与透明隔腔. 中华医学超声杂志 (电子版), 2019, 16 (7): 481-488.

［8］中国医师协会超声医师分会. 产前超声检查指南 (2012). 中华医学超声杂志 (电子版), 2012, 9 (7): 574-580.

第二节 胎儿心脏疾病

课程组织

1. **主讲教师** 1 位,确立课程主旨,完成课程整体设计。以问题为核心,以病例为线索,完成胎儿心脏超声基础及常见疾病的超声诊断授课。

2. **学生** 四组,每组 4~6 位,自由组合,分工合作,分别完成不同问题的文献检索、报告、问题回答、参与讨论。

3. **秘书** 1 位(具有 2 年以上教学经验),辅助主讲教师收集资料、观察学生状态,解决学生检索文献、书写幻灯片等遇到的困难,搭建教师与学生之间沟通的桥梁,同时完成课前、课后问卷收集。

4. **课程实行闭环管理** 提出问题、授课、再提出问题、讨论、考核。教师、学生和秘书均全程参与。

课程方案 课程计划 1 个月内完成,共 3 次课程。课程间隔时间 1~2 周(具体间隔时间就学生完成情况而定)。

第一讲:主讲教师完成胎儿心脏超声基础知识的讲解,提供主要文献、提出核心问题,并给出拓展问题。

第二讲:学生分组汇报第一次课程的问题,教师参与学生讨论,并进行恰当的引导,纠正其错误,指出其不足,肯定其努力。同时按照病例为先导的原则,给出第三次课程幻灯片,提出问题。

第三讲:分组讨论,教师全程参与,具体过程同第二次。

第一讲　认识胎儿心脏

目标

1. 掌握基础知识(超声解剖学、胎儿心脏特殊循环通道)。
2. 熟悉基本原则。
3. 了解扫查技巧。
4. 实现胎儿心脏标准、规范化超声筛查。

核心问题

1. 胎儿心脏超声筛查的基本方法是什么?
2. 胎儿心脏的特殊循环通道有哪些?
3. 如何实现快速规范化筛查?

基础知识

一、超声解剖学

1. 心脏位置　胎儿心脏位于胸腔内,几乎呈水平位。约 1/3 位于右侧胸腔,2/3 位于左侧胸腔,心尖指向左前方,心轴角度 45°±20°,心胸横径比 0.38~0.53,心胸面积比 0.25~0.33 (图 4-34A、B)。

2. 心室　形态学右心室位于最前方,心室腔较圆钝,心室内壁不光滑,近心尖部可见调节束;形态学左心室位于其左后方,心室腔较狭长,心室内壁较光滑,心尖部主要由左心室构成(图 4-34B、C)。

3. 心房　形态学右心房位于形态学右心室右后方,右心耳较宽大,呈锥形;上下腔静脉汇入右心房;形态学左心房位于最后方,紧邻脊柱,左心耳较窄小,呈指状,四支肺静脉汇入左心房。左心房与右心房之间有卵圆孔相通,卵圆孔瓣于左心房内飘动(图 4-34B、C)。

4. 房室瓣　三尖瓣由前叶、后叶及隔叶组成,二尖瓣由前叶及后叶组成,三尖瓣隔侧尖的附着点较二尖瓣前叶更靠近心尖。右心房通过三尖瓣与右心室相连,左心房通过二尖瓣与左心室相连。房间隔下段、室间隔上段、二尖瓣前叶及三尖瓣隔叶在心脏中央形成斜形的十字形,即"十"字交叉结构(图 4-34B)。

5. 主动脉　起自左心室,先向右上走行,再向左后走行,即为主动脉弓。主动脉弓发出三个血管分支,从前向后依次为头臂干动脉、左颈总动脉及左锁骨下动脉。降主动脉于脊柱左前方下行(图 4-35)。

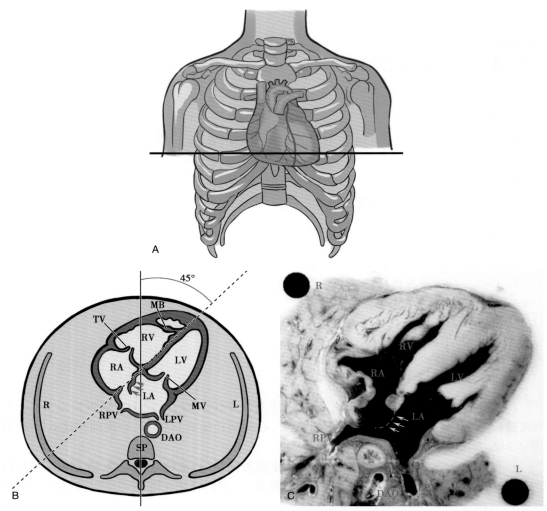

图 4-34　胎儿心脏超声示意图

A. 胸腔冠状切面示意图；B. 四腔心切面示意图；C. 四腔心切面大体解剖图。

LV. 左心室；LA. 左心房；RV. 右心室；RA. 右心房；LPV. 左肺静脉；RPV. 右肺静脉；MV. 二尖瓣；TV. 三尖瓣；
MB. 调节束；DAO. 降主动脉；SP. 脊柱；L. 左侧；R. 右侧；箭头 . 卵圆孔瓣。

  6. 肺动脉　起自右心室，向上向左走行很短距离后发出左肺动脉、右肺动脉及动脉导管。动脉导管向左后方汇入降主动脉，出生后闭锁形成动脉韧带（图 4-36）。

  7. 肺静脉　共有四支，分别是左上、左下、右上及右下肺静脉。产前超声于四腔心切面上可显示左下及右下肺静脉，左上及右上肺静脉较难显示（图 4-36）。

  8. 上下腔静脉　均位于脊柱的右前方，分别向下、向上走行并汇入右心房。

  9. 奇静脉　位于降主动脉右侧，较为细小，向上走行至气管分叉水平，于降主动脉下方向前走行并汇入上腔静脉。

  10. 胸腺　位于上纵隔，前方为胸骨，后方为心脏大血管，胸腺在超声上呈中等回声，产前与双侧肺组织回声相似，正常情况下较难分辨其边界。

  11. 食管　位于后纵隔，脊柱前方，气管后方，向下走行跨过左侧膈肌与胃泡相连。

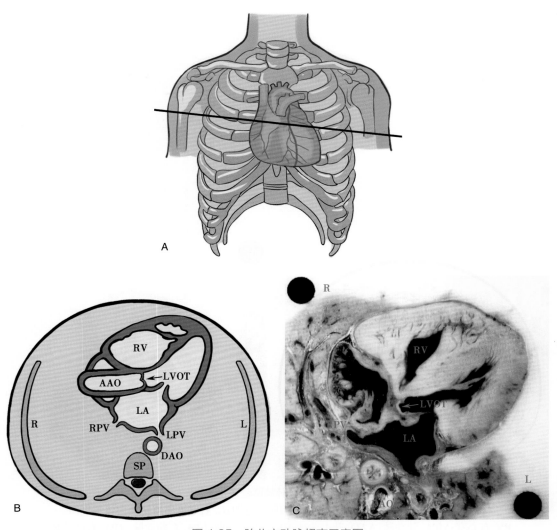

图 4-35　胎儿主动脉超声示意图

A. 胸腔冠状切面示意图；B. 左室流出道切面示意图；C. 左室流出道切面大体解剖图。

LA. 左心房；RV. 右心室；LVOT. 左室流出道；AAO. 升主动脉；LPV. 左肺静脉；RPV. 右肺静脉；

DAO. 降主动脉；SP. 脊柱；L. 左侧；R. 右侧。

12. 气管及双肺　气管位于后纵隔食管前方，在后纵隔上部的主肺动脉水平分叉，形成左、右主支气管，分别由两侧肺门入肺，左主支气管较长，右主支气管较短。左肺由两叶组成，右肺由三叶组成，产前双肺回声大致相似，呈均匀的中等回声。

二、胎儿心脏特殊循环通道

卵圆孔通道

富含氧分及营养物质的脐静脉血进入胎儿体内后，一部分通过门静脉系统进入肝循环，另一部分通过静脉导管，于卵圆孔直接进入左心房，使富含氧的脐静脉血直接参与头颈部及上肢血液供应。

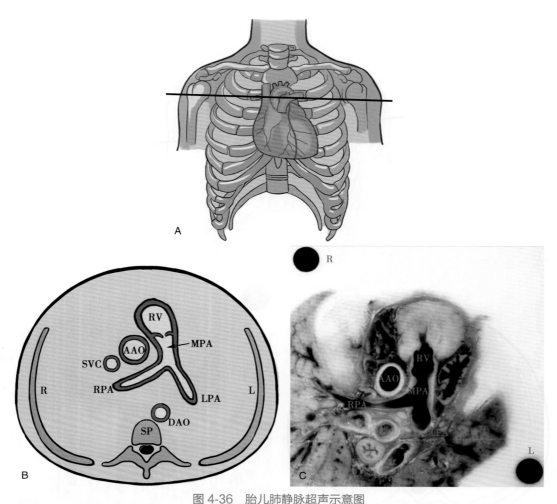

图 4-36　胎儿肺静脉超声示意图

A. 胸腔冠状切面示意图；B. 右室流出道切面示意图；C. 右室流出道切面大体解剖图。

RV. 右心室；MPA. 肺动脉；AAO. 升主动脉；SVC. 上腔静脉；LPA. 左肺动脉；RPA. 右肺动脉；

DAO. 降主动脉；SP. 脊柱；L. 左侧；R. 右侧。

循环路径：脐静脉—静脉导管—卵圆孔—左心房—左心室—升主动脉—主动脉弓—头颈部及上肢血液循环（图 4-37）。

动脉导管

胎儿期右心占优势，然而肺血管阻力高，因此经过右心循环后的血液绝大多数通过肺动脉 - 动脉导管进入降主动脉，参与胎儿躯干及下肢体循环。

循环路径：右心房—右心室—肺动脉—动脉导管—降主动脉—躯干及下肢血液循环（图 4-37）。

三、胎儿心脏超声筛查

1. 适应证　所有胎儿。

2. 检查时机　最佳时机为妊娠 20~24 周。

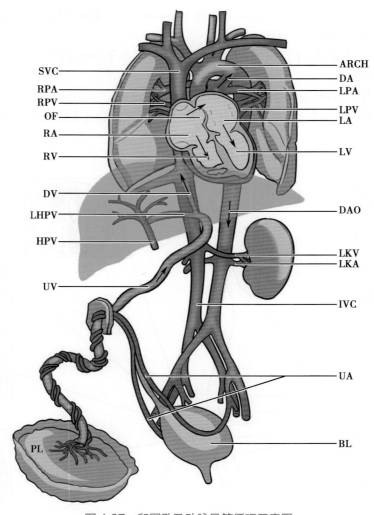

图 4-37　卵圆孔及动脉导管循环示意图

ARCH. 主动脉弓；SVC. 上腔静脉；DA. 动脉导管；RPA. 右肺动脉；LPA. 左肺动脉；RPV. 右肺静脉；LPV. 左肺静脉；OF. 卵圆孔；LA. 左心房；RA. 右心房；LV. 左心室；RV. 右心室；DV. 静脉导管；DAO. 降主动脉；LHPV. 肝门静脉左支；HPV. 肝门静脉；LKV. 左肾静脉；LKA. 左肾动脉；IVC. 下腔静脉；UV. 脐静脉；UA. 脐动脉；BL. 膀胱；PL. 胎盘。

3. 检查前准备　无特殊准备。

4. 仪器及探头

（1）高档彩色多普勒超声诊断仪

凸阵探头（5~9MHz）：常规应用。

容积探头（5~9MHz）：采集容积数据，观察胎儿心脏动态立体结构。

（2）仪器调节

灰阶：预设、频率、增益、TGC 曲线、焦点和成像深度等。

彩色多普勒：量程（静脉 10~20cm/s，动脉 50~90cm/s）、壁滤波（静脉 50~100Hz，动脉 150~300Hz）、增益、取样框、调零位基线。

脉冲多普勒：滤波、取样容积、速度标尺，角度矫正（小于 20°~30°）。

5. 基本扫查方法

（1）确定胎方位，判断胎儿躯干左、右侧；

（2）从上腹部横切面开始，自下而上连续横向扫查，观察胎儿心脏结构（图 4-38）。

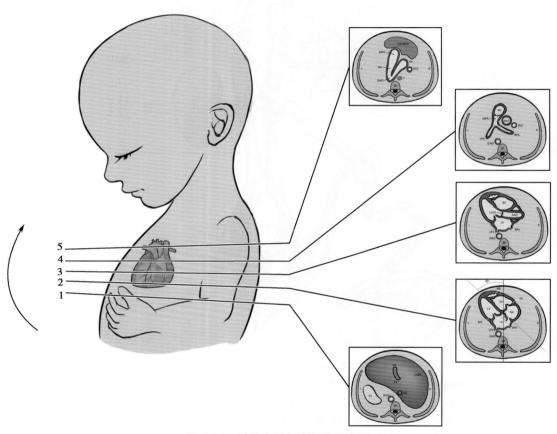

图 4-38　胎儿心脏超声扫查示意图

扫查切面

胎儿心脏超声筛查主要有以下五个切面：上腹部横切面、四腔心切面、左室流出道切面、右室流出道切面和三血管气管切面。若怀疑胎儿心脏异常时，可增加其他切面进行观察，如主动脉弓长轴切面、上下腔静脉长轴切面、心室短轴切面、卵圆孔通道切面等。

（1）上腹部横切面（图 4-39）：胃泡位于左侧腹腔，脐静脉与门静脉左支相连，门静脉窦部指向胎儿右侧；下腔静脉位于脊柱右前方，降主动脉位于脊柱左前方、下腔静脉左后方。

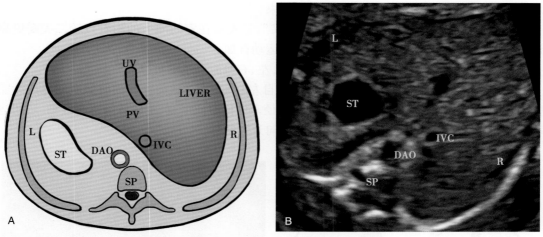

图 4-39　胎儿上腹部横切面超声示意图

A. 上腹部横切面示意图；B. 横切面超声声像图。

LIVER. 肝脏；UV. 脐静脉；PV. 门静脉；IVC. 下腔静脉；ST. 胃泡；DAO. 降主动脉；

SP. 脊柱；L. 左侧；R. 右侧。

（2）四腔心切面（图 4-40）

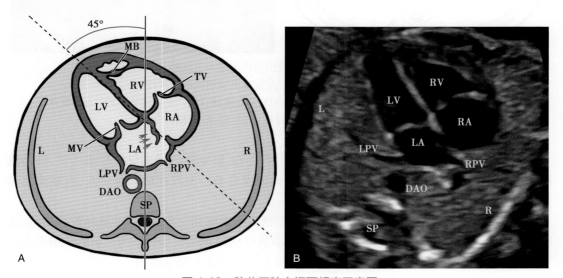

图 4-40　胎儿四腔心切面超声示意图

A. 四腔心切面示意图；B. 四腔心切面超声声像图。

LA. 左心房；RA. 右心房；LV. 左心室；RV. 右心室；LPV. 左肺静脉；RPV. 右肺静脉；MV. 二尖瓣；

TV. 三尖瓣；MB. 调节束；DAO. 降主动脉；SP. 脊柱；L. 左侧；R. 右侧；箭头 . 卵圆孔瓣。

1）心脏 2/3 位于左侧胸腔，心尖指向左前方，心轴角度 45° ± 20°。

2）左、右心房基本对称，可见卵圆孔，卵圆孔瓣于左心房内搏动，至少可见两支肺静脉汇入左心房。

3）左、右心室基本对称，左心室形态狭长并构成心尖部，内壁较光滑，右心室形态相对宽短,内壁粗糙,近心尖部可见稍强回声的调节束。

4)心内膜垫位于心脏中央,呈"十字交叉",三尖瓣在室间隔上的附着点较二尖瓣更靠近心尖部,二、三尖瓣形态、回声无异常,启闭运动自如。

5)彩色多普勒显示血流自心房进入心室,左、右血流束基本对称。

（3）左室流出道切面(图 4-41):主动脉起自左心室,主动脉前壁与膜周部室间隔连续完整,后壁与二尖瓣前叶呈纤维连续,主动脉内径未见狭窄或增宽,主动脉瓣回声纤细,启闭运动自如。彩色多普勒显示血流束自左心室流向升主动脉。

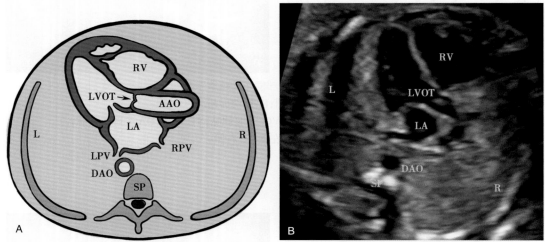

图 4-41　胎儿左室流出道切面超声示意图
A. 左室流出道切面示意图;B. 左室流出道切面超声像图。
LA. 左心房;RV. 右心室;LVOT. 左室流出道;AAO. 升主动脉;LPA. 左肺动脉;RPV. 右肺静脉;
DAO. 降主动脉;SP. 脊柱;L. 左侧;R. 右侧。

（4）右室流出道切面(图 4-42):肺动脉起自右心室,肺动脉内径未见狭窄或增宽,肺动脉瓣回声纤细,启闭运动自如,彩色多普勒显示血流束自右心室流向肺动脉。左、右室流出道呈交叉走行,主肺动脉内径较升主动脉稍宽。

（5）三血管气管切面(图 4-43):此切面从左到右可观察到三支血管:动脉导管弓横弓、主动脉弓横弓及上腔静脉短轴。动脉导管与主动脉弓内径相当,二者呈"V"字形结构汇入降主动脉。彩色多普勒显示血流束自动脉导管及主动脉弓进入降主动脉。

（6）特殊切面 - 卵圆孔通道切面(图 4-44):此切面经左、右心房的冠状切面,卵圆孔为通道的入口,卵圆孔瓣尖的开口为通道的出口,卵圆孔瓣体和原发房间隔构成通道本身,彩色多普勒显示血流束自静脉导管直接进入卵圆孔通道,使来自门脉富含营养和氧气的静脉血进入左心房,优先供应头颈部及上肢的血供。

卵圆孔通道切面能直观评价卵圆孔及卵圆孔瓣的开放情况。

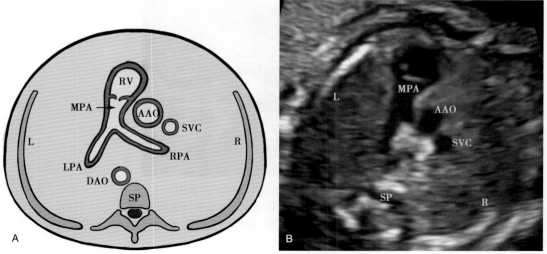

图 4-42 胎儿右室流出道切面超声示意图

A. 右室流出道切面示意图;B. 左室流出道切面超声声像图。

RV. 右心室;MPA. 肺动脉;AAO. 升主动脉;SVC. 上腔静脉;LPA. 左肺动脉;DAO. 降主动脉;SP. 脊柱;

L. 左侧;R. 右侧。

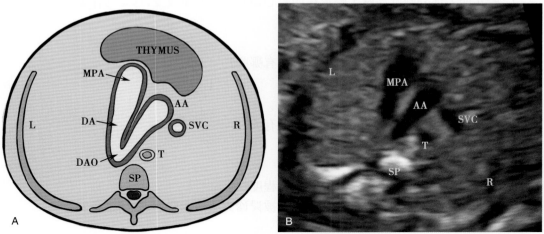

图 4-43 胎儿三血管气管切面超声示意图

A. 三血管气管切面示意图;B. 三血管气管切面超声声像图。

MPA. 肺动脉;ARCH. 主动脉弓;SVC. 上腔静脉;T. 气管;DA. 动脉导管;AA. 主动脉;DAO. 降主动脉;

SP. 脊柱;L. 左侧;R. 右侧。

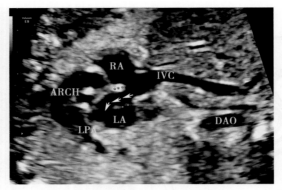

图 4-44　卵圆孔通道切面超声声像图

上虚线示原发房间隔,下虚线示卵圆孔瓣,箭头示血流自卵圆孔流向卵圆孔瓣尖开口。
IVC. 下腔静脉;LA. 左心房;RA. 右心房;ARCH. 主动脉弓;LPA. 左肺动脉;DAO. 降主动脉。

课后思考题

【第一组】

1. 为什么目前不能用 CT 和 MRI 进行胎儿心脏检查?
2. 胎儿期大部分圆锥动脉干畸形在四腔心切面没有明显改变,这是为什么?

【第二组】

3. 与胎儿特殊循环相关的胎儿心脏病变有哪些?

【第三组】

4. 胎儿获得性心脏病变和孕妇哪些疾病有关?

【第四组】

5. 胎儿期为什么常常高估肺动脉瓣狭窄程度?
6. 胎儿期较大的膜周部室间隔缺损容易被误诊为法洛四联症,如何避免?

第二讲　讨论第一讲问题及提出新的问题

目标

1. 通过查阅文献、小组讨论、汇报,掌握第一次授课内容。
2. 以病例为先导,探究胎儿心脏圆锥动脉干畸形的超声表现及病理机制。

核心问题

1. 常见的胎儿心脏圆锥动脉干畸形有哪些?
2. 胎儿心脏圆锥动脉干畸形四腔心切面改变常不明显,可能的原因是什么?

一、第一讲思考题

具体答案见附录 1。

二、本讲讨论问题

(一) 病例 1

女,26 岁,妊娠 23^{+6} 周。胎儿心脏超声检查见图 4-45。

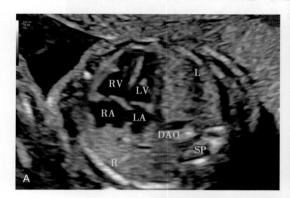
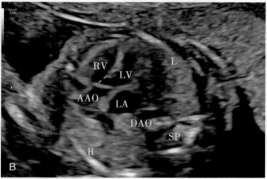
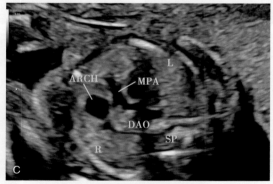

图 4-45 胎儿心脏超声声像图

A. 四腔心切面;B. 左室流出道切面;C. 右室流出道切面。

LV. 左心室;RV. 右心室;LA. 左心房;RA. 右心房;SP. 脊柱;AAO. 升主动脉;
MPA. 主肺动脉;ARCH. 主动脉弓;DAO. 降主动脉;L. 左侧;R. 右侧。

问题:

1. 请详细描述超声图像特征。
2. 本病例超声诊断是什么?
3. 四腔心切面为什么没有明显异常改变?
4. 还有哪些圆锥动脉干畸形的四腔心切面没有明显异常?

（二）病例 2

女，33 岁，妊娠 22⁺³ 周。胎儿心脏超声检查见图 4-46。

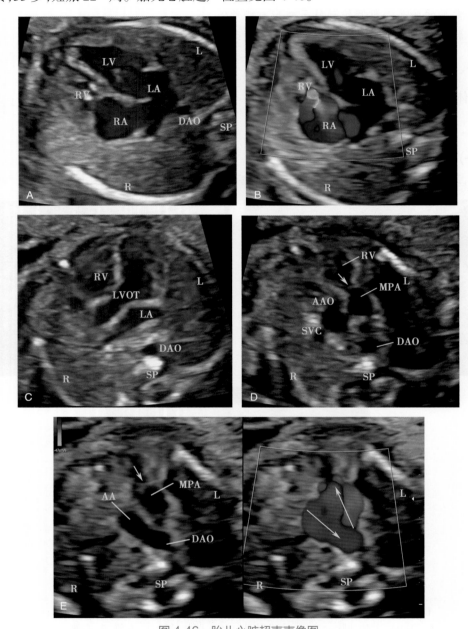

图 4-46 胎儿心脏超声声像图

A. 四腔心切面；B. 四腔心切面彩色多普勒；C. 左室流出道切面；D. 右室流出道切面；
E. 三血管气管切面及彩色多普勒。

LA. 左心房；RA. 右心房；LV. 左心室；RV. 右心室；LVOT. 左室流出道；AAO. 升主动脉；MPA. 肺动脉；
ARCH. 主动脉弓；SVC. 上腔静脉；DAO. 降主动脉；SP. 脊柱；L. 左侧；R. 右侧。

问题:
1. 请详细描述超声图像特征。
2. 本病例超声诊断是什么?
3. 本病例引起四腔心切面异常的机制是什么?

第三讲　讨论第二讲问题

目标

通过查阅文献、小组讨论、汇报,掌握胎儿心脏特殊循环通道病变的超声诊断及鉴别诊断思路。

核心问题

1. 常见胎儿特殊循环通道病变有哪些?
2. 胎儿特殊循环通道异常如何影响左、右心大小变化?

一、第二讲病例讨论

(一) 病例 1

1. 请详细描述超声图像特征

四腔心切面(图 4-45A)示心房正位,心室右襻。房室连接一致,房室比例正常,心脏中央十字交叉结构存在,二尖瓣、三尖瓣位置、形态和回声未见异常;左室流出道切面(图 4-45B)示膜周部室间隔回声连续性中断,主动脉增宽、骑跨于室间隔之上;右室流出道切面(图 4-45C)示肺动脉狭窄,尤其是肺动脉瓣下漏斗部狭窄,肺动脉内径小于主动脉。

2. 本病例超声诊断是什么?

法洛四联症。

3. 四腔心切面为什么没有明显异常改变?

法洛四联症患儿出生后的典型表现是室间隔缺损、主动脉增宽骑跨、右室流出道狭窄和右心室肥厚,其中右心室肥厚是右室流出道狭窄的继发性改变。由于胎儿存在特殊的卵圆孔和动脉导管循环,右心的血液可以通过上述路径进入体循环,不会出现继发性右心室肥厚,同时圆锥动脉干畸形中室间隔缺损的部位比较高,常位于主动脉瓣下,四腔心切面不能显示,所以四腔心切面没有明显异常改变。

4. 还有哪些圆锥动脉干畸形的四腔心切面没有明显异常?

1)右室双出口。
2)永存动脉干。
3)完全型大动脉转位。
4)矫正型大动脉转位。
5)合并室间隔缺损的肺动脉闭锁和重度狭窄。

（二）病例 2

1. 请详细描述超声图像特征

四腔心切面（图 4-46A）示右室腔明显减小，右室壁肥厚，室间隔连续性好；四腔心切面彩色多普勒（图 4-46B）示三尖瓣大量反流信号；左室流出道切面（图 4-46C）示主动脉内径正常，主动脉前壁和室间隔连续完整，主动脉瓣回声及启闭运动未见异常；右室流出道切面（图 4-46D）示肺动脉瓣增厚，回声增强，开放受限；右室流出道彩色多普勒（图 4-46E）示未探及过肺动脉瓣的前向血流信号。

2. 超声诊断是什么？

室间隔完整的肺动脉瓣闭锁。

3. 本病例引起四腔心切面异常的机制是什么？

大多数圆锥动脉干畸形同时存在卵圆孔循环、动脉导管循环及高位室间隔缺损，三者共同维持胎儿循环的平衡。当室间隔完整的肺动脉瓣闭锁时，由于肺动脉瓣闭锁，血流无法通过肺动脉进入动脉导管，动脉导管循环消失，流经右心室的血流量减少，右房室腔变小。另一方面，肺动脉瓣闭锁使得右心室负荷加重，右心室壁代偿性肥厚。

二、本讲病例

（一）病例 1

女，32 岁，妊娠 36 周。胎儿心脏超声检查见图 4-47。

问题：

1. 请详细描述超声图像特征。
2. 本病例超声诊断是什么？
3. 此病例引起四腔心切面异常的原因是什么？

（二）病例 2

女，33 岁，孕 32 周。胎儿心脏超声检查见图 4-48。

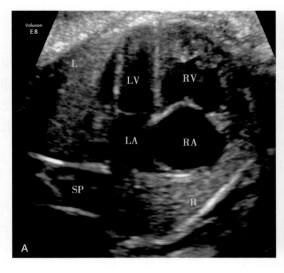
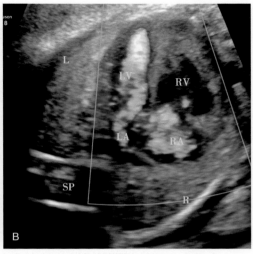

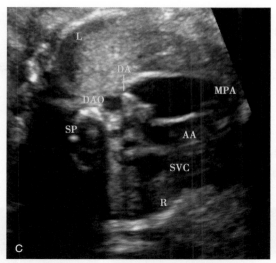

图 4-47　胎儿心脏超声声像图

A. 四腔心切面；B. 四腔心切面彩色多普勒；C.E. 三血管气管切面。
LA. 左心房；RA. 右心房；LV. 左心室；RV. 右心室；MPA. 肺动脉；ARCH. 主动脉弓；
SVC. 上腔静脉；DA. 动脉导管；DAO. 降主动脉；SP. 脊柱；L. 左侧；R. 右侧。

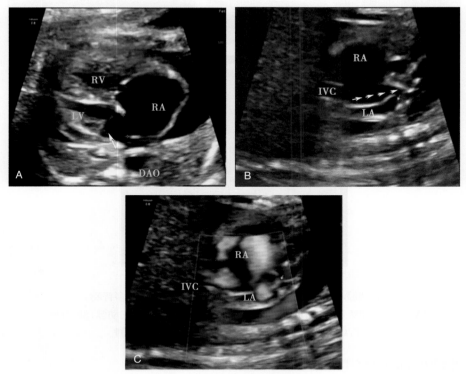

图 4-48　胎儿心脏超声声像图

A. 四腔心切面；B. 卵圆孔通道切面；C. 卵圆孔通道切面彩色多普勒。
LV. 左心室；RV. 右心室；LA. 左心房；RA. 右心房；DAO. 降主动脉；IVC. 下腔静脉。

问题：

1. 请详细描述超声图像特征。

2. 本病例超声诊断是什么？

3. 此病例引起四腔心切面异常的原因是什么？

（三）病例3

女,27岁,孕24周。胎儿心脏超声检查见图4-49。

问题：

1. 请详细描述超声图像特征。

2. 本病例超声诊断是什么？

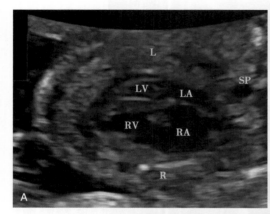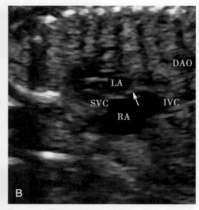

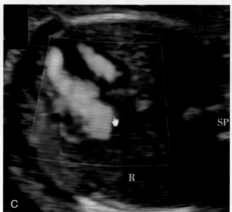

图4-49 胎儿心脏超声声像图

A. 四腔心切面;B. 双心房切面;C. 四腔心切面彩色多普勒。
LV. 左心室;RV. 右心室;LA. 左心房;RA. 右心房;DAO. 降主动脉;SP. 脊柱;
IVC. 下腔静脉;SVC. 上腔静脉;L. 左侧;R. 右侧。

3. 此病例引起四腔心切面异常的原因是什么？

（四）病例4

女,39岁,孕27周。胎儿心脏超声检查见图4-50。

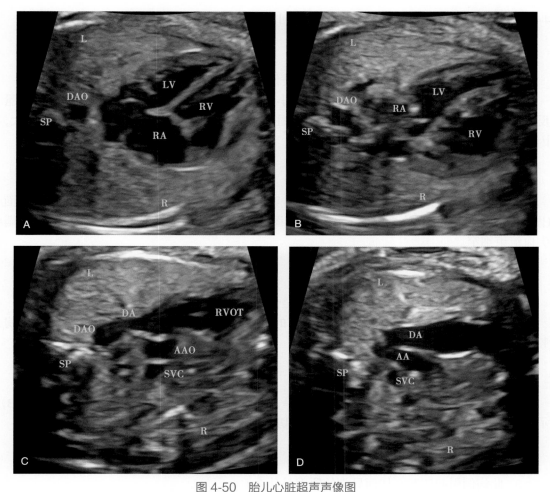

图 4-50　胎儿心脏超声声像图

A. 四腔心切面；B. 左室流出道切面；C. 右室流出道切面；D. 三血管气管切面。

RA. 右心房；LV. 左心室；RV. 右心室；RVOT. 右室流出道；AAO. 升主动脉；ARCH. 主动脉弓；

SVC. 上腔静脉；DA. 动脉导管；DAO. 降主动脉；SP. 脊柱；L. 左侧；R. 右侧。

问题：

1. 请详细描述超声图像特征。

2. 本病例超声诊断是什么？

3. 此病例引起左心小的原因是什么？

4. 如何与左心发育不良综合征相鉴别？

三、本讲病例讨论

(一) 病例 1

1. 请详细描述超声图像特征

四腔心切面 (图 4-47A) 示右房室腔增大，右室壁肥厚，肌小梁增生，舒张期三尖瓣开放受限；四腔心切面彩色多普勒 (图 4-47B) 示右心室血流充盈受限；三血管气管切面 (图

4-47C)示肺动脉明显扩张,动脉导管呈线样回声。

2. 本病例超声诊断是什么?

动脉导管早闭。

3. 此病例引起四腔心切面异常的原因是什么?

动脉导管早闭时右心室后负荷增加,肌小梁增生,同时经三尖瓣进入右心室的血液大量反流,导致右心房增大。由于动脉导管收缩往往发生在晚孕期,发生时右心室已经足够大,因此无明显的右心室减小。

(二) 病例 2

1. 请详细描述超声图像特征

四腔心切面(图 4-48A)示右心房增大,卵圆孔瓣过度膨向左心房;卵圆孔通道切面(图 4-48B)示卵圆孔开放受限;彩色多普勒(图 4-48C)流经卵圆孔通道的血流束暗淡,过瓣尖血流束细窄。

2. 本病例超声诊断是什么?

卵圆孔瓣开放受限。

3. 此病例引起四腔心切面异常的原因是什么?

卵圆孔瓣开放受限,右心房进入左心房的血流量减少,导致左心房腔容量减小,右心房腔容量增大。

(三) 病例 3

1. 请详细描述超声图像特征

四腔心切面(图 4-49A)示卵圆孔瓣增厚,回声增强;四腔心切面彩色多普勒(图 4-49B)示未探及过卵圆孔的血流信号;卵圆孔通道切面(图 4-49C)示卵圆孔通道明显变窄。

2. 本病例超声诊断是什么?

卵圆孔早闭。

3. 此病例引起四腔心切面异常的原因是什么?

卵圆孔早闭胎儿右心房的血液不能进入左心房,导致左心循环血量减少,出现容量性左房室腔减小。卵圆孔瓣早闭发生的越早,左心减小的程度越严重,甚至可以出现左心发育不良。

(四) 病例 4

1. 请详细描述超声图像特征

四腔心切面(图 4-50A)示左心房、左心室略小,但心尖部仍由左心室构成,二尖瓣形态及回声未见异常。胎儿卵圆孔瓣(箭头)过长,明显凸向左心房,并于收缩早期达左心房游离壁上;左室流出道切面(图 4-50B)示升主动脉内径无明显狭窄,主动脉瓣(箭头)回声未见异常;右室流出道切面(图 4-50C)示肺动脉内径正常,肺动脉瓣(箭头)回声未见异常;三血管气管切面(图 4-50D)示动脉导管弓、主动脉弓横弓及上腔静脉内径正常。

2. 本病例超声诊断是什么?

胎儿卵圆孔瓣冗长。

3. 此病例引起左心小的原因是什么?

正常情况下卵圆孔瓣位于左心房内,膨向左心房的幅度不超过其宽度的 1/2。卵圆孔瓣冗长会导致右心房向左心房分流障碍,引起容量性的左房室腔小;此外,冗长的卵圆孔瓣在一定程度上阻碍左心房的血液进入左心室；冗长的卵圆孔瓣也会影响肺静脉回流入左心房。以上三个原因共同导致了左房室腔容量减小。

4. 如何与左心发育不良综合征相鉴别？

左心发育不良综合征的特征是左房室腔小，严重时呈缝隙样，心尖部由右心室构成；可以合并心内膜弹力纤维增生，表现为心内膜回声增强增厚，二尖瓣回声增强增厚，开放受限或闭锁，主动脉瓣增强增厚，开放受限或闭锁；主动脉细窄。而卵圆孔瓣冗长导致的容量性左房室腔减小的心尖部仍由左心室构成，心内膜无异常回声，二尖瓣、主动脉瓣形态、回声及启闭运动无异常，主动脉内径无明显狭窄。

附录1 第一讲问题参考答案

【第一组】

1. 为什么目前不能用 CT 和 MRI 进行胎儿心脏检查？

1) CT 存在电离辐射。

2) 胎儿心率快，MRI 帧频低，扫查时间长，难以应用于胎儿心脏疾病诊断。

3) 胎儿体位经常出现变化，无法保持相对静止，不能配合完成 CT 和 MRI 检查。

2. 胎儿期大部分圆锥动脉干畸形在四腔心切面没有明显改变，这是为什么？

答案详见本节第二、三讲。

【第二组】

3. 与胎儿特殊循环相关的胎儿心脏病变有哪些？

1) 动脉导管收缩或早闭

2) 卵圆孔瓣提前关闭

3) 卵圆孔开放受限

4) 卵圆孔瓣冗长

5) 卵圆孔窄小

病例讲解详见本节第三讲。

【第三组】

4. 胎儿获得性心脏病变和孕妇哪些疾病有关？

胎儿获得性自身免疫性心脏病是一种被动获得的心脏病，多见于患有系统性红斑狼疮和干燥综合征的孕妇。除了母体因素外，环境因素、胎儿因素及遗传因素也可能参与到发病机制当中。

可能的发病机制为自身抗体可随血液经过胎盘进入胎儿循环，在心脏形成免疫复合物，沉积于心肌、心内膜及瓣膜组织，从而引起不同程度的心内膜弹力纤维增生、心肌和瓣膜病变。病变累及房室传导系统时，可以出现房室传导阻滞。

【第四组】

5. 胎儿期为什么常常高估肺动脉瓣狭窄程度?

胎儿期右心占优势,流经肺动脉的血流量大,使肺动脉处于一个相对狭窄的状态,因此当合并肺动脉瓣狭窄时,容易高估狭窄程度。出生后左心占优势,右心血容量减少,在胎儿期表现为轻到中度的肺动脉瓣狭窄,出生后可能表现不明显或消失。

6. 胎儿期较大的膜周部室间隔缺损容易被误诊为法洛四联症,如何避免?

法洛四联症最关键的病理改变是右室流出道狭窄,包括漏斗部、肺动脉主干和肺动脉瓣的狭窄,其中最根本的改变是漏斗部的狭窄。而较大的膜周部室间隔缺损出现右向左为主的分流时,常出现容量性的肺动脉狭窄,但不会合并漏斗部狭窄。因此,是否合并漏斗部狭窄是鉴别法洛四联症和较大的膜周部室间隔缺损的关键。

附录 2　胎儿心脏疾病超声诊断教学结业考核

第 1 题　姓名［填空题］
_____

第 2 题　年级(住院医师)［填空题］
_____

第 3 题　年龄［填空题］
_____

第 4 题　手机号码［填空题］
_____

第 5 题(单选题)
胎儿心脏超声筛查的最佳时机是

A. 16~20 周　　　　　　B. 28~22 周　　　　　　C. 20~24 周(正确答案)

D. 22~26 周　　　　　　E. 24~28 周

第 6 题(不定项选择题)
胎儿心脏筛查的基本切面

A. 胎儿上腹部横切面(正确答案)　　　B. 四腔心切面(正确答案)

C. 左室流出道切面(正确答案)　　　　D. 右室流出道切面(正确答案)

E. 三血管气管切面(正确答案)

第 7 题(不定项选择题)
与胎儿心脏循环相关的特殊通道包括

A. 卵圆孔(正确答案)　　　　　　B. 主动脉

C. 肺动脉　　　　　　　　　　　D. 动脉导管(正确答案)

E. 上下腔静脉

第 8 题(单选题)

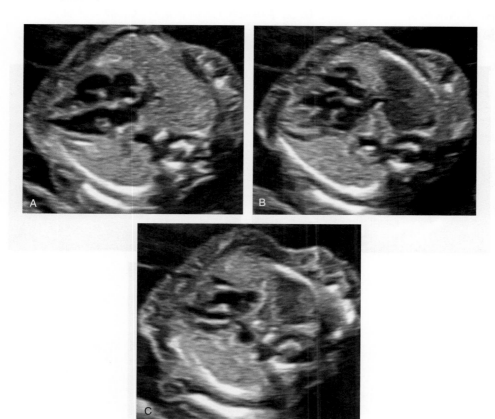

(1)图 A 的切面是

A. 四腔心切面(正确答案)　　　　B. 左室流出道　　　　　　　C. 右室流出道

(2)图 A 的室间隔连续性

A. 完整(正确答案)　　　　　　　　B. 中断

(3)图 B 的切面是

A. 四腔心切面　　　　　　B. 左室流出道(正确答案)　　C. 右室流出道

(4)图 B 的室间隔连续性

A. 完整　　　　　　　　　　　　　　B. 中断(正确答案)

(5)图 B 中的升主动脉

A. 与室间隔对位良好　　　　　　　　B. 骑跨于室间隔上(正确答案)

C. 起自右心室

(6)图 C 的切面是

A. 四腔心切面　　　　　　B. 左室流出道　　　　　　C. 右室流出道(正确答案)

(7)图 C 中的右室流出道

A. 未见异常　　　　　　　　　　　　B. 狭窄(正确答案)

（8）最可能的诊断是

A. 室间隔缺损　　　　　　　B. 法洛四联症（正确答案）　　C. 肺动脉狭窄

第9题（单选题）

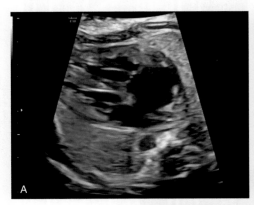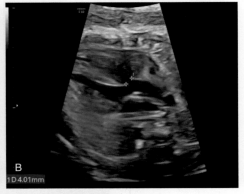

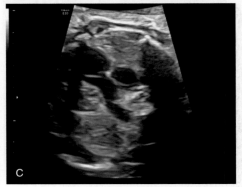

（1）图A中室间隔连续性

A. 中断　　　　　　　　　　B. 完整（正确答案）

（2）图B中室间隔连续性

A. 中断（正确答案）　　　　B. 完整

（3）图B中升主动脉前壁与室间隔

A. 对位良好　　　　　　　　B. 对位不良（正确答案）

（4）图C中的右室流出道内径

A. 正常（正确答案）　　　　B. 狭窄

（5）最可能的诊断是

A. 对位不良的室间隔缺损（正确答案）

B. 法洛四联症

C. 肺动脉狭窄

第 10 题（单选题）

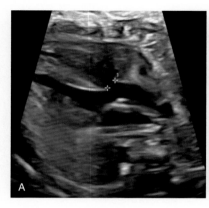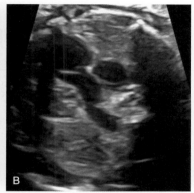

（1）图 A 的切面是

A. 四腔心切面（正确答案）　　　B. 左室流出道　　　C. 右室流出道

（2）图 A 的左心室

A. 略小（正确答案）　　　　　B. 正常

（3）图 A 的二尖瓣瓣叶

A. 正常（正确答案）　　　　　B. 增厚

（4）图 A 的卵圆孔瓣

A. 小于左心房 1/2　　　　　　B. 大于左心房 1/2（正确答案）

（5）图 B 中升主动脉内径

A. 正常（正确答案）　　　　　B. 狭窄

（6）图 C 中动脉导管横弓、主动脉弓横弓及上腔静脉内径

A. 正常（正确答案）　　　　　B. 狭窄

（7）最可能的诊断是

A. 左心发育不良　　　　　　　B. 二尖瓣狭窄

C. 主动脉缩窄　　　　　　　　D. 卵圆孔瓣冗长（正确答案）

推荐阅读文献

[1] CARVALHO J S, ALLAN L D, et al. ISUOG Practice Guidelines (updated): sonographic screening examination of the fetal heart. Ultrasound Obstet Gynecol, 2013, 41 (3): 348-359.

[2] FORCE F, American Institute of Ultrasound in Medicine, Clinical Standards Committee, et al. AIUM practice guideline for the performance of fetal echocardiography. J Ultrasound Med, 2011, 30 (1): 127-136.

[3] 阿布汗默德，查欧里. 胎儿超声心动图实用指南：第 3 版. 李胜利，译. 北京：北京科学技术出版社，2017.

[4] 齐阿帕，库克，柏迪亚，等. 胎儿心脏超声解剖. 唐红，卢漫，刘德泉，译. 北京：人民军医出版社，2012.

[5] 中国医师协会超声医师分会. 中国胎儿心脏超声检查指南. 北京：人民卫生出版社，2018.

第五章

颈部及外周血管超声诊断 PBL 教学

课程组织

1. **主讲教师** 1 位,确立课程主旨,完成课程整体设计。以问题为核心,以病例为线索,完成颈部及外周血管疾病的超声诊断授课。

2. **学生** 4 组,每组 4~6 位,自由组合,分工合作,分别完成不同问题的文献检索、报告,问题回答并参与讨论。

3. **秘书** 1 位(具有 2 年以上教学经验),辅助主讲教师收集资料、观察学生状态,解决学生检索文献、书写幻灯片等遇到的困难,搭建教师与学生之间沟通的桥梁,同时完成课前、课后问卷收集。

4. **课程实行闭环管理** 提出问题、授课、提出问题、讨论、考核。教师、学生和秘书均全程参与。

课程方案 课程计划 1 个月内完成,共 3 次课程,从基本概念入手,分析血管病变、血流动力学改变、侧支代偿 3 个方面的相互关系,并讨论讲解不同血管疾病超声诊断及鉴别诊断。课程间隔时间 1~2 周(具体就学生完成情况而定)。

第一讲:主讲教师完成颈部及周围血管基础知识及超声相关知识的讲解,提供主要文献、提出核心问题,并给出拓展问题,分配给 4 组学员。

第二讲:学生分组汇报第 1 次课程的问题,教师参与学生讨论,并进行恰当的引导,纠正其错误,指出其不足,肯定其努力。同时按照病例为先导的原则,给出第 3 次课程幻灯片,提出问题。

第三讲:学员分组讨论第二讲的拓展问题,教师全程参与、结合学生汇报的内容总结完善。

第一讲 认识颈部及外周血管

目标

1. 掌握基础知识(颈部及外周血管超声解剖学、血流动力学)。

2. 了解适应证的选择,超声扫查技巧及规范化超声报告原则。

3. 实现颈部及外周血管规范化扫查并了解血流动力学知识。

核心问题

1. 颈部及外周血管的超声检查,除了充分掌握超声解剖知识外,还需要具备哪些知识?

2. 如何理解血流动力学?

3. 超声扫查技巧包括哪些方面?

4. 如何规范化颈部及外周血管超声扫查?

基础知识

一、超声解剖学

(一) 血管解剖

1. 颈部动静脉

(1)颈部动脉:两条颈总动脉和两条椎动脉。颈总动脉分支为颈内动脉、颈外动脉。颈内动脉、椎动脉向中枢神经系统供血,颈外动脉不向中枢供血(图 5-1)。

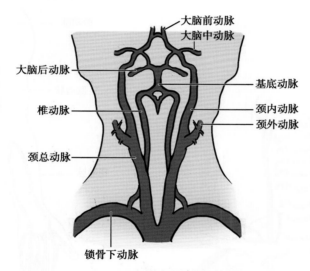

图 5-1　颈部动脉解剖示意图

1)颈总动脉:右侧颈总动脉起自头臂干,左侧颈总动脉直接起自主动脉弓。双侧颈总动脉无侧支血管,在平甲状软骨上缘处分支为颈内动脉和颈外动脉。

2)颈内动脉:在颈外动脉的后外侧走行,逐渐转向后内侧上升至颅底,经颈动脉管入颅。颈内动脉在颈部无分支,进入颅内后相继分出颈鼓支、脑膜垂体干、眼动脉、后交通动脉、大脑中动脉、大脑前动脉和脉络膜前动脉,供应大脑前循环。

3)颈外动脉:在颈内动脉的前内侧走行,不向颅内供血,但在颈内、椎动脉闭塞时,颈外动脉的分支将成为重要的侧支通路。在颈部的分支包括甲状腺上动脉、舌动脉、颌外动脉、上颌动脉、颞浅动脉、耳后动脉等。

4)椎动脉:起自锁骨下动脉,在颈部走行于颈椎横突孔内,在寰椎水平向内侧弯曲走行,经枕骨大孔进入颅腔。椎动脉分别为横突孔段、横段、寰椎段、枕骨大孔段和颅内段,其中前四段为颅外段,第五段为颅内段。

(2)颈部静脉:主要包括颈内静脉、颈外静脉和椎静脉(图5-2)。

1)颈内静脉:颈部最大的静脉干,起自颅内乙状窦,与颈内、颈总动脉在颈动脉鞘内伴行,至胸锁关节后方与锁骨下静脉汇合成头臂静脉。

2)颈外静脉:颈外静脉属于颈部浅静脉,不与颈外动脉伴行,多由下颌后静脉后支和耳后静脉等在下颌角附近汇合而成,沿胸锁乳突肌的浅面斜向后下走行,在胸锁乳突肌后缘、锁骨中点注入锁骨下静脉或颈内静脉。

3)椎静脉:颈部两侧颈椎横突孔中的成对血管,起自第六颈椎水平,并延伸至头臂静脉。

2. 上肢动静脉

(1)上肢动脉:锁骨下动脉是上肢动脉的主干,两侧起点不同,左锁骨下动脉起自主动脉弓,右锁骨下动脉起自无名动脉。锁骨下动脉沿上肢下行,依次走行为腋动脉、肱动脉、桡动脉、尺动脉(图5-3)。

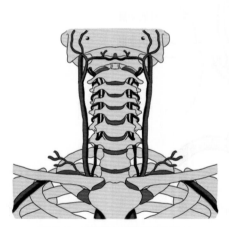

图5-2 颈部静脉解剖示意图

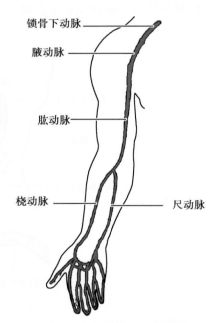

图5-3 上肢动脉解剖示意图

1)腋动脉:腋动脉主干及分支分布于腋窝周围,主要分支包括胸上动脉、胸肩峰动脉、胸外侧动脉、肩胛下动脉、肱后动脉和肱前动脉。

2)肱动脉:腋动脉在大圆肌下缘水平延续为肱动脉,沿肱二头肌内侧至肘窝,沿途发出肱深动脉、肱骨滋养动脉、尺侧上副动脉和尺侧下副动脉等支,在桡骨颈水平移行为桡动脉和尺动脉。

3)尺动脉:自肱动脉发出后沿尺侧腕屈肌桡侧下行,沿途发出尺侧返动脉、骨间总动脉、骨间前动脉及掌深支等,其末端与桡动脉的掌浅支相吻合成掌浅弓。

4)桡动脉:较尺动脉细小,沿肱桡肌下行发出桡侧返动脉及掌浅支等,其末端与尺动脉的掌深支吻合成掌深弓。

(2)上肢深静脉:与同名动脉伴行,且多为两条。

(3)上肢浅静脉:包括头静脉、贵要静脉、肘正中静脉及其属支(图5-4)。

1)头静脉:起自手背静脉网桡侧,向上绕至前臂屈面在肘窝后通过正中静脉与贵要静脉吻合。然后沿肱二头肌外侧上行,在三角肌与胸大肌之间穿过深筋膜注入锁骨下静脉或腋静脉。

2)贵要静脉:起于手背静脉网尺侧,沿前臂尺侧上行至肘窝,肘正中静脉在此汇入。然后沿肱二头肌内侧上行,在臂中点稍下方穿过深筋膜注入肱静脉,或伴肱静脉上行直达腋窝注入腋静脉。

3)肘正中静脉:变异较多,通常在肘窝处连接头静脉和贵要静脉。

3. 下肢动静脉

(1)下肢动脉:起自髂外动脉,少数起自髂内动脉。髂外动脉沿下肢下行,依次走行为股动脉、腘动脉、胫前动脉、胫后动脉和足背动脉(图5-5)。

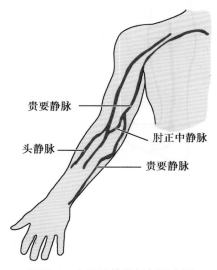

图 5-4　上肢浅静脉解剖示意图

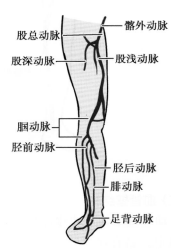

图 5-5　下肢动脉解剖示意图

1)股动脉:髂外动脉的直接延续,起自腹股沟韧带中点的后方。主要分支为股深动脉,自股动脉后外侧发出,分支包括旋髂外侧动脉、旋髂内侧动脉和穿动脉。

2)腘动脉:位置较深,邻近股骨腘面及膝关节囊后部,下行至腘窝下角,分为胫前动脉和胫后动脉。

3)胫前动脉:自腘动脉发出后,穿小腿骨间膜至小腿前面,沿骨间膜前方下行至踝关节前方移行为足背动脉。沿途发出胫后返动脉、胫前返动脉、内踝前动脉和外踝前动脉。

4)足背动脉:位置浅表,走行于足背的内侧,发出弓形动脉和足底深支两条终支。

5)胫后动脉:为腘动脉的直接延续,在小腿后方肌群间下行,经内踝后方入足底,分为足底内侧、外侧动脉。腓动脉为胫后动脉的主要分支,起自胫后动脉的上部,沿腓骨的内侧下行。

(2)下肢深静脉:与同名动脉伴行,胫前、胫后和腓静脉均成对出现,腘静脉和股静脉多为一条。

(3)下肢浅静脉:主要包括大隐静脉和小隐静脉(图 5-6)。

1)大隐静脉:是人体内最长的皮下静脉。起自足背静脉弓内侧端,经内踝前方沿小腿内侧和大腿前内侧上行,至腹股沟处收集腹壁浅静脉、阴部外浅静脉、股内侧静脉等,至耻骨结节外下方入深面,注入股静脉。

2)小隐静脉:起自足背静脉弓外侧端,在外踝后方上行至腘窝,穿深筋膜入腘静脉。

3)穿支静脉:沟通大、小隐静脉与深静脉之间的交通静脉。

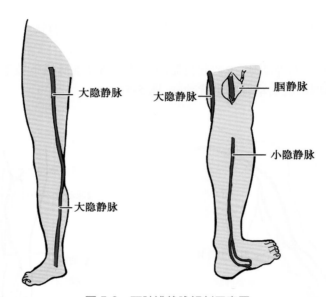

图 5-6　下肢浅静脉解剖示意图

(二) 血管壁结构

1. 动脉壁结构　动脉管壁由内膜、中膜和外膜构成。动脉管壁较厚,弹力纤维较多,横断面呈圆形,富有弹性(图 5-7)。

(1)内膜:由内皮、内皮下层、内弹性膜组成。内皮下层位于内皮外侧,由疏松结缔组织和少量平滑肌纤维构成。内弹性膜由弹性蛋白构成。

(2)中膜:较厚,主要由多层平滑肌和少量弹性纤维、胶原纤维构成,是维持动脉强度和调节舒缩功能的重要结构。

(3)外膜:由疏松结缔组织构成,富含小血管、淋巴管神经,厚度与中膜相近,以外弹性膜为界与中膜相隔。

2. 静脉壁结构　静脉管壁大致也可分内膜、中膜和外膜三层,但三层结构间常无明显分界。静脉管壁中平滑肌和弹性组织不及动脉丰富,管壁薄而柔弱,在固定染色的切片中,管壁常瘪陷,管腔变扁或呈不规则形。

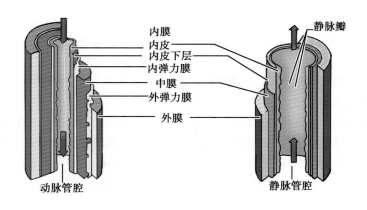

图 5-7　动静脉壁解剖结构示意图

（三）动静脉功能

1. **主动脉和大动脉**　管壁厚,具有扩张性和弹性,收集左心室射出的血液,将左心室收缩时产生的能量暂时以势能的形式贮存,故被称为弹性储器血管。

2. **小动脉和微动脉**　管腔较细,管壁富含丰富的平滑肌,通过平滑肌的舒缩活动调节血管内径,改变血流阻力,调节组织器官中的血流量,故被称为毛细血管前阻力血管。

3. **毛细血管**　管径最细,数量最多,血流速度最慢,管壁最薄,仅由单层内皮细胞和基膜组成,通透性好,有利于血液与组织器官进行物质交换,故被称为交换血管。

4. **微静脉和小静脉**　毛细血管汇合成微静脉,管壁逐渐出现平滑肌纤维,至小静脉管壁已有完整平滑肌层。通过管壁内平滑肌舒缩,可调节血管内径和血流阻力,故被称为毛细血管后阻力血管。

5. **静脉**　与伴行动脉相比数量多,管径粗,壁薄易扩张。安静时可容纳 60%~70% 的循环血量,故被称为容量血管。

二、血流动力学

血流形成的前提是任意两点间存在能量差异,即压力差。循环系统由高能量、高压力的动脉系统和低能量、低压力的静脉统构成,两系统间通过微循环连接。血液在循环系统的连续流动需要心脏持续搏动提供原始能量和压力,但在循环过程中血液与管壁、血液各层流间、血液各质子间摩擦力的影响,导致能量不断丢失,因此动脉到静脉的血流能量和压力逐渐减低。大多血管的血液运动是同心分层的,即层流状态。管腔中心的血流速度最快,外层速度逐渐减低,截面血流速度呈抛物线形变化。正常血管弯曲和分叉部以及血管病理情况（如狭窄、扩张等）,管腔截面局部血液速度表现为不对称性,即湍流状态（图 5-8）。

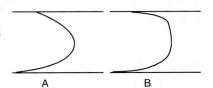

图 5-8　正常动脉管腔的流速剖面
A. 层流状态的抛物线形剖面；B. 中心流速相对均匀,扁平剖面,常见于动脉分支近端（起始段）或湍流状态。

（一）正常动脉血流动力学

心脏和血管通过调节动脉血容量和压力维持动脉系统的正常功能,即通过调节进出动脉系统的血容量平衡实现的。进入的血量取决于心排血量,流出的血量取决于动脉压力和微循环血管舒缩形成的外周阻力。心室快速射血期,心室压力超过外周阻力,动脉血流量增加,压力达最高峰。心室收缩晚期,心脏射血量减少,外周阻力逐渐升高,心室压力下降。舒张期外周阻力持续高于心室,心脏无射血,此时血液由动脉系统流入微循环中,外周阻力逐渐减低,重复心室射血过程。动脉血流量和能量随心动周期呈搏动性改变,因此动脉系统内均能检测到压力波的变化。

(二)异常动脉血流动力学

当动脉病变及外周病变压迫动脉管腔时,可导致局部管腔狭窄。但在狭窄初期,血流动力学改变很小甚至无改变。狭窄达到一定程度时才会出现明显的血流动力学变化。可根据以下因素判断管腔狭窄是否影响血流动力学及其影响程度:狭窄部分的长度和残余管腔大小;内膜的粗糙程度;狭窄的不规则度和形状;狭窄部分残余面积和正常管腔面积的比率;流速比;动静脉压力梯度;狭窄远端的外周阻力。

严重狭窄时,狭窄段和狭窄远心段血流动力学变化包括压力变化、血流变化及速度变化。压力变化:狭窄远心端平均压力和压力波的振幅均会减低,同时波形变钝、峰值后移(图5-9)。血流变化:严重狭窄或闭塞节段由于管腔面积减低,血流灌注量也会随之减低,但随着侧支循环的建立和外周阻力代偿性减低,肢体的血流灌注量也可维持在正常范围内。速度变化:正常动脉的血流速度在收缩早期达峰,在舒张期下降。肢体血管外周阻力较大,当远心端动脉压力大于近心端时会出现血流折返,呈三相波,主干血管多无此现象(图5-10)。当动脉狭窄时,狭窄远端反折消失,呈单向波,这可能与狭窄处阻挡了血流反折、远端局部缺血导致外周阻力减低等因素有关(图5-11)。

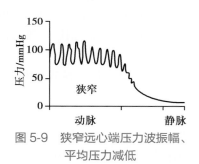

图 5-9　狭窄远心端压力波振幅、平均压力减低

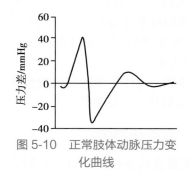

图 5-10　正常肢体动脉压力变化曲线

(三)静脉血流动力学

血液流经动脉系统和微循环系统后压力明显下降,且大、中静脉管径较粗,血流阻力小,因此血液容易回流入压力接近大气压的右心房。尽管动脉压力和血流搏动很少能影响静脉系统,但是仍有其他因素干扰静脉血流。

(1)心动周期:心室收缩期,心肌收缩使瓣环向心尖移位,心房容积增加,心房压力减低,静脉回流增多;瓣膜开放时,心房的血液流入心室,心房压力减低,静脉回流增多。心房收缩期、心房收缩期后及心室收缩晚期心房压升高,静脉回流减低(图5-12)。

(2)呼吸运动:呼吸运动对胸部静脉、上肢静脉回流的

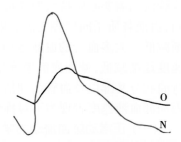

图 5-11　正常肢体(N)和近心端动脉阻塞肢体(O)的足背动脉搏动波 N. 正常肢体;O. 近心端动脉阻塞肢体;O 波形达峰时间延长,波峰增宽。

影响主要与胸膜腔内的压力有关,吸气时,压力减低,静脉回流增多,呼气时相反。呼吸运动对腹部静脉、下肢静脉的影响主要与腹腔内压力有关,吸气时膈肌下移,腹压增加,回流减少,呼气时相反。

(3)外周阻力:外周静脉血流量受外周阻力(血管舒缩)影响,当血管舒张时血流增多(如炎热、炎症等),当血管收缩时血流减少(如寒冷等)。此外严重的动脉闭塞时循环血量减少,可导致静脉血流减低。

(4)体位:身体直立时,下肢血管压力增大,血管代偿扩张,造成静脉血流淤滞,回心血量减少。行走时,下肢静脉的单向静脉瓣使下肢静脉压下降,同时下肢肌肉收缩可挤压静脉,促进静脉回流。

(5)压迫:肌肉收缩挤压或人为压迫静脉远心端时回心血量增加。

(6)静脉闭塞。

(7)静脉瓣关闭不全:静脉瓣功能正常时,外周静脉只可向心流动。静脉瓣关闭不全时,血流向远心端流动,导致肢体血流灌注增多,静脉压升高。

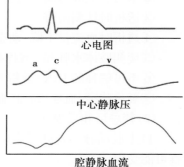

图 5-12　中心静脉压和血流量随心动周期变化

三、超声扫查

(一) 超声检查的适应证、禁忌证和局限性

1. 颈部动脉

(1)适应证

1)正常人群或脑血管病高危人群(高血压、糖尿病、高脂血症等)的筛查。

2)对脑卒中、短暂性脑缺血发作(transient ischemic attack,TIA)、可逆性缺血性脑疾病(reversible ischemic neurologic deficit,RIND)、黑矇等神经系统症状的患者进行评价。

3)对无症状性颈部血管杂音、伴有心脏杂音或拟行心血管手术患者进行评价。

4)对实施颈动脉内膜剥脱术患者进行术前、术中、术后的评价及随访。

5)对实施颈部动脉、脑血管病变手术或介入治疗的患者进行评价及随访。

6)对不能接受脑数字减影血管造影(digital subtraction angiography,DSA)的患者,颈动脉超声检查是首选方法。

7)对颈部搏动性肿块、怀疑或确定颈部血管疾病,如颈动脉狭窄患者进行评价及随访。

(2)禁忌证和局限性:颈动脉超声检查通常无禁忌证,但出现以下情况时存在一定的局限性。

1)重症脑血管病、不合作患者及不能耐受检查者。

2)颈部术后伤口。

2. 上肢动脉

(1)适应证

1)上肢乏力、发凉。

2)与上肢运动有关的上肢无力、疼痛或指端溃疡、坏疽。

3)与上肢运动有关的头晕等颅脑缺血症状。

4）上肢动脉搏动减弱、消失或双上肢血压差异 20mmHg（1mmHg=0.133kPa）以上。

5）疑有动脉瘤、假性动脉瘤、动静脉瘘。

6）上肢动脉手术或介入治疗后的随访。

7）血液透析动静脉内瘘术前准备及术后评估

①内瘘的震颤、杂音减弱或消失。

②术后引流静脉属支过多致瘘难以成熟。

③透析时针刺困难。

④透析时血流量下降、动态静脉压增高、通路再循环增大。

⑤瘘侧肢体水肿和／或疼痛，穿刺后出血时间延长。

⑥不可解释的 Kt/v（透析充分性的一项指标）。

⑦疑诊狭窄、血栓、窃血、血肿、动脉瘤或静脉瘤样扩张等并发症。

（2）禁忌证和局限性

1）上肢动脉多普勒超声检查无绝对禁忌证。当相应部位有插管、溃疡、石膏固定等，检查可能受限。

2）检查区域溃疡或针刺后针孔处出血使用绷带。

3）极严重的低血压（血流量及流速受影响）。

3. 上肢静脉

（1）适应证

1）上肢肿胀。

2）上肢沉重、疼痛。

3）上肢和／或胸壁浅静脉扩张。

4）不明原因的肺动脉栓塞。

5）血液透析用动静脉造瘘术前准备。

（2）禁忌证和局限性：一般无绝对禁忌证。当上肢出现以下情况时，超声检查有一定的局限性。

1）上肢重度肥胖。

2）上肢严重肿胀。

3）上肢弥漫性溃疡。

4）需检查的上肢节段皮肤破损、插管、敷料遮挡、石膏固定。

5）动静脉瘘术前超声评价时相应浅静脉内仍保留输液用导管。

4. 下肢动脉

（1）适应证

1）下肢乏力、发凉。

2）下肢间歇性跛行、疼痛、溃疡或坏疽。

3）下肢动脉搏动减弱或消失。

4）疑有动脉瘤、假性动脉瘤、动静脉瘘。

5）下肢动脉手术或介入治疗后的随访。

（2）禁忌证和局限性

髂动脉及下肢动脉多普勒超声检查无绝对禁忌证。当相应部位有插管、溃疡、石膏固定时,检查可能受限。

5. 下肢静脉

（1）适应证

1）下肢肿胀。

2）下肢沉重、疼痛。

3）下肢色素沉着和 / 或溃疡。

4）下肢浅静脉曲张。

5）不明原因的肺动脉栓塞。

6）复发性下肢浅静脉曲张（静脉手术或介入治疗后随访）。

7）下肢动脉闭塞性疾病拟施行下肢动脉移植术。

8）慢性肾衰竭拟施行下肢动静脉造瘘术。

9）冠心病拟施行冠状动脉旁路移植术。

（2）禁忌证和局限性：一般无绝对禁忌证。当下肢出现以下情况时,超声检查有一定的局限性。

1）下肢重度肥胖。

2）下肢严重肿胀。

3）下肢弥漫性溃疡或广泛感染。

4）需检查的下肢节段皮肤破损、插管、敷料遮挡、石膏固定。

（二）患者准备

1. 无特殊饮食要求。

2. 颈部血管扫查需去枕平卧或颈部垫枕,充分暴露颈部；四肢血管扫查一般采用平卧位,被检肢体外展外旋,充分暴露受检部位。

3. 颈部血管扫查尽量穿低领易穿脱的上衣,方便充分暴露颈部；四肢血管扫查尽量穿宽松上、下衣,下肢扫查时尽量穿宽松内裤,方便显露腹股沟区（图 5-13）。

4. 佩戴金属饰品者需解开,以免损伤探头。

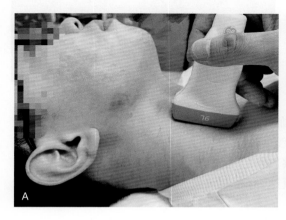
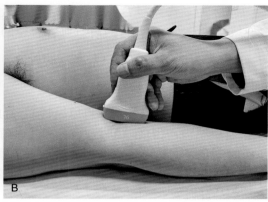

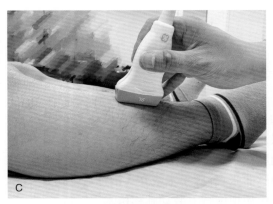

图 5-13 血管超声检查示意图

A.颈部血管超声检查示意图;B.上肢血管超声检查示意图;

C.下肢血管超声检查示意图。

(三) 仪器及探头

1. 彩色多普勒超声仪

(1)颈部血管:常规采用 5~10MHZ 线阵探头;部分颈动脉分叉部位置高、血管位置深、体型肥胖或颈部短粗者可使用 2~5MHZ 的凸阵探头或 5~8MHZ 的小凸阵探头或 2~3.5MHZ 的扇形探头。

(2)外周血管:常规采用 5~10MHZ 或 4~7MHZ 的线阵探头,深方的血管、肥胖和四肢肿胀的患者可采用相控阵探头(心脏探头)或 2~5MHZ 的凸阵探头,表浅的血管、消瘦的患者可采用 5~12MHZ 的线阵探头。

2. 仪器调节(图 5-14)

(1)灰阶超声:增益、聚焦、深度。

(2)彩色多普勒:取样框角度(与血流长轴方向一致)、增益、速度标尺(Scale)、脉冲重复频率(pulse repetition frequency,PRF)、反转。

(3)脉冲多普勒:增益、PRF、反转、基线、取样线角度($\leqslant 60°$)、取样容积(血管直径的 2/3 左右即可)。

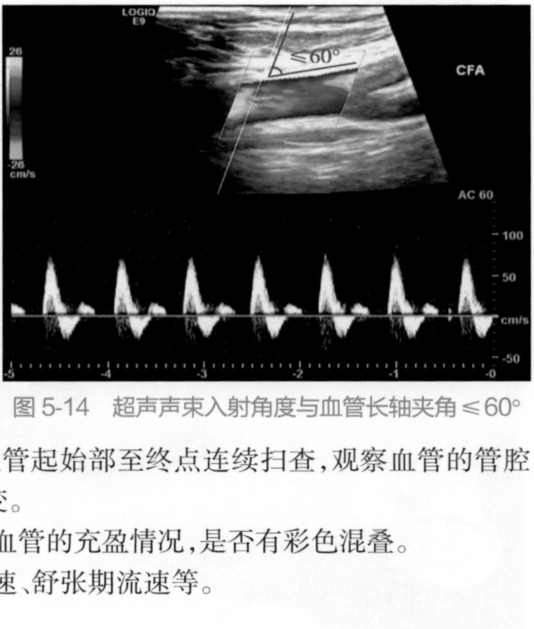

图 5-14 超声声束入射角度与血管长轴夹角 $\leqslant 60°$

(四) 扫查方法

1. 动脉血管

(1)灰阶显像先以横切面再以纵切面,自血管起始部至终点连续扫查,观察血管的管腔内径、管壁结构,腔内有无斑块、血栓和其他病变。

(2)彩色多普勒将标尺调至合适水平,观察血管的充盈情况,是否有彩色混叠。

(3)脉冲多普勒测量血流频谱,包括峰值流速、舒张期流速等。

2. 静脉血管

(1)灰阶显像以横断面加压法依次检测各个静脉,若有血栓形成则不能压瘪。

(2)彩色多普勒及频谱多普勒依次扫查,若血栓形成,不能探及血流信号。

(3)检查静脉瓣功能时需通过挤压远端血管法或嘱患者深吸气(瓦氏动作法)等,观察静脉内是否出现反流,并检测反流时间。

四、颈部血管和外周血管正常超声表现

(一)管壁

动脉管壁由内膜、中膜和外膜构成,超声能显示三层结构(图 5-15)。

(1)内膜:管腔与内膜间的过渡层,超声表现为菲薄线状强回声,正常情况下光滑且与外膜平行;当动脉粥样硬化时则表现为增厚不光滑。

(2)外膜:中膜和外膜的过渡层表现为与内膜管腔、内膜间的过渡层相互平行的亮线。

(3)中膜:两条过渡层间的低回声区。

(4)静脉管壁:静脉血管管壁菲薄,超声不易观察,探头轻压即可压瘪(图 5-16)。

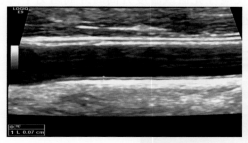 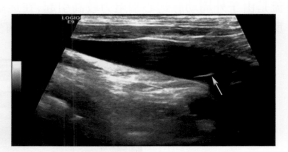

图 5-15　正常动脉壁超声声像图　　　　　　图 5-16　正常静脉壁超声声像图
静脉瓣(黄色箭头)。

(二)血流特征

1. 动脉血流　血流多为层流,截面血流速度呈中间快、两侧慢的对称抛物线状。血管分叉部或弯曲部血流相对紊乱(图 5-17)。

2. 颈部动脉　颈总动脉、颈内外动脉的脉冲多普勒频谱不同,颈外动脉在收缩和舒张早期之间有一明显搏动,是由远端分支的动脉反射波造成。颈内动脉的搏动性不明显,颈总动脉介于两者之间。舒张期颈内动脉血流速度最高,颈外动脉最低,而颈总动脉介于两者之间(图 5-18)。颈动脉超声分析中正确鉴别颈外动脉和颈内动脉是检查的重要部分,需重点掌握(表 5-1)。

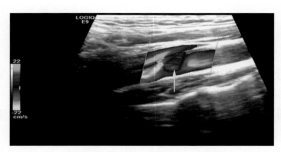 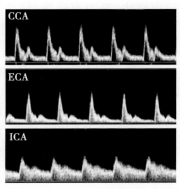

图 5-17　正常颈内动脉近端血流反转(黄色箭头)　　图 5-18　正常颈动脉多普勒频谱

表 5-1　颈外动脉和颈内动脉的鉴别要点

特征	颈外动脉	颈内动脉
大小	一般为两条分支中较小者	一般为两条分支中较大者
分支	有	很少见
走向	前内侧走行	后外侧走行
频谱	血流阻力高	血流阻力低
颞浅动脉敲击试验	明显锯齿状波形	弱或无震荡波

3. 外周动脉　正常外周动脉血流呈典型的三相波(图 5-19)。第一个高速正向血流是心室收缩所致,随后在舒张早期有一短暂反流;第二个正向血流是舒张晚期低速血流。反向血流是由于外周动脉远心端阻力较高引起,在运动、反应性充血或温度升高时外周阻力下降,反向血流常不明显甚至消失。在严重阻塞性病变远段,也可出现反向血流消失。

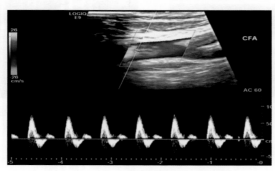

图 5-19　正常外周动脉血流频谱

4. 静脉　正常静脉管腔呈无回声,彩色多普勒显示血流充盈良好,无充盈缺损,颜色与伴行动脉呈红、蓝相反色。瓦氏动作后血流信号暂时中断或呈反色。血流频谱受呼吸、心脏搏动等多种因素影响,距心脏越近,则受心脏搏动影响越大,越远则受呼吸影响大(图 5-20)。

五、超声报告基本内容和要求

(一) 动脉

超声描述:是否有病变;病变的位置、大小、范围、数量(如内 - 中膜厚度、斑块等)、病变程度(有无狭窄、狭窄程度、有无闭塞及侧支循环情况);具体的血流参数(狭窄处、狭窄前后段的收缩期峰值流速等)。

超声诊断:定位、定性、定量和诊断结论。

(二) 静脉

超声描述:是否有病变;静脉血栓需描述静脉的可压缩性,血栓回声特点和范围;病变部位彩色及脉冲多普勒超声特征;静脉反流需描述位置、反流时间、病变部位管腔内径。

超声诊断:解剖结构和病理改变(如腘静脉血栓急性期、完全闭塞;大隐静脉瓣分流Ⅱ级)。

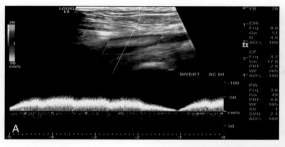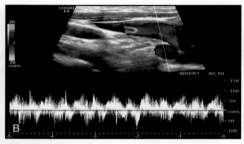
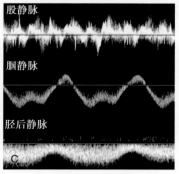

图 5-20　静脉频谱

A. 呼吸引起的正常静脉频谱变化;B. 心脏搏动引起的正常静脉频谱变化;
C. 下肢静脉由近至远端受心脏搏动影响频谱变化。

—————————— 课后思考题 ——————————

【第一组】

1. 颈部及外周血管病变的类型有哪些?

2. 颈动脉内中膜厚度标准测量及颈动脉斑块诊断标准是什么?

【第二组】

3. 当颈动脉狭窄时,狭窄处流速达到 230cm/s 就一定是重度狭窄吗? 影响流速的因素有哪些?

4. 如何通过静脉的血流频谱特征判断是否存在阻塞?

【第三组】

5. 什么是颈动脉蹼?

6. 超声如何诊断颈动脉蹼?

【第四组】

7. 大动脉炎的临床及超声表现有哪些?

8. 颈动脉纤维肌发育不良的临床及超声表现有哪些?

第二讲 讨论第一讲问题及提出新的问题

目标

1. 通过查阅文献、小组讨论、汇报,掌握第一讲内容。
2. 以典型疾病为先导,熟悉颈部及外周血管超声评价的三个重要环节包括血管超声解剖学评估、血流动力学评价、侧支代偿判断。

核心问题

1. 如何进行颈部及外周血管疾病的超声评估?
2. 超声如何在颈部及外周血管疾病诊断中发挥作用?

一、第一讲思考题

具体答案见附录 1。

根据解剖学、病理学、病理生理学及流体力学特性,超声在诊断评估时主要包括血管病变的解剖学改变、血管血流动力学改变及侧支代偿路径判定三方面内容。需要注意的是,在同一疾病,三方面超声特征并非孤立存在,而多表现为共存及相互影响的状态。例如,颈内动脉易损斑块破溃致使血栓形成(血管内病变),造成动脉管腔狭窄,狭窄远端流量减少(血流动力学状态改变),颅内 Willis 环侧支循环开放,形成向患侧半球的代偿血流(侧支循环形成)。故血管超声医师在临床工作中应从疾病整体入手,结合灰阶、彩色多普勒及其他影像学表现综合考虑。

二、本讲病例

(一) 病例 1

男,89 岁,因“间断眩晕 3 个月,黑矇半天”入院,近 10 年颈动脉超声检查结果(图 5-21)。

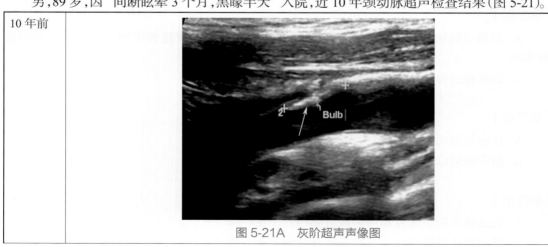

10 年前

图 5-21A 灰阶超声声像图

续表

5 年前	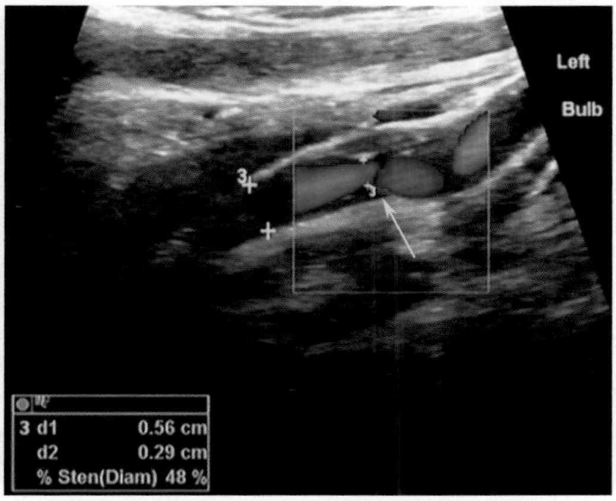 图 5-21B　彩色多普勒超声声像图 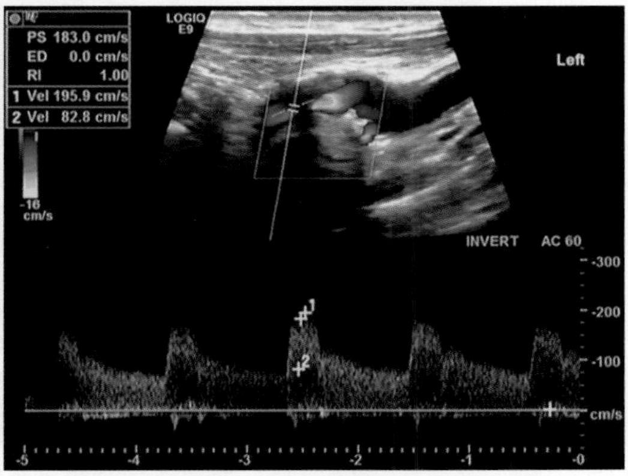 图 5-21C　频谱多普勒超声声像图
3 年前	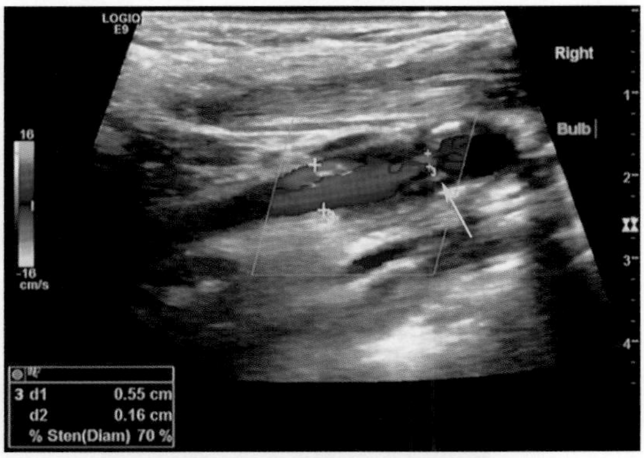 图 5-21D　彩色多普勒超声声像图

3 年前	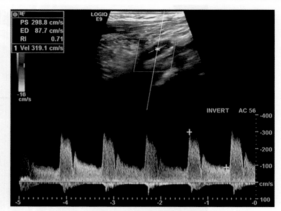 图 5-21E 频谱多普勒超声声像图 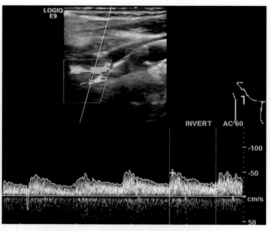 图 5-21F 频谱多普勒超声声像图
入院时	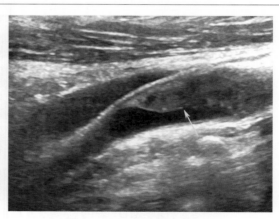 图 5-21G 灰阶超声声像图

入院时	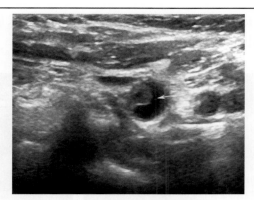 图 5-21H　灰阶超声声像图 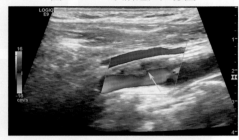 图 5-21I　彩色多普勒超声声像图

请根据病史回答以下问题:

1. 请详细描述以上图像的超声特征(注意血流动力学相关描述)。

2. 结合病史,本病例的超声诊断是什么?

3. 诊断依据及鉴别诊断包括哪些?

(二) 病例 2

病例 2-1

女,73 岁,腹部搏动性包块 3 年,见图 5-22。

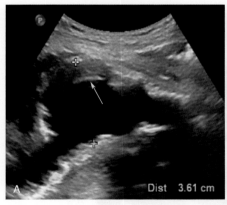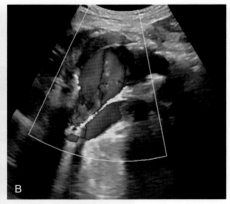

图 5-22　腹主动脉超声声像图

A. 经腹部灰阶超声示腹主动脉可见局限性管腔扩张,内径 3.6cm,扩张处内径与正常管径比>1.5,附壁可见中低回声(黄箭头);B. 彩色多普勒超声示扩张腹主动脉内可见紊乱血流信号。

病例 2-2

男,75 岁,因椎动脉狭窄,行经皮右股总动脉穿刺术,术后右腹股沟扪及搏动性包块。右侧股总动脉穿刺处进行超声检查,见图 5-23。

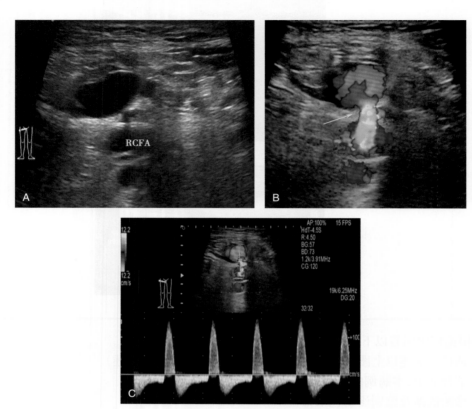

图 5-23　右侧股总动脉穿刺处超声声像图

A. 右股总动脉灰阶超声示其近场处可见瘤样无回声,与股总动脉间存在瘘道样结构;B. 彩色多普勒超声示瘘道处有血流通过;C. 频谱多普勒超声示瘘道处为往复血流。

病例 2-3

男,54 岁,主动脉弓置换术后 1 年,行颈动脉超声检查,见图 5-24。

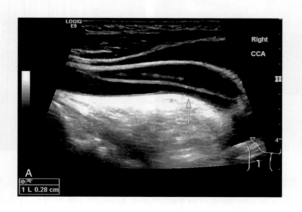

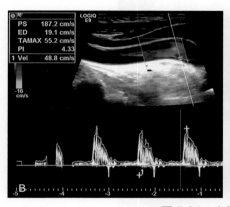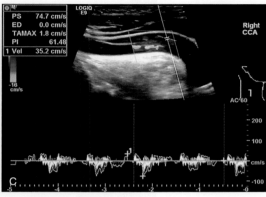

图 5-24　右侧颈总动脉超声声像图

A. 右颈总动脉灰阶超声示管腔内见膜样回声,将管腔分为双腔结构,黄色箭头所示为真腔;B. 真腔内频谱多普勒超声示真腔内流速及阻力大致正常;C. 假腔内频谱多普勒超声示假腔内流速明显减慢,呈紊乱的双向频谱。

请根据病史回答以下问题:

1. 结合病史,本组三个病例的超声诊断分别是什么?

2. 诊断依据包括哪些?

(三) 病例 3

病例 3-1

男,57 岁,因腹部搏动性包块就诊,经腹部超声行腹主动脉检查,见图 5-25。

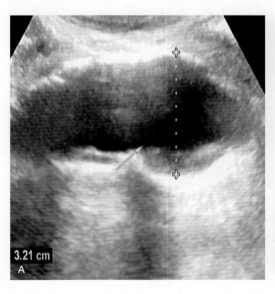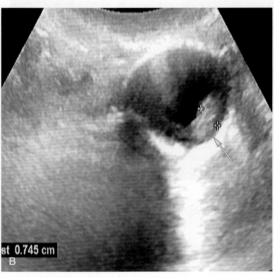

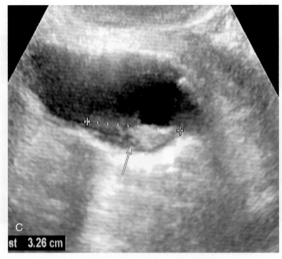

图 5-25　腹主动脉超声声像图

A. 灰阶超声示腹主动脉管腔扩张（黄色箭头），内径约 3.2cm；B. 灰阶超声示腹主动脉扩张处可见附壁血栓
（黄色箭头），呈中低回声，厚约 0.75cm；C. 灰阶超声示附壁血栓（黄色箭头）长约 3.3cm。

病例 3-2

　　男，58 岁，因左上肢间断性无力就诊，行颈动脉超声检查，见图 5-26。

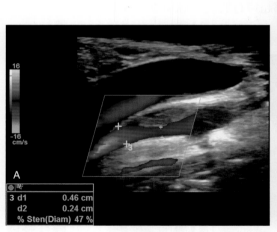
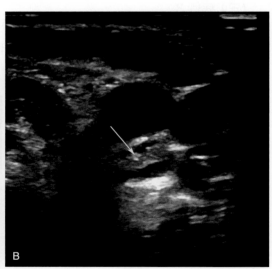

图 5-26　右侧颈动脉超声声像图

A. 彩色多普勒超声纵切面示右侧颈内动脉起始段见附壁低回声，基底部与管壁间见裂隙样无回声，考虑与
血管壁分离；B. 灰阶超声横切面示动脉管腔内见中等回声（黄色箭头）。

病例 3-3

　　女，74 岁，髋关节置换术后 1 年，因左下肢肿胀就诊。行左侧下肢静脉超声检查，见
图 5-27。

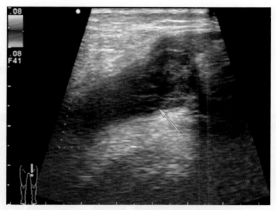

图 5-27　左侧股总静脉超声声像图

彩色多普勒超声示左侧股总静脉管腔内可见实性低回声充填

（黄色箭头），未探及血流信号，探头加压不能压瘪。

病例 3-4

女，54 岁，乳腺癌术后，PICC 置管术半年，此次为拔管术前超声检查，见图 5-28。

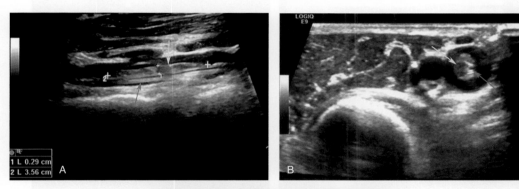

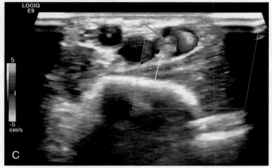

图 5-28　右侧贵要静脉内超声声像图

灰阶超声纵切面（图 A）及横切面（图 B）示右侧贵要静脉内见管样回声（绿色箭头示 PICC 管），周边覆盖形

态不规则低回声（黄色箭头）；彩色多普勒超声横切面（图 C）示血流充盈缺损。

请根据病史回答以下问题：

1. 结合病史，本组病例的超声诊断分别是什么？

2. 诊断依据包括哪些?

(四) 病例 4

老年男性,主诉"左上肢疼痛 2 周"。现病史:双手发凉,头晕,视物旋转。查体:双上肢血压不一致。为寻原因,行双上肢动脉超声检查,除外其他血管病变。双上肢超声检查见图 5-29。

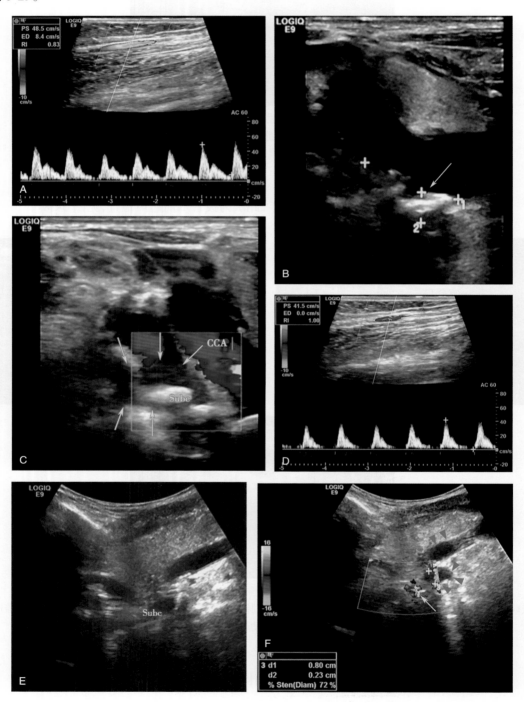

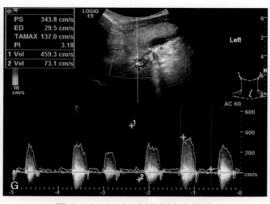

图 5-29 双上肢超声检查图像

A. 右侧桡动脉频谱多普勒超声示右侧桡动脉呈单相低阻频谱,提示近心端存在重度狭窄,PSV=48.5cm/s,EDV=8.4cm/s;B. 右锁骨下动脉起始部灰阶超声示强回声斑块(黄色箭头),大小约 2.23cm×0.68cm;C. 右锁骨下动脉起始部彩色多普勒超声示无血流信号,提示闭塞(黄色箭头);D. 左侧桡动脉频谱多普勒超声示左侧桡动脉流速减低,PSV=41.5cm/s,舒张期血流消失,呈"单向波"频谱改变,提示上游存在重度狭窄或闭塞;E. 左锁骨下动脉起始部灰阶超声示左侧锁骨下动脉起始处中低回声斑块;F. 左锁骨下动脉起始部彩色多普勒超声示左锁骨下动脉起始部重度狭窄,直径狭窄率为 72%(黄色箭头示狭窄处,绿色箭头示左锁骨下动脉走行路径);G. 左锁骨下动脉起始部频谱超声示左锁骨下动脉起始部五彩镶嵌花色血流信号,校正后 PSV=459cm/s。

因右锁骨下动脉开口处闭塞,左锁骨下动脉近端狭窄,为明确锁骨下动脉盗血,进一步检查双侧椎动脉。

双侧椎动脉超声声像图和椎动脉分段示意图见图 5-30、图 5-31。

请根据病史回答以下问题:

1. 结合病史,本病例的超声诊断是什么?
2. 诊断依据包括哪些?

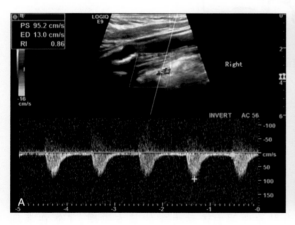

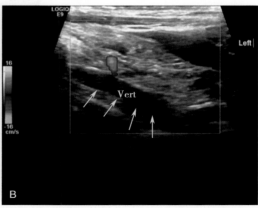

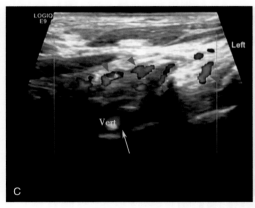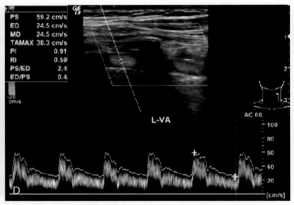

图 5-30　双侧椎动脉超声声像图

A. 右椎动脉频谱多普勒超声示全心动周期血流方向逆转；B. 左椎动脉 V1 段彩色多普勒超声示 V1 段未探及血流信号；C. 左椎动脉 V2 段彩色多普勒超声示周边见丰富侧支血流信号（绿色箭头），追溯来源，侧支来自于椎动脉伴行的颈升动脉（黄色箭头所指为左椎动脉）；D. 左椎动脉 V2 远段频谱多普勒超声示正向入颅血流频谱，PSV=59.2cm/s，EDV=24.5cm/s。

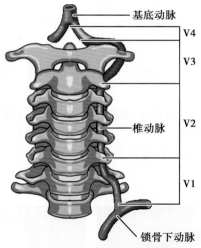

图 5-31　椎动脉分段示意图

第三讲　讨论第二讲问题

目标

通过查阅文献、小组讨论、汇报，以病例为引导理解血流动力学的基本原理，了解在病理情况下，血流动力学状态改变及侧支代偿的超声表现，掌握血流动力学在颈部及外周血管相关疾病超声检查中的应用。

核心问题

1. 如何通过血流动力学特征判断血管狭窄？
2. 锁骨下动脉盗血的机制是什么？

一、第二讲病例讨论

（一）病例 1

1. 请详细描述以上图像的超声特征（注意血流动力学相关描述）

10 年前左颈动脉球部灰阶超声示左颈动脉球部外侧壁混合回声斑块，斑块表面纤维帽完整，管腔无明显狭窄（图 5-21A）。

5 年前，彩色多普勒超声（图 5-21B）示左颈动脉球部外侧壁混合回声斑块，斑块处管腔变窄，频谱多普勒超声（图 5-21C）示狭窄处流速增快，PSV=196cm/s。

3 年前彩色多普勒超声（图 5-21D）示左颈动脉球部多发斑块形成并致使管腔狭窄，狭窄率约 70%；频谱多普勒超声（图 5-21E、F）示狭窄处流速明显增快，PSV=319.1cm/s，狭窄远端流速减慢，阻力降低，PSV=48cm/s。

本次检查，灰阶超声（图 5-21G、H）示左颈动脉球部纵切面及横切面见斑块表面纤维帽断裂，近心端云雾样极低回声、表面无纤维帽覆盖，彩色多普勒超声（图 5-21I）示彩色血流充盈缺损，云雾状低回声边界不规则。

2. 结合病史，本病例的超声诊断是什么？

左侧球部颈动脉球部斑块破裂伴近心端血栓形成。

3. 诊断依据及鉴别诊断包括哪些？

（1）诊断依据：10 年前患者左颈动脉球部外侧壁可见斑块形成，5 年前斑块体积增大，管腔狭窄率<50%，狭窄处流速正常；3 年前斑块体积增大，管腔狭窄率 70%，狭窄处流速明显增快，狭窄远端呈低搏动、小慢波样表现，提示重度狭窄；发病后入院时可见斑块表面纤维帽断裂，斑块破溃，近心端呈云雾状低回声，CDFI：斑块近心端可见充盈缺损，边缘不规则，提示斑块破裂伴近心端血栓形成。

狭窄率判定：3 年前左颈动脉球部直径狭窄率约 70%，狭窄处 PSV=319.1cm/s，狭窄远端阻力降低，PSV=48cm/s，狭窄处 PSV/ 狭窄远端 PSV>4，符合重度狭窄（70%~99%）表现。

（2）鉴别诊断：动脉内血栓与动脉粥样硬化斑块鉴别。动脉内血栓通常表现为边界不清，形态不规则的附壁中低回声，可随血流搏动，彩色多普勒超声可见充盈缺损或无血流通过。动脉粥样硬化斑块可表现为多种回声，形态多为扁平样，表面多可见线样高回声的纤维帽覆盖，不随血流搏动。

4. 教师点评

（1）关于动脉粥样硬化性斑块及易损斑块

1）动脉粥样硬化分为六期：①细胞吸收脂质在动脉壁内膜下形成的沉积物，动脉壁内膜下出现小的黄色斑点，即脂点（超声无表现）；②细胞的增多形成脂质条纹（超声基本无表现）；③大量脂质细胞的沉积及其他细胞侵入形成斑块前期（超声显示内中膜增厚）；④很多脂质池在动脉内膜下形成，进入粥样硬化斑块期；⑤脂质池突出动脉壁内膜，引起动脉狭窄，并在脂质池的表面形成纤维帽，进入纤维粥样硬化斑块期，这一期属于粥样硬化的稳定期；

⑥最后进入复合病变期,在这一期斑块发生破裂、血栓形成,引起一些急性的心血管事件,如急性心肌梗死、急性脑梗死、急性肾衰等(超声可显示斑块)。

2)斑块回声特征分类:包括均质回声斑块及不均质回声斑块。均质回声斑块包括均匀低回声、等回声和强回声斑块(图 5-32);不均质回声斑块指斑块内部包含两种以上回声。斑块形态学特征包括形态规则斑块及形态不规则斑块,形态规则斑块多呈扁平状,基底较宽,表面纤维帽完整光滑;形态不规则斑块如溃疡斑,表面纤维帽破裂、不光滑,局部组织呈"火山口"样缺损(图 5-33)。

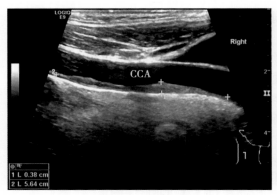 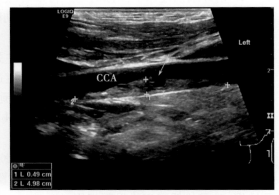

图 5-32　颈动脉均匀等回声、形态规则斑块　　　图 5-33　颈动脉溃疡斑块,箭头所示为溃疡部

诊断颈动脉斑块内新生血管形成的"金标准"是病理学诊断。而超声造影通过增强血流及组织回声的对比,明显提高颈动脉斑块的显示率并有效检测斑块内新生微血管,是诊断颈动脉斑块内新生血管形成的"次金标准"。超声造影分级(图 5-34),0 级:斑块内无造影剂增强;1 级:斑块肩部和 / 或基底部点状造影剂增强影;2 级:斑块内弥漫性分布的点或线状造影剂增强影。另外超声造影在颈动脉斑块性质判定中起到了重要作用,不仅能够确定血管外膜的血供和斑块内的新生血管分布,明确斑块"易损性"和脑卒中风险,还能更好地明确斑块的大小和边界。

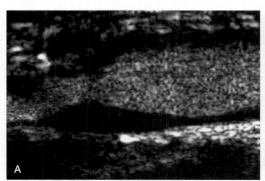 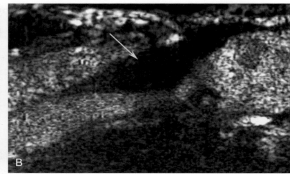

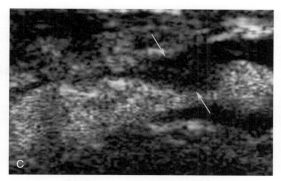

图 5-34　超声造影分级
A. 0 级;B. 1 级;C. 2 级。

3)易损斑块是指在颈动脉粥样硬化的基础上,具有破裂倾向、易发生血栓形成和/或可能迅速发展为责任病变的斑块,与缺血性脑血管病密切相关。斑块的易损性要通过对斑块的内部回声、形态学、表面纤维帽的完整性等信息进行综合分析判断。在工作中要结合灰阶、彩色多普勒及造影等超声技术,评价颈动脉斑块的易损性。以下超声表现可提示易损斑块:斑块形态不规则,斑块表面纤维帽不连续或形成"火山口"征,斑块内部呈低至无回声或无回声(大的脂质核心或斑块内出血);超声造影示斑块内部点状或短线状造影剂灌注,提示斑块内存在新生血管。(注:纤维帽是指斑块与管腔之间的弧形线样高回声,当颈动脉斑块纤维帽发生破裂时,上述弧形线样高回声的连续性中断。溃疡型斑块指斑块表面纤维帽破裂不连续,形成"火山口"征,"火山口"的长度与深度均 ≥ 2.0mm,彩色多普勒超声显示血流向斑块内灌注)。

(2)狭窄率测量

1)颈动脉狭窄率的判断是一个综合评估的过程,包括直径狭窄率、面积狭窄率和血流动力学参数。

2)直径狭窄率测量包括两种经典测量方式。一是北美症状性颈动脉内膜切除术试验(North American Symptomatic Carotid Endarterectomy Trial Collaborators,NASCET)标准,即原始管径选取狭窄以外内径稳定的节段测量(D),残余管径取狭窄最大处测量(R),测量公式为:狭窄率 = [1−(R/D)] × 100%;二是欧洲颈动脉外科试验(European Carotid Surgery Trial,ECST)标准,即测量狭窄处的原始管径(L)与残余管径(R),测量公式为:狭窄率 = [1−(R/L)] × 100%。在动脉管径膨大的部位,如颈动脉球部,ECST 标准测得的狭窄率通常要高于 NASCET 标准(图 5-35)。

3)面积狭窄率测量公式为:狭窄率 = [1−(狭窄处最小管腔截面积/狭窄处原始管腔面积)] × 100%。需要注意的是,当动脉出现向心性狭窄时,50% 的直径狭窄率与 75% 面积狭窄率等同,所以面积测量法测得值常高于直径测量法,在狭窄率判定时可作为参考。

2003 年,北美放射学会公布的颈动脉狭窄超声评估标准是国际上公认的颈动脉狭窄程度诊断标准(表 5-2)。血流动力学参数是狭窄程度分级的重要依据,应根据狭窄处 PSV、舒张末期血流速度(end diastolic velocity,EDV)、PSV 比值等参数综合评估狭窄程度。

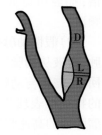

图 5-35　颈动脉狭窄率测量示意图

在这些指标中,局限性节段狭窄的定量诊断主要依据血流动力学参数,但长节段狭窄或极重度狭窄病变,狭窄处 PSV 升高不能达到评估标准时,需联合直径狭窄率和面积狭窄率做出正确诊断。

表 5-2　颈内动脉狭窄的血流参数标准

狭窄程度	PSV/(cm/s)	EDV/(cm/s)	PSV$_{ICA}$/PSV$_{CCA}$
正常或<50%	<125	<40	<2.0
50%~69%	125~<230	40~<100	2.0~<4.0
70%~99%	≥230	≥100	≥4.0
闭塞	无血流信号	无血流信号	无血流信号

注:PSV,收缩期峰值流速;EDV,舒张末期流速。

(二) 病例 2

1. 结合病史,本组三个病例的超声诊断分别是什么?

本组病例诊断如下:病例 2-1 腹主动脉瘤;病例 2-2 右侧股总动脉假性动脉瘤;病例 2-3 右侧颈总动脉夹层动脉瘤。

2. 诊断依据包括哪些?

病例 2-1 腹主动脉呈局限性扩张,扩张处管径较相邻正常腹主动脉管径 ≥ 1.5 倍,瘤腔内见彩色血流呈涡流。

病例 2-2 患者有右股总动脉穿刺病史,灰阶超声示右侧股总动脉旁见无回声,无回声与右侧股总动脉相通,内部出现红蓝交替血流,频谱多普勒超声显示在无回声瘤腔与动脉间的通道内探及往复样血流频谱。

病例 2-3 右颈总动脉管腔内可见膜样回声,将管腔分为双腔结构,真腔内流速及阻力指数大致正常,假腔内流速明显减慢、呈紊乱频谱。

3. 教师点评　动脉瘤根据壁结构可分为:真性动脉瘤、假性动脉瘤、夹层动脉瘤。

1) 真性动脉瘤是指各种原因导致动脉中层成分破坏,弹力纤维发生退行性变,失去弹性,受管腔内动脉血流的压力和冲击,动脉壁局部或弥漫性异常扩张,形成动脉瘤。以膨胀性、搏动性肿块为主要表现,可以发生在动脉系统的任何部位,以肢体主干动脉、腹主动脉及颈动脉较为常见。动脉瘤内血栓形成或血栓脱落栓塞远端动脉造成远端肢体的急性缺血,常可致截肢。真性动脉瘤的超声表现:动脉局限性瘤样扩张,管径较相邻正常管径 ≥ 1.5 倍;瘤腔可见低回声附着(附壁血栓);瘤腔内可见彩色血流呈涡流;瘤腔内可见紊乱动脉频谱。

2) 假性动脉瘤多为外伤性、医源性损伤所致动脉管壁连续性中断,实际为一种软组织血肿,血液从动脉壁破口处流出又流回所致。假性动脉瘤超声表现:动脉旁可见不规则低 - 无回声,瘤体与动脉之间瘘道内可见红蓝交替的彩色血流束;频谱多普勒显像可见假性动脉瘤的特征性表现“往复图像(to and from imaging)”,即从动脉内向外射出,并且进入假性动脉瘤腔内的高速收缩期血流和从假性动脉瘤腔内流出的较慢的舒张期血流。

3) 颈动脉夹层(carotid dissection,CAD)是指因各种原因导致动脉壁内膜撕裂,血液通过内膜破口进入动脉壁,在动脉内形成真、假两腔。当血肿聚集在动脉内膜和中膜之间可导致动脉管腔狭窄或闭塞,亦可造成栓子脱落,当血肿累及中膜与外膜时则可形成动脉瘤样扩张或者破裂出血(图 5-36)。动脉夹层超声表现:动脉管腔内见线状内膜回声,将动脉管腔分为真假两腔;真假腔内可见彩色血流充盈,真腔内彩色血流明亮、假腔内彩色血流暗淡,假腔内流速低于真腔,均可探及动脉频谱;假腔形成血栓或流速过低时,则可无彩色血流充盈;局限性夹层可形成壁内血肿,表现为动脉壁间低 - 无回声,可伴有内膜钙化斑内移,无明显游离内膜,低 - 无回声内无彩色血流,未探及动脉频谱。

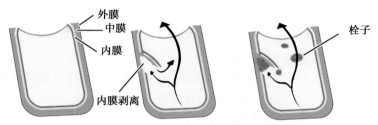

图 5-36　动脉夹层示意图

(三) 病例 3

1. 结合病史,本组病例的超声诊断分别是什么?

本组病例超声诊断如下:病例 3-1 腹主动脉瘤合并附壁血栓;病例 3-2 右侧颈内动脉血栓;病例 3-3 左侧股总静脉血栓;病例 3-4 右上肢静脉 PICC 置管处血栓。

2. 诊断依据包括哪些?

病例 3-1 灰阶示腹主动脉瘤样扩张处,内径>3.0cm,血管内壁见中低回声。病例 3-2 彩色多普勒超声及灰阶超声示右侧颈内动脉起始段附壁低回声,基底部与血管壁间见裂隙样无回声,考虑与血管壁分离。病例 3-3 示左侧股总静脉管腔内可见实性低回声充填(黄色箭头),未探及血流信号,探头加压不能压瘪。病例 3-4 有 PICC 置管病史,PICC 管周边覆盖形态不规则低回声(黄色箭头),血流充盈缺损。以上病例中,彩色多普勒均显示血流充盈缺损或未充盈。

3. 教师点评

血管内血栓形成原因主要包括以下三方面:血管内皮损伤、血流淤滞、高凝状态。血管内皮损伤常见原因为外伤及医源性损伤,易损斑块形成及破溃;血流淤滞常见于动脉及静脉异常扩张造成的血流动力学状态紊乱,如动脉瘤,静脉异常扩张;高凝状态常见于肿瘤患者及应用某些药物造成的全身高凝状态。

(1)静脉血栓超声表现:静脉内可见低回声 / 中低回声附壁或充满管腔,局部未见血流信号或少许断续、不规则变细彩色血流,可见侧支静脉血流信号,静脉血栓远端管腔内静脉频谱周期性和增强性减低。静脉内血栓主要与肌间血肿鉴别。静脉内血栓为静脉腔内实性低回声,彩色多普勒可见血流充盈缺损或无血流,探头加压不能压瘪,血栓两侧可见延伸的静脉管腔。肌间血肿通常有明确的外伤史,超声表现为肌间的梭形低无回声,探头加压不能压瘪,其两侧无延伸的静脉管腔。静脉内血栓与血肿的鉴别尤为重要,静脉内血栓脱落可造成肺栓塞,发生紫绀、休克,甚至猝死,需抗凝治疗;但若将肌间血肿误判为血栓,行抗凝治疗后,肌间血肿会加重,在临床工作中应予以警惕。

(2)动脉血栓超声表现:动脉内可见中低回声、索状等回声或中强回声附着于动脉壁,形态多样,表面不规则,无纤维帽覆盖,部分血栓可随血流摆动。动脉内血栓可引起动脉狭窄、闭塞,血栓脱落后栓塞远端分支血管,导致动脉栓塞,因此是一种危急的血管内病变,通常需要抗凝治疗。动脉内血栓主要与动脉粥样硬化性斑块鉴别:动脉粥样硬化性斑块回声多样,通常为扁平状,表面通常有纤维帽覆盖,不随血流摆动。动脉内血栓与动脉粥样硬化性斑块的治疗原则不同,因此鉴别诊断非常重要。病例 3-2 在抗凝治疗后,右侧颈内动脉起始段附壁低回声消失,证明其为附壁血栓,提示抗凝治疗在血栓与斑块的鉴别中可能会起到重要作用。

(四)病例 4

1. 结合病史,本病例的超声诊断是什么?

右侧锁骨下动脉起始段闭塞,Ⅲ期盗血形成;左侧锁骨下动脉起始段重度狭窄;左侧椎动脉近段闭塞,远端侧支代偿形成(左颈升动脉来源)。

2. 诊断依据及鉴别诊断包括哪些?

(1)病例分析见图 5-37。

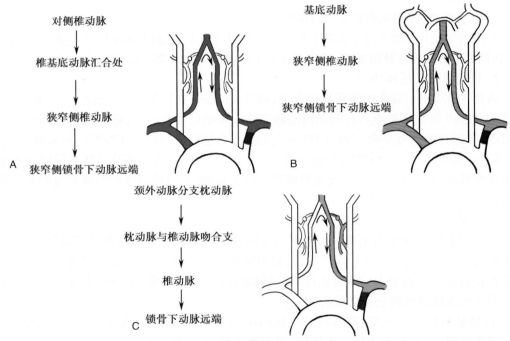

图 5-37　锁骨下动脉盗血通路示意图
A. 盗血通路 VA-VA;B. 盗血通路 BA-VA;C. 盗血通路 OA-VA。
VA:椎动脉;BA:基底动脉;OA:枕动脉。

以上为锁骨下动脉盗血的常见通路。该病例因左椎动脉起始段闭塞,闭塞远端由颈升动脉与椎动脉的吻合支代偿,故盗血路径为:左锁骨下动脉—左甲状颈干—左颈升动脉—左椎动脉—右椎动脉—右锁骨下动脉远端。

（2）鉴别诊断

1）椎动脉起源变异：当椎动脉起自主动脉弓或颈总动脉时，同侧锁骨下动脉狭窄不会引起椎动脉盗血样频谱改变。

2）锁骨下动脉中段（椎动脉开口后）狭窄：因为此处狭窄不会导致椎动脉管腔内压力降低，所以不会出现盗血样频谱改变。

3）椎动脉开口重度狭窄：远段收缩期可出现盗血样切迹，须与锁骨下动脉盗血鉴别。

3. 教师点评　锁骨下动脉盗血（subclavian steal，SS）是由于锁骨下动脉在椎动脉开口之前出现狭窄或闭塞，导致同侧椎动脉血流动力学发生改变，出现供血不足甚至血流方向完全逆转的现象。而因锁骨下动脉盗血造成的后循环供血不足或上肢供血不足等一系列临床症状，称为锁骨下动脉盗血综合征（subclavian steal syndrome，SSS）。

经典的锁骨下动脉盗血机制及路径为：一侧锁骨下动脉起始段狭窄，导致病变远端的主干及分支动脉（上肢动脉、椎动脉等）管腔内压力下降，因患侧椎动脉远端与对侧椎动脉吻合，对侧椎动脉压力高于患侧，因此形成健侧椎动脉—患侧椎动脉的盗血通路。其要点在于：①双侧锁骨下动脉及其分支动脉间存在压力差；②双侧锁骨下动脉间存在通路。

锁骨下动脉不同程度的狭窄，导致患侧椎动脉频谱发生阶段性的变化，其程度由轻到重分为三期。Ⅰ期：收缩期出现顿挫样改变，称为收缩期切迹；Ⅱ期：收缩期血流方向逆转，舒张期血流正向；Ⅲ期：全心动周期血流方向逆转（图5-38）。

级别	频谱特点	示意图	超声图	盗血情况	频谱与病变程度的关系	血管内狭窄程度示意图
正常	收缩期双峰、舒张期持续正向血流、宽频带	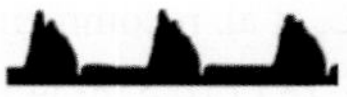	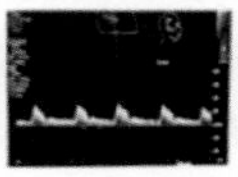	无	锁骨下动脉或无名动脉无狭窄	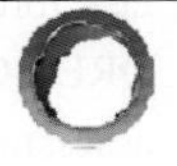 <50%
Ⅰ期	收缩早期切迹波，形成收缩期双峰。收缩期、舒张期都不反向	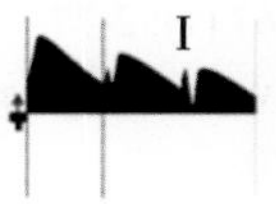	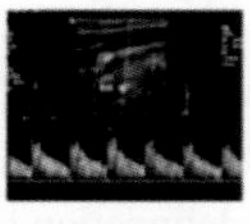	早期盗血	多见于锁骨下动脉或无名动脉轻中度狭窄	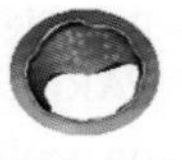 50%~69%
Ⅱ期部分反向	收缩期部分反向，舒张期正向的双向血流频谱	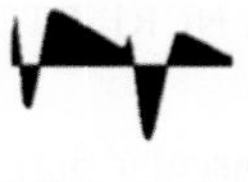	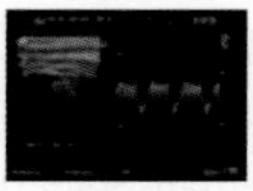	部分盗血	多见于锁骨下动脉或无名动脉中度以上狭窄或闭塞	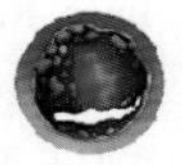 70%~99%
Ⅱ期全部反向	收缩期全部反向，舒张期正向的双向血流频谱	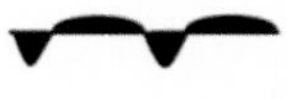	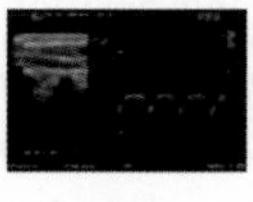			
Ⅲ期	整个心动周期收缩期舒张期均为反向血流频谱	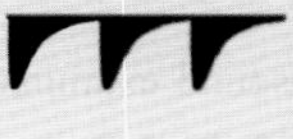	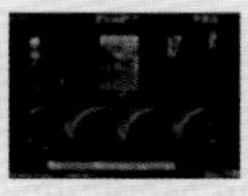	完全盗血	多见于锁骨下动脉或无名动脉重度狭窄或闭塞	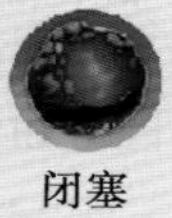 闭塞

图5-38　锁骨下动脉盗血超声诊断要点

在该病例中，双侧锁骨下动脉虽然均存在病变，但左侧锁骨下动脉起始段为重度狭窄，右侧为闭塞，左侧压力仍高于右侧，存在压力差。虽然左侧椎动脉起始段闭塞，但起自甲状颈干的颈升动脉与椎动脉间存在许多细小的肌支吻合，在压力梯度的驱动下，吻合支开放，血流便可通过左锁骨下动脉—左甲状颈干—左颈升动脉—左颈升动脉肌支—左椎动脉，流向右椎动脉，从而供应右侧上肢。患侧椎动脉血流方向完全逆转，符合Ⅲ期盗血频谱表现。

值得注意的是，当椎动脉起始段存在重度狭窄时，远端频谱也可出现收缩期切迹样改变，此时要注意椎动脉频谱形态及峰值流速，若表现为小慢波样频谱，则需要排除椎动脉起始段病变。

盗血样频谱改变作为一种血流动力学紊乱表现，仅为间接证据，而直接证据则是其上游动脉的狭窄或闭塞。在临床工作中，当椎动脉出现可疑盗血样频谱改变时，要不遗余力地寻找盗血原因（如锁骨下动脉狭窄，同侧椎动脉起始段狭窄等），才可明确诊断。

推荐阅读文献

［1］ American College of Radiology, American Institute of Ultrasound in Medicine. AIUM practice guideline for the performance of a vascular ultrasound examination for postoperative assessment of dialysis access. J Ultrasound Med, 2014, 33 (7): 1321-1332.

［2］ BOUAZIZ H, ZETLAOUI P J, PIERRE S, et al. guidelines on the use of ultrasound guidance for vascular access. Anaesthesia Critical Care & Pain Medicine, 2015, 34 (1): 65-69.

［3］ DOUGLAS K O, KARINA W D, et al. screening for abdominal aortic aneurysm: US preventive services task force recommendation statement. JAMA, 2019, 322 (22): 2211-2218.

［4］ DRELICH-ZBROJA A, KUCZYNSKA M, SWIATLOWSKI L, et al. recommendations for ultrasonographic assessment of renal arteries. Journal of Ultrasonography, 2018, 18 (75): 338-343.

［5］ ELLIOT L C, RONALD L D, et al. the society for vascular surgery practice guidelines on the care of patients with an abdominal aortic aneurysm. J Vasc Surg, 2018, 67 (1): 2-77.

［6］ FARBER A, ANGLE N, AVGERINOS E, et al. the society for vascular surgery clinical practice guidelines on popliteal artery aneurysms. J Vasc Surg, 2022, 75 (1): 109-120.

［7］ GREGOIRE V, ANG K, BUDACH W, et al. delineation of the neck node levels for head and neck tumors: a 2013 update. DAHANCA, EORTC, HKNPCSG, NCIC CTG, NCRI, RTOG, TROG consensus guidelines. Rad Oncol, 2014, 110 (1): 172-181.

［8］ KAPILA V, JETTY P, WOOSTER D, Canadian Society for Vascular Surgery. Screening for abdominal aortic aneurysms in Canada: 2020 review and position statement of the Canadian Society for Vascular Surgery. Can J Surg, 2021, 64 (5): E461-E466.

［9］ KIM E S H, SHARMA A M, SCISSONS R, et al. interpretation of peripheral arterial and venous doppler waveforms: a consensus statement from the society for vascular medicine and society for vascular ultrasound. Vascular Medicine, 2020, 25 (5): 484-506.

［10］ NEEDLEMAN L, EPELMAN M S, GRANT E G, et al. Ultrasound examination of the extracranial cerebrovascular system. Journal of Ultrasound in Medicine, 2016, 35 (9): 1-9.

［11］ OWENS D K, DAVIDSON K W, KRIST A H, et al. Screening for abdominal aortic aneurysm: US preventive services task force recommendation statement. JAMA, 2019, 322 (22): 2211-2218.

［12］ RING L, SHAH B N, BHATTACHARYYA S, et al. echocardiographic assessment of aortic stenosis: a practical guideline from the British Society of Echocardiography. Echo Research and Practice, 2021, 8 (1): G19-G59.

［13］ 曾照祥，冯家炟，冯睿，等.2020 年美国血管外科学会 (SVS) 胸降主动脉瘤诊治临床实践指南解读.临床外科杂志，2021, 29 (1): 13-15.

［14］ 陈熹阳，赵纪春.腹主动脉瘤指南对比解读.血管与腔内血管外科杂志，2021, 7 (6): 634-637, 642.

［15］ 陈炎，陈亚蓓，陶荣芳.2014ESC《主动脉疾病诊治指南》解读.中西医结合心脑血管病杂志，2016, 14 (4): 435-437.

［16］ 冯敬平.1D0180 血管多普勒超声检查指南.特别健康，2021 (18): 61-62.

［17］ 高鑫.《2014 年 ESC 主动脉疾病诊断和治疗指南》解读.中华循环杂志，2014, 29: 57-61.

［18］ 国家卫生健康委员会脑卒中防治专家委员会血管超声专业委员会，中国超声医学工程学会浅表器官及外周血管超声专业委员会，中国超声医学工程学会颅脑及颈部血管超声专业委员会.头颈部血管超声若干问题的专家共识 (颈动脉部分).中国脑血管病杂志，2020, 17 (6): 346-353.

［19］ 景在平.主动脉夹层的诊断和腔内隔绝术应用指南 (初稿).中国实用外科杂志，2004, 24 (3): 129-133.

［20］ 李亮，修俊青.束臂试验在超声诊断锁骨下动脉盗血中的应用价值.中国医药导报，2022 (25): 131-133.

［21］ 李玉燕，高士洪.彩色多普勒超声检查及血液透析动静脉内瘘超声检查指南的临床应用探析.中国医药指南，2016, 14 (17): 79-80.

［22］ 刘欢颜，华扬.超声对颈内动脉闭塞病变评估的临床应用及进展.中华医学超声杂志 (电子版)，2021, 18 (05): 92-94.

［23］ 吕珂，李建初，姜玉新.超声造影临床应用进展.中国医学影像技术，2021, 37 (12): 1761-1764.

［24］ 马宁，秦海强，王桂红，等.2007 年颅外颈动脉疾病筛查指南.中国卒中杂志，2007, 2 (6): 522-534.

［25］ 佩里斯托，波拉克血管超声经典教程：第 6 版.温朝阳，童一砂，译.北京：科学出版社，2018.

［26］ 伍刚，王荣，刘佳玮，等.日本最新 (2015) 血液透析血管通路指南解读.中国血液净化，2017, 16 (8): 551-554.

［27］ 杨洁，华扬，周福波，等.血管超声评价颈动脉蹼的结构特征.中华医学超声杂志 (电子版)，2020, 17 (7): 679.

［28］ 杨进刚.美国医师学会静脉血栓栓塞性疾病诊疗指南解读.心血管病学进展，2007, 28 (2): 193-194.

［29］ 杨晓燕，闫峰，孟然，等.应关注颈内静脉回流不良综合征.华西医学，33 (6): 644-650.

［30］ 袁丽君，段云友，赵联璧.下肢静脉超声检查：美国超声医学会外周静脉超声检查指南解读.中华医学超声杂志 (电子版)，2018, 15 (04): 243-245.

［31］ 张倩，张丽红，王保兴.自体动静脉内瘘的物理检查.中国血液净化，2012, 11 (3): 153-156.

［32］ 中国超声医学工程学会浅表器官及外周血管超声专业委员会，国家卫健委脑卒中防治工程专家委员会血管超声专业委员会，中国超声医学工程学会颅脑及颈部血管超声专业委员会.腹部及外周静脉血管超声若干临床常见问题专家共识.中国超声医学杂志，2020, 36 (11): 961-968.

［33］ 中国医师协会超声医师分会.血管超声检查指南.中华超声影像学杂志，2009, 18 (11): 993-1012.

［34］ 中国医师协会超声医师分会.血管和浅表器官超声检查指南.北京：人民军医出版社，2011.

［35］ 中华医学会超声医学分会血管与浅表学组肾动脉狭窄的超声诊断专家共识.中华医学超声杂志 (电子版)，2021, 18 (6): 543-553.

［36］ 中华医学会器官移植学分会.肾移植术后随访规范 (2019 版).器官移植，2019, 10 (6): 667-671.

［37］ 朱天刚.心血管超声增强剂临床应用的现状与展望.中华医学超声杂志 (电子版)，2019, 16 (10): 721-722.

附录 1 第一讲问题参考答案

【第一组】

1. 颈部及外周血管病变的类型有哪些？

颈部及外周血管病变种类繁多,包括动脉粥样硬化、动脉狭窄闭塞、动脉瘤、颈动脉体瘤、动脉夹层、动静脉瘘、炎性病变、肌纤维发育不良、人工侧支通路建立、移植血管、血管内支架、静脉瓣关闭不全、静脉曲张、动静脉血栓以及其他先天性动静脉血管疾病等。

2. 颈动脉内中膜厚度标准测量及颈动脉斑块诊断标准是什么?

1)颈动脉 IMT 与斑块的测量是对颈动脉粥样硬化病变进行评估的基础。颈动脉 IMT 的测量要求为在灰阶成像模式下测量动脉后壁的 IMT。探头须与血管壁平行,声束应垂直于管壁,采用纵切面与横切面联合扫查模式,在颈总动脉远段(分叉水平下方 1~1.5cm 的范围)和 / 或颈动脉球部(颈内动脉起始段相对膨大处),避开动脉粥样硬化斑块,测量内膜上缘至外膜上缘的垂直距离,该距离即血管壁内膜与中膜的联合厚度。正常人颈动脉内中膜厚度小于 1.0mm,若 1.0mm ≤ IMT<1.5mm 提示为 IMT 增厚。动脉内中膜增厚为动脉粥样硬化的早期表现。

2)颈动脉斑块的超声测量:颈动脉斑块大小、颈动脉斑块溃疡大小、颈动脉斑块内脂质坏死核心(极低回声区)的测量均应采用纵断面测量最大长度,横断面测量的最大厚度(图 5-39)。斑块的测量及描述应围绕斑块的位置、大小、形态、回声四个方面。

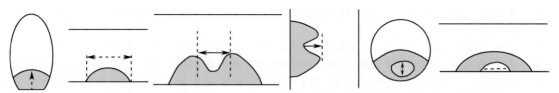

图 5-39 颈动脉斑块大小、颈动脉斑块溃疡大小、颈动脉斑块内脂质坏死核心超声测量示意图

【第二组】

3. 当颈动脉狭窄时,狭窄处流速达到 230cm/s 就一定是重度狭窄吗? 影响流速的因素有哪些?

颈动脉狭窄程度评估的主要依据是病变血管的结构变化特征与血流动力学参数检测结果的综合评估。因此,任何影响颈动脉血流动力学参数的因素均可影响狭窄程度评估的准确性,包括患者的自身因素、血管结构因素及操作者因素三类。

(1)全身因素:血压过高或过低、心功能不全、甲状腺功能亢进、贫血、心律不齐(心房颤动)等均可影响狭窄段、狭窄即后段、狭窄远段血流频谱特征及血流动力学参数(PSV、EDV、PSV 比值)策略的准确性,应注意颅内外动脉侧支循环开放情况对 PSV、EDV 测量值的影响。

(2)血管结构因素:血管走行迂曲、对侧颈动脉存在重度狭窄或闭塞性病变(颅内前交通支开放者)等因素可能导致高估狭窄程度,串联性节段性狭窄病变可能低估狭窄程度,例:如双颈内动脉重度狭窄,双椎动脉(通过基底动脉 - 大脑后动脉 - 后交通动脉代偿颈动脉系统)可出现代偿性增快,此时椎动脉自身狭窄处流速将高于参考值。

(3)操作者因素:狭窄段、狭窄即后段流速测量的位置与准确性直接影响狭窄程度的判定,狭窄远段流速应在狭窄以外 4~6cm 处、无窄后湍流或涡流的血管腔内测量。多普勒角度应 ≤ 60° 且与血流束方向一致。

4. 如何通过静脉的血流频谱特征判断是否存在阻塞?

静脉的血流动力学状态比较复杂,正常静脉血流受右心房压力与呼吸时胸腔内压力变化影响,表现为以下特点:①连续性、向心性单向回流;②随呼吸变化的期相性;③随心房及腹腔压力变化的波动性特征。

静脉血流频谱的期相性与波动性特征消失,血流频谱低平,可能原因为近心端静脉血管腔内或腔外病变导致严重管腔狭窄或闭塞。

【第三组】

5. 什么是颈动脉蹼?

颈动脉蹼是指从颈动脉壁突出,并延伸至动脉腔内的薄膜样片状物,通常位于颈内动脉起始部、颈动脉球部后壁、颈动脉分叉处远端。颈动脉蹼可能是一种内膜型肌纤维发育不良或是一种发育异常。颈动脉蹼可单发或多发,可顺血流方向,也可逆血流方向,多数不导致动脉管腔狭窄或仅有轻度狭窄(<50%),不引起明显的血流动力学改变,故很少直接引起脑供血不足。颈动脉蹼与管壁间可有血栓形成或与动脉粥样斑块相并存(图 5-40),有更高的脑卒中复发(29%)和短暂性脑缺血发作的风险,并与年轻隐源性前循环梗死患者的卒中风险增加有关。

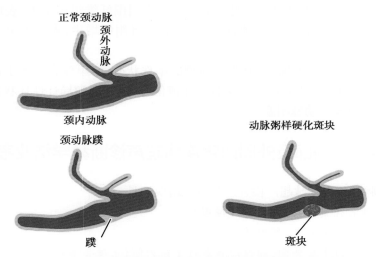

图 5-40　正常颈动脉、颈动脉蹼和颈动脉粥样硬化斑块示意图

6. 超声如何诊断颈动脉蹼?

颈动脉蹼超声表现包括颈动脉后壁突出并延伸至动脉腔内的薄膜样片状物,且与管壁内膜相连;可合并血栓及斑块存在;局部血流信号充盈缺损、变细。

颈动脉蹼需要与动脉夹层的撕裂内膜相鉴别,颈动脉蹼相对较局限固定、质地坚韧、不随血流波动,而撕裂的动脉内膜质地柔软、可随血流不断波动。

【第四组】

7. 大动脉炎的临床及超声表现有哪些?

大动脉炎是一种慢性的非特异性的非感染性的炎症性疾病,年轻女性多见。目前病因不明,可能由于感染等因素引起自身免疫功能失调,导致大动脉壁发生自身免疫性炎症性病理改变。大动脉炎可引起动脉狭窄、闭塞,少数可导致动脉瘤形成。大动脉炎分为活动期、缓解期、稳定期,缓解期时活动期症状消失,但动脉壁的反应性炎症仍然存在,活动期与缓解期可反复交替存在,稳定期时受累动脉壁瘢痕纤维化,动脉管腔出现不可逆性狭窄或闭塞。

根据大动脉炎受累部位主要分为五型:头臂动脉型、胸主动脉腹主动脉型、肾动脉型、肺动脉型、混合型。超声表现包括受累节段动脉管壁弥漫性、均匀性增厚,增厚处动脉壁由"高—中(低)—高"三层回声构成,横切面呈均匀环状增厚。随着炎症进程加重,可出现动脉狭窄或闭塞,少数可导致动脉瘤样扩张。

8. 颈动脉纤维肌发育不良的临床及超声表现有哪些?

纤维肌发育不良(fibromuscular dysplasia,FMD)是一种少见的非炎症性、非动脉粥样硬化性疾病,常累及长段、无分支的中型动脉,如颈内动脉,颈动脉分叉通常不受累及,可表现为闭塞性或动脉瘤样改变。发病率较低,好发于青年女性。FMD病理改变为血管平滑肌和纤维组织的破坏或增生及动脉壁结构紊乱,可累及动脉内膜、中膜及外膜。颈动脉FMD常合并肾动脉FMD、颅内动脉瘤。根据受累部位不同,主要分为3种类型:①内膜纤维组织增生,表现为局灶性环状狭窄或长短不规则的管状狭窄;②中膜发育不良,为主要类型,占75%~80%,包括中膜纤维组织增生和中膜周围纤维组织增生,表现为典型的串珠状改变,串珠直径大于正常的动脉直径;③外膜纤维组织增生,表现为单一病灶的长段狭窄。

纤维肌发育不良超声表现:动脉腔呈典型的串珠状改变,串珠直径大于正常的动脉直径。彩色多普勒超声可见管腔内红蓝交替的血流信号,或表现为局灶性环状狭窄或长短不规则的管状狭窄,可发生动脉闭塞。

附录2　颈部及外周血管疾病超声诊断教学结业考核

1. 颈外动脉和颈内动脉超声检查区分方法错误的是

A. 颈外动脉管径偏细,颈内动脉管径偏粗

B. 颈外动脉有较多分支,颈内动脉颅外段无分支

C. 颈外动脉走行于后外侧,颈内动脉走行于前内侧(正确答案)

D. 颈外动脉颞浅动脉敲击试验阳性,颈内动脉颞浅动脉敲击试验阴性

2. 正常情况下,以下哪支动脉与颅内供血无关

A. 锁骨下动脉　　　　　　　　　　B. 椎动脉

C. 颈外动脉(正确答案)　　　　　　D. 颈总动脉

3. 静脉曲张常见于哪支静脉

A. 股静脉

B. 大隐静脉(正确答案)

C. 腘静脉

D. 肌间静脉

4. 以下选项错误的是

A. 椎基底动脉系统与颈动脉系统的主要交通部位是 Willis 环

B. 颈内动脉第一分支是眼动脉

C. 右锁骨下动脉多起自主动脉弓（正确答案）

D. 椎动脉通常于第 6 颈椎入横突孔

5. 颈内动脉远端（C_4 段）重度狭窄,起始段（C_1 段）的血流频谱表现为

A. 流速减慢,血流阻力升高（正确答案）

B. 流速减慢,血流阻力降低

C. 流速增快,血流阻力升高

D. 流速增快,血流阻力降低

6. 右心衰患者,股静脉的血流频谱形态表现为

A. 随呼吸起伏的血流频谱形态

B. 流速减慢无波动的低平血流频谱形态

C. 与心律搏动一致的双相血流频谱形态（正确答案）

D. 动脉化的单相血流频谱形态

7. 以下哪支静脉血流频谱形态受右心房压力影响最明显

A. 小腿肌间静脉   B. 腘静脉

C. 桡静脉   D. 右头臂静脉（正确答案）

8. 股总动脉横断面如图所示,超声诊断为

A. 血管上皮来源肿瘤   B. 髋关节囊肿

C. 假性动脉瘤（正确答案）   D. 真性动脉瘤

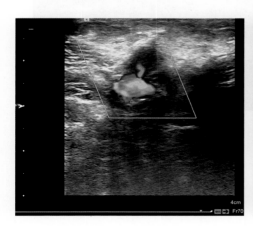 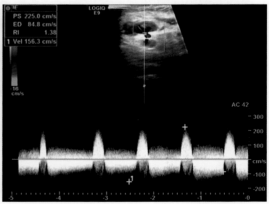

9. 根据超声图像所示,此处血管内病变最可能是

A. 动脉粥样硬化性斑块

B. 大动脉炎（正确答案）

C. 动脉内附壁血栓

D. 正常颈动脉

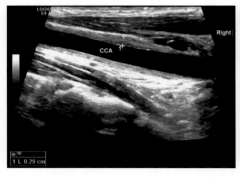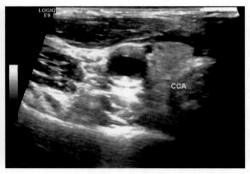

10. 股动脉内发现异常回声,最可能是

A. 股动脉多发钙化斑块

B. 股动脉夹层

C. 股动脉支架术后(正确答案)

D. 股动脉闭塞

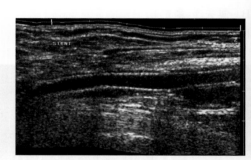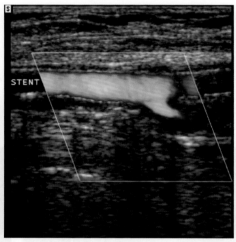

第六章

胰腺疾病超声诊断 PBL 教学

课程组织

1. **主讲教师** 1 位,确立课程主旨,完成课程整体设计。以问题为核心,以病例为线索,完成胰腺超声基础及胰腺相关疾病的超声诊断授课。

2. **学生** 4 组,每组 4~6 位,自由组合,分工合作,分别完成不同问题的文献检索、报告、问题回答并参与讨论。

3. **秘书** 1 位(具有 2 年以上教学经验),辅助主讲教师收集资料、观察学生状态,解决学生检索文献、书写 PPT 等困难,搭建教师与学生之间沟通的桥梁。同时完成课前、课后问卷收集。

4. **课程实行闭环管理** 提出问题、授课、提出问题、讨论、考核。教师、学生和秘书均全程参与。

课程方案

课程计划 1 个月内完成,共 3 次课程。课程间隔时间 1~2 周(具体就学生完成情况而定)。

第一讲:主讲教师完成胰腺超声相关知识的讲解,提供主要文献,提出核心问题,并给出拓展问题。

第二讲:学生分组汇报第 1 次课程的问题,教师参与学生讨论,并进行恰当的引导,纠正其错误,指出其不足,肯定其努力。

第三讲:分组讨论,教师全程参与,具体过程同第 2 次。

第一讲 认识胰腺

目标

1. 掌握胰腺相关基础知识(超声解剖学、胚胎学、生理学)。
2. 熟悉胰腺超声检查的基本原则。

3. 了解胰腺超声扫查技巧。

4. 实现胰腺标准化、规范化扫查。

核心问题

1. 一次完美的胰腺超声检查,除了充分掌握超声解剖知识外,还需要具备哪些知识?

2. 胰腺超声检查的基本原则是什么?

3. 胰腺超声扫查技巧包括哪些方面?

4. 如何实现胰腺的标准化、规范化的扫查?

基础知识

一、胰腺超声解剖基础

胰腺位于腹膜后、无包膜,沿着正中线横跨第 1~2 腰椎前方。其体表投影上缘位于脐上方 10cm,下缘位于脐上方 5cm。胰腺重量约 60~100g,个体差异大,男女之间分布无差异,随年龄而增加,50 岁以后逐渐萎缩,长度约 12~25cm,宽约 3~4cm,厚约 1.5~2.5cm。

胰头位于腹部正中线的右侧,十二指肠环内,位于十二指肠降部左侧,十二指肠水平部上方,右前方为胆囊,后方与下腔静脉及右肾相邻。胰腺形态多样,局部膨出或肥大容易与胰腺占位混淆,鉴别方法:观察该区域的回声与质地是否与胰腺相似。

胰腺主胰管起自胰尾,向右穿过胰体,然后在胰头的后下方到达钩突。通常情况下,主胰管会与胆总管汇合,共同或单独地开口于大乳头的 Vater 壶腹部。主胰管的内径约为 2~3mm,但在老年期可能会扩大至 6~7mm。内径约 2~3mm,到老年期可达 6~7mm,年龄、进食以及呼吸均会影响胰管宽度。约 50% 的人存在副胰管,短小且细,局限于胰头部,单独开口于小乳头。

胰腺区重要血管标志(图 6-1、图 6-2):

1. 胰头　胰头是胰腺的重要结构,胆总管结石、壶腹部周围胰腺肿块及肝外胆囊结石常发生于此。胃十二指肠动脉(GDA)是胰头重要解剖标志,走行于胰头与十二指肠降部。

2. 胰腺钩突部横切面(U)位于下腔静脉(IVC)前方(图 6-1),纵切 4 面钩突部(U)位于肠系膜上静脉(SMV)后方。

3. 胰颈、体部　SMV 走行于胰腺正中线偏右侧,在胰颈后浅沟内穿行,向上与脾静脉(SV)汇合成门静脉起始部。胰体前方由网膜囊后壁的腹膜覆盖,并与胃后壁相邻。

4. 胰尾　胰体向左上方延续,逐渐形成胰尾,胰尾位置变异较大,多数可达脾门,上缘的深面可见脾动脉(SA)和下方的 SV 共同走行。

二、胚胎学

胰腺的发生在胚胎第 4 周末,前肠末端腹侧近肝憩室的尾缘,内胚层细胞增生,向外突出形成腹胰芽,其对侧细胞也增生形成背胰芽,它们将分别形成腹胰和背胰。由于胃和十二指肠的旋转和肠壁的不均等生长,致使腹胰转向右侧,背胰转向左侧,进而腹胰转至背胰的下方并相互融合,形成单一的胰腺。在发育过程中,胰芽反复分支,形成各级导管及其末端的腺泡;一些上皮细胞游离进入间充质,分化为胰岛,第 5 个月开始行使内分泌功能。

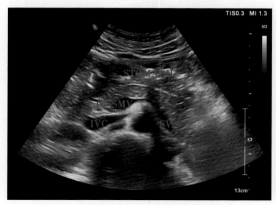

图 6-1　胰腺横切面

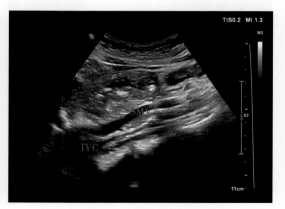

图 6-2　胰腺纵切面

三、胰腺扫查

(一) 超声检查的适应证及禁忌证

1. 适应证　临床怀疑有胰腺病变者均可进行胰腺超声检查。

2. 禁忌证　经腹胰腺超声检查无明确禁忌证。超声造影检查需遵循造影剂使用说明,除外过敏史,有严重心肺疾病的病人慎用,妊娠及哺乳期妇女禁用。

3. 局限性　易受胃肠道气体干扰,腹壁过厚影响成像效果。

(二) 患者准备

1. 检查前禁食　在进行胰腺检查前,通常需要禁食一定时间。一般要求禁食 8 小时以上,当天上午空腹检查。

2. 饮水要求　对于胃大部分切除的患者以外的人群,可以在检查前饮用 500~800ml 的水,帮助胃充盈,从而更好地显示胰腺。

(三) 仪器及探头

1. 首选凸阵探头,消瘦者或婴幼儿可选用线阵探头。

2. 凸阵探头频率选择　①成人 3.5MHz;②肥胖者 2.5MHz;③消瘦者和儿童 5MHz。

3. 选择腹部预设条件。

(四) 体位

1. 仰卧位

(1)最常用和首选。

(2)患者深吸气,通过下移的肝左叶扫查胰腺。

(3)经左侧脾区冠状断面扫查,可观察胰尾(图 6-3)。

2. 侧卧位　患者饮水后向左侧或右侧侧卧位,便于显示胰头和胰尾(图 6-4)。

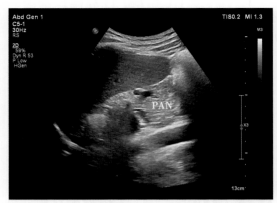

图 6-3　左侧脾区冠状断面扫查显示胰尾

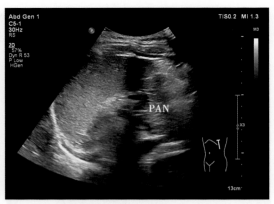

图 6-4　侧卧位显示胰尾

3. 半卧位或坐位　肝脏下移作为透声窗,并推移含气的横结肠显示胰腺。

4. 直立位

(1)可使肝脏明显下移,结合饮水显示胰腺的效果更好。

(2)特别适用于肝左叶小的患者。

5. 俯卧位　从背部经左肾显示胰尾,也可结合饮水法检查胰尾。

(五)扫查方法

1. 扫查断面

(1)上腹部横断面或斜断扫查:显示胰腺纵轴或长轴断面(图 6-5)。

(2)上腹部纵断扫查:显示胰腺横轴断面(图 6-6)。

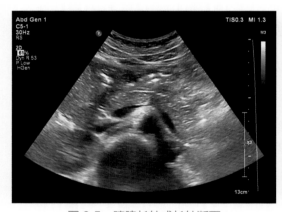

图 6-5　胰腺长轴或长轴断面

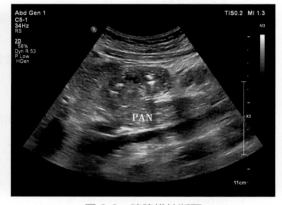

图 6-6　胰腺横轴断面

(3)其他断面途径

1)右侧卧位:沿左侧 8~10 肋间扫查,经脾显示胰尾。

2)仰卧位:于左肋部作冠状断面扫查,经脾脏和左肾显示胰尾。

3)俯卧位:经左肾纵断扫查可显示胰尾。

2. 胰腺测量方法　沿胰腺长轴扫查测量胰腺各部的前后径(厚度)(1977 年 Weill 法)

（图 6-7，表 6-1）：IVC 前方测量胰头，SMA 前方测量胰体，脊柱左前方测量胰尾。

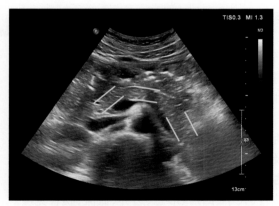

图 6-7　胰腺超声横断面图像（Weill 法）示意图

表 6-1　胰腺超声测量标准（前后径）

部位	正常	可疑	异常
胰头	<2.0cm	2.1~2.5cm	>2.6cm
胰体	<1.5cm	1.6~2.0cm	>2.1cm
胰尾	<1.2cm	1.2~2.3cm	>2.3cm

正常胰腺：

1. 形态　胰腺超声横断面图像（Weill 法）分为腊肠型（23%）、哑铃型（33%）、蝌蚪型（44%）。

2. 腺体　胰腺实质相比于肝脏，常为等回声或者稍高回声，胰腺回声随着年龄增长而逐渐增强。脂肪胰以胰腺脂肪浸润或胰腺脂肪变性为主要表现，超声对其诊断意义不明确。

3. 动脉血供　胰头部由胰十二指肠上、下动脉供血，在胰头前、后面和实质内构成动脉弓，由动脉弓发出分支至胰头和十二指肠。胰体、尾部血供来自脾动脉、腹腔动脉、肝动脉的胰背动脉及其左右分支，上述动脉穿入胰体、尾部实质内并相互吻合形成动脉弓。

4. 静脉回流　主要回流至门静脉—肠系膜上静脉系统，胰头（钩突）与胰颈的静脉，一般汇入胰十二指肠上、下静脉及肠系膜上静脉，胰体、尾部的静脉大多以小属支形式从后方汇入相伴的脾静脉。

5. 胰腺淋巴回流　由胰腺周围和脾门淋巴结等汇入腹腔动脉、肠系膜上动脉和腹主动脉等处的淋巴结。

四、胰腺病变超声评估

（一）胰腺病变超声检查思路

1. 发现病变

2. 病变位置，与胰管关系

3. 胰管、胆管有无扩张

4. 区分病变　实性、囊性、囊实性。

5. 累及腺体范围

6. 邻近大血管是否受累

7. 腹膜后淋巴结及肝脏评估

（二）常规超声评估胰腺病变

1. 评估胰腺病变位置、大小、回声、形态、边界、血流，胰管宽度。

2. 扩张胆管及胰管高度提示胰头区占位，即便肿物未明确显示。

3. 敏感性、特异性　75%。

4. 准确性　50%~70%。

（三）胰腺疾病分类

1. 先天性胰腺结构异常

2. 胰腺外伤

3. 炎性病变

（1）急性胰腺炎

（2）慢性胰腺炎

（3）自身免疫性胰腺炎

（4）胰腺结核

4. 局灶性病变

（1）囊性病变

（2）实性病变

（四）胰腺肿瘤的 WHO 分类

1. 良性上皮性肿瘤及前驱病变

（1）浆液性囊腺瘤

（2）浆液性囊腺癌

（3）腺上皮低级别上皮内瘤变

（4）腺上皮高级别上皮内瘤变

（5）导管内乳头状黏液性肿瘤伴低级别异型增生

（6）导管内乳头状黏液性肿瘤伴高级别异型增生

（7）导管内乳头状黏液性肿瘤伴浸润性癌

（8）导管内嗜酸性乳头状肿瘤

（9）导管内嗜酸性乳头状肿瘤伴浸润性癌

（10）导管内管状乳头状肿瘤

（11）导管内乳头状肿瘤伴浸润性癌

（12）黏液性囊性肿瘤伴低级别异型增生

（13）黏液性囊性肿瘤伴高级别异型增生

（14）黏液性囊性肿瘤伴浸润性癌

2. 恶性上皮性肿瘤

（1）导管腺癌

（2）腺泡细胞癌

（3）胰母细胞瘤

（4）胰腺实性假乳头状肿瘤

3. 神经内分泌肿瘤

（1）胰腺神经内分泌微腺瘤

（2）神经内分泌肿瘤（G1,G2,G3）

（3）无功能性胰腺神经内分泌肿瘤

（4）功能性胰腺神经内分泌肿瘤

1）胰岛素瘤

2）胃泌素瘤

3）血管活性肠肽瘤

4）胰高血糖素瘤

5）生长抑素瘤

6）分泌/产生 ACTH 神经内分泌肿瘤

7）肠嗜铬样细胞类癌

8）分泌 5- 羟色胺神经内分泌肿瘤

9）神经内分泌癌

10）混合性神经内分泌 - 非神经内分泌肿瘤

（五）常见囊性病变

囊性病变在 2.5% 的人群中存在,在 2.2% 的腹盆 CT、19.6% 的腹部 MRI 中可被发现。约 70% 无症状,大多数良性,部分良性病变的恶性潜能高达 68%。应正确识别,给予完整特征描述,充分随访、管理。

1. 假性囊肿　继发于急性胰腺炎 4~6 周、慢性胰腺炎、外伤或手术,位于胰腺内部或周围,大小不等,呈类圆形或形态不规则,壁通常较厚,可伴分隔,部分内见坏死组织呈片状低回声。超声造影:囊腔全程无增强,囊壁及分隔增强、光整。

2. 浆液性囊腺性肿瘤　平均年龄 60~70 岁,男:女为 1:3,典型微囊型囊腺瘤呈多房或蜂窝状无回声,囊直径<2cm,分隔、囊壁薄,中央可见钙化。极度微囊型少见,表现为类实性高或低回声病灶,超声较难分辨微小囊腔。大囊型一般囊腔直径>2cm,也可呈单室型。通常良性,浆液性囊腺癌临床少见,多表现为类实性,血供丰富,与周围组织分界不清或出现远处转移。超声造影:可更清晰地显示囊腔结构,动脉期囊壁及分隔呈高增强,囊壁薄,无乳头状突起,静脉期呈低增强。极度微囊型表现类似于血供丰富实性肿瘤。

3. 黏液性囊腺性肿瘤　平均年龄 45 岁,几乎为女性,分隔较少,囊腔常<6 个,周边钙化,癌前病变,不与胰管相通,胰体、尾常见。恶变者多直径大于 4cm 或出现乳头状突起,边界模糊,壁或分隔薄厚不均,实性成分增多。超声造影:动脉期高于或等于胰腺实质,浆液瘤

边界清晰,壁较厚,分隔薄,静脉期增强强度稍低于周边胰腺实质。囊腺癌边界模糊,囊壁及分隔均较厚,可见乳头状增强灶,静脉期快速减退,强度低于周边胰腺实质。

4. 导管内乳头状黏液肿瘤 可分为主导管型、分支导管型,平均年龄 60~70 岁,男性多见,表现为多发囊性或囊性为主囊实性病变,扩张胰管内可见等回声或低回声,癌前病变,与胰管相通,常>1cm,胰头常见。超声造影可显示分隔及乳头状突起增强。

5. 实性假乳头状肿瘤 平均年龄 30 岁,女性多见,可表现为囊性、囊实性及实性,常伴出血坏死,周边钙化,具有恶性潜能,不与胰管相通,常>10cm,胰尾、体常见。超声造影常表现为造影剂不均匀填充,边缘环状增强,内部片状等或低增强,静脉期快速减退,呈低增强。

6. 囊性神经内分泌肿瘤 发生于任何胰腺任何部位,体积较大者常因坏死囊性变表现为内部出现无回声区,部分可见斑片状钙化,体积大者可出现挤压周边器官和血管等表现。

（六）常见胰腺实性病变

1. 胰腺导管腺癌

（1）超声表现:呈低回声,边界不清、远端胰管扩张、血流信号无或者少、囊性变少,周边血管受压或受侵蚀,周围脏器受侵,区域淋巴结转移,肝转移。

（2）超声造影:动脉期呈低增强,文献报道:超声造影和增强 CT 发现胰腺癌的敏感性无统计学差异,但对于小的胰腺癌,超声造影敏感性更高。

2. 胰腺神经内分泌肿瘤

（1）超声表现:边界清 / 不清、血流信号丰富、体积大者常有囊性病变。

（2）超声造影:一般表现为快速高增强,边界清晰,较小者均匀增强,伴出血囊性变时,表现为不均匀增强。

3. 胰腺局灶炎性病变

（1）超声表现:边界欠清,胰管穿通征,血流信号正常或者减少,可有假性囊肿。

（2）超声造影:动脉早期表现为局限性等增强,静脉期与周围实质同步减退。

4. 胰腺转移性病变

（1）超声表现:单发、多发或弥漫性胰腺受累,边界清晰,血流信号丰富。

（2）超声造影:表现与原发灶相关,肾细胞癌转移瘤表现为动脉期高增强,肺癌转移瘤表现为低强化。

---------------- 课后思考题 ----------------

【第一组】

1. 胰腺超声检查容易忽视的部位有哪些?

2. 简述胰腺重要的动脉血供及主要的静脉回流。

3. 胰腺实性肿瘤有哪些? 常规超声检查及超声造影能提供哪些主要征象?

4. 胰腺导管扩张能提供哪些诊断信息?

【第二组】

5. 胰腺超声检查中能够显示哪些重要的血管标志?

6. 胰腺实质内能探及什么样的血流信号？

7. 超声造影能够为胰腺疾病提供什么信息？如何应用这些信息进行进一步诊断？

8. 经皮超声引导下胰腺肿物穿刺可行吗？需要注意什么？

【第三组】

9. 胰腺实质回声改变能够提供哪些诊断信息？

10. 常规超声检查能够为胰腺炎性病变提供哪些诊断信息？

11. 超声造影能够为胰腺炎性病变提供哪些诊断信息？目前的应用现状如何？

12. 超声造影诊断胰腺良恶性病变的主要依据是什么？

【第四组】

13. 发现胰腺内囊性病变应重点观察哪些征象？

14. 超声诊断胰腺囊性病变的要点是什么？

15. 胰腺导管内乳头状黏液性状肿瘤经腹超声能诊断吗？应重点观察哪些征象？临床通常会建议进一步做什么检查？

16. 胰腺神经内分泌肿瘤的超声征象是什么？有哪些诊断进展？

第二讲　讨论第一讲问题

目标

1. 通过查阅文献、分小组讨论第 1 次授课中提出的课后思考问题，并以幻灯片形式进行汇报，由授课老师进行点评。

2. 通过以第 1 讲的课程为主导，小组讨论的形式充分掌握胰腺常规超声及超声造影相关知识内容。

核心问题

1. 如何进行胰腺弥漫性及局灶性病变的超声评估。

2. 掌握常见胰腺病变的超声造影表现。

【第一组】

1. 胰腺超声检查容易忽视的部位有哪些？

- 胰腺沟槽区和腹侧的病变不影响主胰管或肝外胆管，应注意这些区域。
- 胰尾由于消化道中有气体和粪便，显示具有挑战性。
- 胰腺钩突的位置较深，也是容易忽视的地方。
- 扫查过程中仅关注胰腺实质，而忽略胰管的变化。
- 由于胰腺的位置随体位的变化而改变，显示受患者实时情况影响，应采用不同的体位和不同的扫查手法,如右侧卧位、坐位等,横切纵切相结合,不能仅仅探头加压。对于显示不佳的患者,建议采用液体充盈胃体法。

2. 简述胰腺重要的动脉血供及主要的静脉回流

胰腺主要由腹腔动脉和肠系膜上动脉供血。

(1)胰腺详细动脉血供:

1)胃十二指肠动脉:来自腹腔动脉,供应胰头和十二指肠的部分区域。

2)胰十二指肠上动脉:来自腹腔动脉,供应胰头和十二指肠的部分区域。

3)脾动脉的胰支:来自脾动脉,供应胰腺的体部和尾部。

4)胰十二指肠下动脉:来自肠系膜上动脉,供应胰腺的部分区域。

上述动脉吻合丰富,构成完整的动脉环,各动脉分支在胰实质内互相吻合形成梯形节段性网。

(2)胰腺的静脉分支模式与动脉一致,其走行可有很多变异,各个静脉血管的形式不恒定。

1)胰十二指肠前上静脉:是重要的胰头引流静脉,由十二指肠第二段下端沿胰头向内下走行,引流静脉血注入胃网膜右静脉;

2)胰十二指肠前下静脉:于十二指肠第二段下端处穿入胰头向内向下走行,引流静脉血注入肠系膜上静脉,它与胰十二指肠前上静脉组成静脉前弓。

3)胰十二指肠后下静脉:在胆总管胰后段下方沿十二指肠后沟向下内走行,引流静脉汇入肠系膜上静脉。

4)胰下静脉:伴随胰下动脉沿胰体后面下缘处走行,多汇入肠系膜上静脉或下静脉;

5)胰颈静脉:胰体、胰尾静脉少数情况下存在,由胰颈下缘汇入肠系膜上静脉。

6)胰体、胰尾静脉:多数汇入脾静脉。

点评:胰腺动脉血供分支很多,便于记忆的点是,胰腺的动脉血供来源于腹腔动脉及肠系膜上动脉分支,从胰腺的上下前后形成血管网。

3. 胰腺实性肿瘤有哪些?常规超声检查及超声造影能提供哪些主要征象?

常见的胰腺实性肿瘤包括:胰腺导管腺癌、胰腺局灶性炎性病变、胰腺神经内分泌肿瘤、胰腺转移性病变、间质来源病变。

[胰腺癌]

(1)常规超声

直接表现:表现为胰腺局限性肿大,呈低回声,无包膜,内部回声不均匀,可合并液化、钙化,形态不规则,与周边组织分界不清,后方回声衰减,彩色多普勒大部分无血流信号,少部分病灶内部或边缘可探及短条状血流信号。

间接表现:肿物远端胰管可扩张,推挤、包绕、侵犯周围相邻血管,胰腺周围可出现低回声淋巴结肿大,肝内可出现低回声转移灶,胆管扩张(常见于胰头癌)。

(2)超声造影:多数胰腺癌动脉期呈不均匀低增强,部分呈等增强;静脉期快速,呈边界欠清的低增强;病灶内部可出现造影剂缺损的液化坏死区。

[局灶性炎性病变]

(1)常规超声:病灶呈低回声,可有钙化,后方回声衰减不明显,病灶边界不清,胰管可穿过肿块内部,呈串珠样扩张,部分内可见强回声结石。

(2)超声造影:胰腺炎主要以炎性细胞浸润为主,细胞破坏少,纤维化程度轻,多表现为动脉期等增强,静脉期与正常组织以相同速度廓清,晚期仍为等增强。部分病灶表现部分为动脉期等增强,病灶周围呈低增强,静脉期造影剂和周边组织以相同速度廓清,晚期仍表现为等增强伴局灶性低增强。

[胰腺神经内分泌肿瘤]

(1)常规超声:胰腺神经内分泌瘤,体积较小者,多呈低回声,少数表现为高回声,形态规则,边界清晰,体积较大者内部可合并出血坏死囊性变,表现为形态不规则,内部可见无回声区,彩色多普勒可探及丰富血流信号。胰腺神经内分泌癌,除上述表现外,形态不规则,边界明显不清晰,可出现转移表现。

(2)超声造影:典型表现为整体快速高增强或者等增强,多数为均匀增强,合并出血囊性表现为不均匀增强。

[胰腺转移性肿瘤(PM)]

(1)常规超声:表现为单发或多发低回声病灶,较大病灶可合并液化坏死及钙化,一般不伴有主胰管及胆管增宽。

(2)超声造影:多向心性增强,亦可呈均匀整体增强:根据原发灶的血供程度不同,可表现为富血供或乏血供。PM 呈富血供表现的原发灶为肾透明细胞癌、肝细胞癌,甲状腺滤泡癌及腹腔间叶源性肿瘤,这些肿瘤的原发灶多为富血供性质;而呈乏血供表现的原发灶为肺癌、部分乳腺癌、胃腺癌、胆囊腺癌、肝胆管细胞癌和胆总管腺癌,来源于胆管的原发灶肿瘤常表现为乏血供。

点评:胰腺实性肿物,还需除外胰腺内副脾,文献汇报中提及发病率很高,可能是尸检的数据,但是在实际临床应用中发病率不高。且较难与胰腺神经内分泌肿瘤相鉴别,在增强CT 和超声造影中,胰腺中的副脾结节与脾增强模式相似,但是如果开始诊断是没有考虑到这种可能,在一个切面内无法比较脾脏和副脾的增强过程,是比较难以诊断的,但是当考虑到胰腺副脾的可能性,可能减少误诊的发生,可以减少患者不必要的手术。

4. 胰腺导管扩张能提供哪些诊断信息?

胰管是胰液的排出管道。主胰管通行于胰腺实质的中心偏后,它起自胰尾,横贯胰体,在胰头部转向后下方达到钩突处,并经 Vater 壶腹部共同或单独开口于大乳头。主胰管沿途吸纳许多小分支,所以管径由胰尾至胰头逐渐增宽,正常的管腔约 2mm,餐后可达3~4mm,其粗细均匀,光滑平整、随着年龄增长管腔逐渐增粗,至老年期,主胰管甚至最大可达 6~7mm,年龄、进食以及呼吸均会影响胰管宽度。约 50% 的人存在副胰管,短小且细,局限于胰头部,单独开口于小乳头。

急性胰腺炎时,大多数主胰管的宽度正常;少数主胰管轻度扩张,但管壁回声仍然正常,青少年主胰管管径大于 1.9~2.2mm 可作为诊断的依据。报道显示 8.2% 的急性水肿型和7.2% 的出血坏死型胰腺炎的主胰管扩张。尽管主胰管的扩张可作为观察急性胰腺炎的一个征象,但是,胰管的变化也是复杂多变的,胰管可因胰腺弥漫性水肿或出血、坏死而受压,它可在恢复期时轻度扩张,随着炎症的消退、吸收,胰管逐渐恢复正常,若胰管明显扩张或不规则呈串珠状等,应考虑有可能合并存在胰腺癌或慢性复发性胰腺炎。36%~60% 的急性胰腺炎合并胆结石,超声能显示胆囊和 / 或肝内、外胆管结石,其中有一部分胆结石就是急性胆源性胰腺炎的病因。

慢性胰腺炎常引起胰管的变化,声像图表现为主胰管不规则扩张,粗细不均,迂曲或囊状扩张管壁不规则或呈断续的高回声,有时管腔内有结石,有的胰管可与假性囊肿相通。主胰管扩张不是慢性胰腺炎所特有的,因为胰腺肿瘤也可引起主胰管扩张,但是,如果显示胰管结石,则倾向慢性胰腺炎。

占位性病变:胰腺肿物压迫主胰管,引起主胰管均匀性或串珠状扩张、迂曲,有的胰管可被肿块突然截断,肿块内无胰管结构,胰管壁较光滑,80%~91% 胰头癌出现不同程度的胰管扩张,可一直延至胰尾,并常常合并胆道扩张,呈"双管扩张征",胰体、尾癌只有约 18% 胰管扩张。小的胰腺癌不累及胰管时,则无胰管扩张。若癌肿浸润胰管,可使胰管闭塞而不能显示。

点评:胰管的串珠样扩张一般来源于慢性胰腺炎,胰腺癌的胰管扩张,如果不伴有反复的炎症情况下,通常胰管还是表现为一个比较平滑的扩张,不表现为串珠样扩张,所以应注意鉴别诊断。

胰腺癌和胰腺炎的鉴别:胰腺炎急性发作时常常受到肠气遮挡而显示得不清楚,临床中更多面对的是局灶性胰腺炎与胰腺癌的鉴别诊断。胰腺癌的边界模糊,在阅读文献时不能过于关注个案病例,这些病例往往是不符合一般规律的特殊病例,初学时应该多看指南性文献,会对学习更有帮助。

【第二组】

5. 胰腺超声检查中能够显示哪些重要的血管标志?

胰腺横切面:显示脾静脉、肠系膜上动脉、腹主动脉、下腔静脉。

胰头横切面:显示左肾静脉、下腔静脉、腹主动脉、门静脉汇合部、腹腔动脉。

胰腺颈部横切面:显示腹腔动脉、肝总动脉、右肾动脉、脾静脉。

胰腺体部横切面显示门静脉、脾动脉、肝总动脉、腹腔动脉、腹主动脉、下腔静脉。

胰尾部横切面显示右肾动脉、脾静脉、腹主动脉、下腔静脉。

胰头纵切面:显示门静脉、下腔静脉、右肾动脉、右肾静脉。

胰颈及钩突纵切面:显示肠系膜上静脉、肝固有动脉、下腔静脉、右肾动脉。

胰体纵切面:显示脾静脉、肠系膜上动脉、腹腔动脉、腹主动脉。

6. 胰腺实质内能探及什么样的血流信号?

胰腺实质血供由胃十二指肠动脉、肠系膜上动脉、脾动脉分支供血。但由于受周边动脉影响,常规超声彩色多普勒难以显示胰腺的分支动脉及实质血流信号。

7. 超声造影能够为胰腺疾病提供什么信息? 如何应用这些信息进行进一步诊断?

超声造影能够使常规超声不能显示的组织、器官和病灶血流信号得以显示。帮助显示胰腺实质及局灶性病变的微血流灌注。适用于胰腺局灶性病变的定性诊断、急慢性胰腺炎的诊断,常规超声显示不清的病变,CEUS 可提高检测病变的敏感性,其他影像学检查无法定性诊断的局灶性病变,评价胰腺癌放、化疗、消融等治疗的效果,CEUS 引导下组织穿刺活检、介入治疗等。

胰腺病变超声造影时相分为动脉期与静脉期,经静脉注射造影剂 0~30 秒为动脉期,30~120 秒为静脉期。增强与廓清速度与胰腺实质比较,分为快、同步、晚于胰腺实质增强,增强水平分为无增强、低增强、等增强和高增强,造影剂分布特征分为均匀增强、不均匀增强、特殊增强。

常见病变的超声造影表现:

(1)胰腺炎性病变超声造影表现

1)急性胰腺炎

- 急性水肿型胰腺炎:胰腺均匀增强,没有不增强区域。
- 急性出血坏死型胰腺炎:胰腺内可能会发现不增强的坏死区域,超声造影可用于随访治疗效果。
- 急性重症胰腺炎:超声造影可提高坏死区显示率。

2)慢性胰腺炎

- 局限性或肿块性胰腺炎:表现为动脉期与周围胰腺实质同步增强及减退,增强强度与周围胰腺实质相近。
- 自身免疫性胰腺炎:动脉期呈不均质的等至低增强,静脉期缓慢退出,对自身免疫性胰腺炎病灶内血管分级和激素治疗后的疗效评价有一定价值。

(2)胰腺囊性及囊实性病变超声造影表现

1)胰腺囊肿:增强早期及晚期均呈无增强,边界清晰,内无分隔增强。

2)浆液性囊腺瘤:显示多房分隔明显强化,内见无增强。

3)黏液性囊腺瘤:动脉期表现为病灶等增强,少数为高增强,静脉期多数为等增强,当实质成分较多时需警惕恶变可能,超声造影最重要的作用就是在黏稠的黏液中显示分隔及突起的强化。

4)实性假乳头状瘤:多可见包膜环状强化,较大病灶增强早期及晚期内部成不均匀等增强,并可见大小不一的无增强区。

5)假性囊肿:动脉期周边壁同步等或高增强,腔内坏死组织无增强。

(3)胰腺实性局灶性病变

1)胰腺导管腺癌:动脉期不均匀低增强,部分病灶内增强早期可见肿瘤血管,静脉期:快速减退,病灶边界更加清楚。利用此超声造影特点,了解胰腺癌侵犯周围血管的情况,可对胰腺肿瘤的可切除性进行术前评估。

2)神经内分泌肿瘤:动脉期快速或同步高增强,与组织病理学的分级及细胞分化有关。

(4)移植胰腺:供体胰的活性判定、移植胰随诊监测及鉴别胰腺移植术后的并发症,帮助临床及时制订治疗方案

8. 经皮超声引导下胰腺肿物穿刺可行吗?需要注意什么?

胰腺为腹膜后器官,周围解剖结构复杂,并发症发生的风险较腹腔内器官穿刺高,是最困难的穿刺活检部位之一。随着超声引导技术的提高和穿刺设备的改进,胰腺穿刺活检的成功率和安全性显著提高,取材成功率可达 90% 以上,经超声引导下胰腺肿物穿刺胰腺疾病明确诊断和病情评估方面发挥重要作用。

适应证:超声引导下穿刺活检适用于超声可见的胰腺局灶性病变或弥漫性病变,如:①胰腺局灶性病变良恶性鉴别、病理分型等;②胰腺弥漫性肿大,须明确病因;③胰腺移植后不明原因的胰腺功能损害和排斥反应。

禁忌证:①一般情况差,不能耐受穿刺,呼吸无法配合者;②有明显出血倾向及凝血功能障碍者;③急性胰腺炎、慢性胰腺炎急性期;④严重肝硬化及大量腹水者;⑤胰管明显扩张且无法避开,穿刺可能导致胰瘘者;⑥消化道梗阻胃肠道扩张者;⑦肿瘤内部或周围血管非常丰富,无安全穿刺路径者。

操作方法:经皮细针穿刺抽吸(fine needle aspiration,FNA):常规消毒铺巾,行局部麻醉;

于超声引导下以 20~22GPTC 针穿刺胰腺包块后拔出针芯,连接 25ml 注射器保持负压,反复穿刺 10~20 次,解除负压后退针;将取出的组织液置于载玻片上涂片数张,以涂片上可见白色颗粒为取材成功;最后 95% 乙醇固定后送病理或液基检查。

经皮穿刺活检(core needle biopsy,CNB):常规消毒铺巾、行局部麻醉后,于超声引导下采用自动活检枪和 18G 活检针穿刺;嘱患者屏住呼吸后扣动扳机,重复穿刺取样 1~4 次,取样长度为 1.5cm/2.2cm,以穿刺针槽内可见组织条为取材成功;以 10% 甲醛溶液固定后送病理科。

注意事项:①严格掌握适应证及禁忌证;②术前训练患者屏气,以便配合;③进针前全面了解病灶内部及周围血管、胆管的走行,选择合适的穿刺通道;④尽量避开胰管;⑤对于较大肿瘤应行多方向、多部位、周边取材;⑥超声造影能够帮确定病灶内坏死、囊变区;⑦穿刺前建议先进行必要的多学科讨论;⑧可手术切除的肿瘤,针道要选择在手术切除的区域,预防针道种植;⑨对于一些质地较硬的肿块,应先把穿刺针穿到病灶前沿,以防针道的偏移。

不良反应:腹部疼痛、出血、胰瘘、胃肠液漏、腹膜炎、针道转移等。应合理选择穿刺适应证、穿刺方法、穿刺路径和取材靶区,特别要注意活检枪激发后的弹射距离,必须保证弹射后针尖不损伤深部血管。

并发症预防:①术前、术后应禁食,尽量避开胰管和扩张的胃肠道,术后必要时可使用减少胰液分泌的药物;②感染探头及穿刺针等要严格消毒,遵循无菌原则;③选择较短的射程、最短的穿刺距离、较少的穿刺次数预防针道种植及出血。

穿刺活检后的护理:①注意监测患者血压、脉搏、呼吸等生命体征的变化,及时发现并发症;②术后并发症约 60% 发生于术后最初 2 小时内,80% 发生于 4 小时内。

点评:在国内外的指南中,胰腺肿物首选是经超声内镜引导下穿刺活检,但是在实际临床操作中,由于操作空间有限,穿刺针相对较细,导致出现假阴性的穿刺结果,且临床等待时间长,费用较高,因此临床中也会经常采用经皮超声引导下穿刺活检。根据既往研究和临床总结,经皮穿刺活检并发症的发生率与经内镜下活检相似,并不像指南中所述那么高,总体具有较高的安全性。

选择穿刺途径:应建立在多科讨论的基础上,经皮超声引导下胰腺肿物穿刺活检不应太冒进,指南首选经内镜超声引导下活检。当内镜下穿刺活检在临床操作上遇到困难或遇到假阴性病例时,由临床推荐行经皮穿刺活检。经皮穿刺活检可经胃,但应避免通过肠道,后者会导致感染风险增高;注意避开周围大血管,尤其是包绕大血管。当采取粗针穿刺活检,不能有效避开大血管时,应采取细针穿刺细胞学活检。细针穿刺活检需要病理科的配合沟通合作,才能得到理想的结果。

【第三组】

9. 胰腺实质回声改变能够提供哪些诊断信息?

正常胰腺实质呈均匀的点状中等回声,回声强度较正常肝脏稍高或相似,随着年龄的增长胰腺组织萎缩、纤维组织增多或胰腺脂肪浸润增加等,胰腺回声增强,当胰腺回声增强或减低都应当考虑是否为异常表现。

10. 常规超声检查能够为胰腺炎性病变提供哪些诊断信息?

常见胰腺炎性疾病分为急性胰腺炎、慢性胰腺炎、自身免疫性胰腺炎和胰腺脓肿。

(1)急性胰腺炎:轻症胰腺炎胰腺实质表现为低回声或极低回声,后方回声可呈增强效应。重症胰腺炎胰腺实质大多数呈高回声,声像图显示为密集的较粗的不规则高回声,分布不均。坏死液化严重时胰腺内还可出现片状无回声或低回声区,使整个胰腺呈混合回声。

胰腺假性囊肿:一般出现在急性胰腺炎发病 2~4 周后,典型假性囊肿表现为位于胰腺局部或周围的囊性病灶,呈圆形,边界较清楚,囊壁可毛糙或光滑,内见分隔或钙化,后方回声增强。

急性胰腺内、外积液:积聚在胰腺内时声像图表现为胰腺实质内无回声或低回声区,边缘多模糊不清,后方回声增强。胰腺外积液可向其他部位扩散,表现为积液部位的无回声或低回声区。

(2)慢性胰腺炎:胰腺体积多缩小,少数正常或增大,实质回声增强、增粗、回声不均匀,但在病变早期,胰腺可呈低回声。胰腺实质内钙质沉着可引起胰腺钙化或结石,表现为点状或斑块状强回声,后方伴声影。胰管可出现不均匀扩张,呈"串珠样"改变,管腔内可伴有结石较大的结石声像图表现,为圆形、椭圆形或弧形致密强回声,后方伴声影;小的结石表现为点状强回声,后方可伴有彗星尾征。少部分病例合并假性囊肿,表现同前所述。

(3)自身免疫性胰腺炎:可分为弥漫型和局部型。弥漫型超声表现为胰腺弥漫性肿大,呈腊肠样改变,实质回声减低、增粗;局部型超声表现为局灶性低回声改变,边界模糊,形态可不规则,与胰腺癌较难鉴别。

(4)胰腺脓肿:脓肿早期病变部位回声增粗、不均匀,边界不清,随病情发展,脓肿边界模糊,中心可见液性暗区。慢性期脓肿成熟,表现为胰腺周围或内部无回声区,内部可有点状回声。彩色多普勒囊壁可见血流信号,中心脓液区域无血流信号。

11. 超声造影能够为胰腺炎性病变提供哪些诊断信息?目前的应用现状如何?

超声造影能帮助判断胰腺炎性病变严重程度,是否出现液化坏死区,判断液化坏死范围,引导介入治疗,监测并发症的发生,并预测其临床转归。

(1)急性水肿型胰腺炎超声造影后,胰腺与周围组织分界清晰,未见明显无灌注区。

(2)急性出血坏死型胰腺炎:超声造影后呈不均匀增强,可散在局灶性或片状无增强区。胰周积液及腹膜后炎性改变,假性囊肿等表现为组织的无灌注区或低灌注区。

(3)肿块型慢性胰腺炎:超声造影早期表现为局灶性增强,与周围胰腺实质同步增强与减退。

(4)自身免疫性胰腺炎(AIP):弥漫型 AIP 表现为增强早期和晚期均为弥漫性、中等强度的增强。局灶型 AIP 的超声表现多表现为肿物与胰腺实质同步增强、同步减退,且呈均匀增强。

(5)胰腺脓肿:多数超声造影表现为动脉期环状厚壁高增强,囊壁不规则,内部无增强,或表现为蜂窝状增强,内部可见无增强区。

12. 超声造影诊断胰腺良恶性病变的主要依据是什么?

一般良性病变增强程度与胰腺实质相近或呈高增强,多表现为均匀的整体增强,中心坏死较少见,部分肿瘤可见分隔。静脉期廓清是怎样的?

恶性病变超声造影常表现为增强程度低于周围胰腺实质,呈低增强,多呈不均匀的增强,增强速度较实质慢,静脉期消退早于胰腺实质。

【第四组】

13. 发现胰腺囊性病变应重点观察哪些征象?

胰腺囊性病变在病理学上可分为炎性积液、非肿瘤性胰腺囊肿(non-neoplastic pancreatic cyst,NNPC)和胰腺囊性肿瘤(pancreatic cystic neoplasm,PCN)。

其中炎性积液包括急性胰周积液、假性囊肿、急性坏死性积聚和包裹性胰腺坏死。非肿瘤性胰腺囊肿包括真性囊肿、潴留囊肿、非肿瘤性黏液性囊肿和淋巴上皮囊肿。胰腺囊性肿瘤包括浆液性囊性肿瘤(SCN)、实性假乳头状肿瘤(SPN)、黏液性囊性肿瘤(MCN)和胰腺导管内乳头状黏液肿瘤(IPMN)。

胰腺内囊性病变需重点观察直接征象和间接征象。直接征象包括:①位置、大小、形态、边界;②内部回声;③后方回声;④胰管改变;⑤与胰管有无相通;⑥彩色多普勒表现。间接征象包括:①胰腺周围脏器或血管受压;②胰周脏器浸润、转移及淋巴结转移。

14. 超声诊断胰腺囊性病变的要点是什么?

(1)胰腺内、外有无液性无回声区

(2)囊肿位置、大小、形态、边界

(3)囊肿和扩张的胰管是否相通

(4)囊壁厚薄,边缘光滑否,完整或不规则

(5)有无向腔内突出的乳头状、实性回声

(6)腔内有无分隔、单房或多房、钙化

(7)有无呈非均质囊实混合性的病变

(8)多发囊肿需检查肝肾有无多囊性病变

[胰腺假性囊肿诊断要点]

- 病因:多继发于急、慢性胰腺炎、外伤手术后。
- 由于胰腺组织坏死、崩解,胰液及血液溢出,刺激网膜包裹及周围纤维组织增生,形成囊肿样改变。因囊壁无胰腺上皮细胞覆盖,故称假性囊肿。
- 临床表现:腹痛、腹胀、恶心、呕吐为主要表现。
- 部位:多发于胰腺体尾部,一般位于胰腺腹侧面,与胰腺相连。
- 超声特点:圆形或椭圆形、无回声区,边界清,后方回声增强,呈典型囊肿表现。囊壁较厚,囊液清晰,坏死和继发感染者内见点样或絮样高回声常压迫挤压周围器官。
- 超声造影:动脉期周边壁同步等或高增强,腔内坏死组织无增强。

[真性囊肿诊断要点]

- 少见,分为先天性囊肿和后天性囊肿(包括潴留性、寄生虫性、肿瘤性)。
- 先天性囊肿:胰腺内单个或多发圆形或椭圆形无回声区,囊壁薄,边界清,后方回声增强。多囊胰时,胰腺局部或弥漫性增大,见多个大小不等液性暗区。
- 后天性囊肿多为潴留性囊肿,胰管周围的胰腺实质内单发无回声区,有时可见与扩张的胰管相通;胰腺可伴有慢性胰腺炎超声改变。

- 寄生虫性囊肿因寄生虫不同而表现不同,可单房或多房,包膜较厚、毛糙,囊内可见子囊或头节回声。
- 超声造影:无增强。

[胰腺囊腺瘤诊断要点]
- 无特殊临床表现,多数因发现腹部包块为主诉来诊治。好发于胰体尾部,分两类:
  浆液性囊腺瘤:形态规则,边界清晰,内可见分隔呈多房样或蜂窝样,后方回声增高;
  黏液性囊腺瘤:形态规则,圆形或分叶状,轮廓清楚,包膜完整,内呈多房样,囊壁及分隔较厚,可见乳头状稍高回声突起。黏液性囊腺瘤有恶变倾向。
- 肿瘤较大时,胰腺周围脏器可有压迫征象。
- 超声造影:浆液性囊腺瘤——显示多房分隔明显强化,内无增强;黏液性囊腺瘤——动脉期等增强,少数高增强,静脉期等增强。

[胰腺囊腺癌诊断要点]
- 胰腺内囊实性回声,囊壁回声模糊中断,与周围组织分界不清,实性部分形态不规则并可见不规则的乳头样突起。囊壁和实性部分可见血流信号。
- 压迫侵犯主胰管或胆总管时,可见主胰管及胆总管扩张。
- 淋巴结、肝脏转移或侵犯周围血管时,有助于诊断。
- 超声造影:与周围胰腺组织同时增强,实质早期等或高增强,增强消退较快,实质晚期低增强。

[实性假乳头状瘤诊断要点]
- 肿瘤体积一般较大,形态规则,边界清晰,常伴出血坏死,多呈囊实性。体积较小者多以实性为主,表现为低回声。
- 部分可伴有钙化,多呈粗大钙化。
- 较少引起胰管扩张。
- 彩色多普勒可探及肿物边缘或内部血流信号。
- 超声造影:包膜环状强化,内部呈等增强或低增强,分布不均匀,可见无增强区,静脉造影剂多表现为快速减退呈低增强。

点评:除上述总结之外,患者的年龄、性别等,是在看到影像学特征前要考虑的因素。对上述良性病变特征的总结,其实就是"老生常谈",壁是不是增厚,有没有乳头状突起,有时可能肉眼的观察很难提供非常可靠的或者说很精细的一些诊断信息,因此一些临床特征更加重要。比如,老年女性可以提供什么样的可诊断的可能,老年男性又是哪些诊断的可能,年轻女性囊性病变就应考虑实性假乳头状瘤的可能性。另外,前面提到的如何鉴别黏液性还是浆液性肿瘤,年龄很重要。都是发生在女性,年龄越大的风险越高,还是体积越大风险越高,均与临床紧密相关。老年女性如果有胰腺囊性病变,一般认为良性可能性大,至于是浆液性还是黏液性,凭单囊多囊是难以鉴别的。

胰腺实性假乳头状瘤在前次课程中讲到,它其实是一种坏死性的囊性变,因此它里面的囊是很不规则的,和浆液性、黏液性的这些良性肿瘤中形成的这种规则的囊是不一样的。

15. 胰腺导管内黏液性乳头状肿瘤经腹超声能诊断吗?应重点观察哪些征象?临床通常会建议进一步做什么检查?

胰腺导管内黏液性乳头状肿瘤(IPMN)起源于胰腺导管黏液上皮,呈乳头状生长,分泌过多的黏液,引起主胰管和/或分支胰管进行性扩张或囊变,可并发急慢性胰腺炎。发生率占胰腺囊性肿瘤的20%,好发于老年人,最多见于60~70岁,男女比例为2:1。通常无症状,部分合并胰腺炎反复发作病史,按侵犯部位可分为主胰管型(MD-IPMN)、分支胰管型(BD-IPMN)及混合型(MT-IPMN),有恶变风险,是胰腺癌的癌前病变,治疗采用手术切除。

经腹部超声可作为辅助检查,应重点观察胰腺大小回声、形态、有无占位、与周围组织的关系,当发现病灶时,应关注病灶大小、位置、形态、内部回声、分隔、钙化、囊壁有无增厚、有无乳头状突起及壁结节、有无周围组织侵犯、胰管扩张程度、囊性病变与主胰管是否相通、血流情况,同时应注意观察患者状态,有无黄疸、胰腺炎病史。

当超声检查怀疑病灶为IPMN,可进行进一步超声造影、超声内镜检查术(EUS)、CT、MRI、磁共振胰胆管成像(MRCP)、ERCP(经内镜逆行性胰胆管造影术)。其中CT诊断效果最差,发现率仅为1.2%至2.6%;一般MRI为首选方法,发现囊性病变概率19.9%;MRCP多方位投影对于显示病变与主胰管关系具有重要价值;ERCP显示壁结节效果较好,是无创检查金标准,可在检查同时取活检;超声内镜随诊复查最重要方法,可发现壁结节和侵犯,超声内镜可介导穿刺活检。

点评:IPMN的重要特征是胰管的高度扩张,胰腺导管腺癌远端也会出现胰管的扩张,但扩张一般表现为轻度的扩张,主胰管扩张到4~5mm。IPMN的扩张最宽可达1~2cm,并且扩张越明显,主导管型的可能性就越大,因此它恶性的风险就越高,这些都与其临床表现紧密相关。高度扩张的原因是其分泌大量黏稠的黏液排不出来,在超声内镜下可以看到胰十二指肠乳头堵着一些黏液栓,所以IPMN是一种梗阻性的高度扩张,因黏液栓黏稠程度不同,扩张的程度也是不一样的。如果超声检查怀疑IPMN,首先应进一步做MRCP检查,MRCP可清晰地观察肿物与胰管之间的关系,区分主胰管型或分支胰管型,对于进一步的临床诊疗的决策也是至关重要的。

16. 胰腺神经内分泌肿瘤的超声征象是什么?诊断进展有哪些?

胰腺中存在一种特殊的结构称为胰岛(内分泌细胞团体),尤其在胰体、尾部最多,这是胰腺发挥内分泌功能的基础。当胰岛内的内分泌细胞发生恶变,即会形成胰腺神经内分泌肿瘤(neuroendocrine tumors of pancreas,PNET)。PNET属于低度恶性肿瘤,患病率低(约占胰腺肿瘤的3%),进展缓慢。根据有无分泌激素分为有功能性(20%)、无功能性(80%)。有功能性患者常会出现低血糖、面色潮红和慢性腹泻以及顽固性消化性溃疡等问题,极易被误诊;而非功能性患者则并无具体性临床表现,早期难以发现。

PNET超声特征如下。①位置:可处于胰腺任何位置,胰体尾部较多;②圆形或类圆形,实性低回声,内部回声多较均匀,边界清晰,形态较规则;③多数肿瘤体积较小,较大肿瘤多呈囊实性,伴内部囊边坏死;④多无主胰管、胆管扩张;⑤血流较丰富;⑥CEUS表现为早期呈同步增强,达峰时较胰腺实质高或等增强,呈富血供表现,减退时低增强。

诊断进展见表6-2。

表 6-2　胰腺神经内分泌肿瘤诊断进展

常用检查学方法		优势/特点	
传统的解剖学或形态学成像	超声	经腹超声首选检查,但应用受限	已经广泛应用于临床,可以提供病灶位置形态大小、回声/密度/信号特点、累及范围等信息,在肿瘤的筛查和诊断中发挥重要作用
	内镜超声检查 EUS	EUS 可提高肿瘤的检出率,靠近病灶,空间分辨率有所改善;还可以确定与疾病的局部扩散相符的胰腺周围淋巴结转移	
	超声造影 CEUS	可提高肿瘤的检出率,CEUS 显示的微循环灌注有助于诊断	
	CT、增强 CT	诊断准确率高;可通过肿瘤强化程度来评估病理级别 为术前恶性程度评价提供依据;同时为制定治疗方案提供支持;有助于评估预后	
	MRI	MRI 使用非电离辐射,较 CT 具有更好的对比度分辨率;但价格较高,其应用受限;联合表观弥散系数(ADC)值,MRI 的诊断及分级能力提高	
功能性成像	氟代葡萄糖-正电子计算机断层扫描(^{18}F-FDG PET-CT)	诊断价值有限	
	生长抑素受体闪烁成像	诊断价值较高,并可指导临床治疗和预测预后,但中国尚未普及 不仅可以更准确地定位、定性及评估肿瘤转移范围,还可以反映肿瘤的生物学特征,筛选出适合进行放射性核素治疗的患者,并可指导方案的制订	

　　点评:PNET 因其一般挤压胰管非侵及胰管,所以不会有明显的胰管扩张。PNET 边界常清楚,可多发病灶,且血供非常丰富,与胰腺癌表现截然不同,胰腺癌很少多发,乏血供,边界不清晰。PNET 还有一个特点是需要提起注意的,对于功能型的 PNET,可能在体积很小的时候患者就出现明显的临床症状,而被早期发现,但由于肿瘤体积小,经腹超声不一定能够非常敏感地发现病灶,而对于多发的病灶,经腹超声不一定能发现所有病灶,术中超声非常有帮助。核素检查对于神经内分泌肿瘤是很重要的。如果看到血供丰富、边界清楚的病灶的时候,结合患者临床症状,可以比较有信心地提示诊断神经内分泌肿瘤,而不仅是局限在占位性病变的诊断水平。

第三讲　胰腺相关综合征的胰腺病变超声表现

目标

1. 通过查阅文献、小组讨论、汇报多发性内分泌肿瘤。

2. 通过查阅文献、小组讨论、汇报 VHL 综合征。

核心问题

1. 多发性内分泌肿瘤相关胰腺病变的超声表现？
2. VHL 综合征相关胰腺病变的超声表现？

一、多发性内分泌肿瘤

多发性内分泌肿瘤（multiple endocrine neoplasia，MEN），此病以往被称为"多发性内分泌腺病"或"多腺性综合征"，现在命名为 MEN，是指先后或同时发生 2 个以上不同的内分泌腺体肿瘤或增生，以功能亢进为主要表现的遗传性疾病。

病因——分子生物学差异：MEN-1，肿瘤抑制基因 menin（11 号染色体长臂）遗传性突变——胞不规则的生长；MEN-2，原癌基因 *RET* 突变——激活了酪氨酸激酶受体——引发相关细胞的不规则生长。

MEN-1 型的特点是合并发生甲状旁腺、胰岛细胞和垂体前叶肿瘤。甲状旁腺瘤发生于 95% 的 MEN-1 型患者，引起原发性甲状旁腺功能亢进，并导致高钙血症。有约 90% 的患者因出现高钙血症而检查发现甲状旁腺瘤，为 MEN-1 型的首发临床表现。胰岛细胞瘤发生于 40% 的 MEN-1 型患者。胃泌素瘤最为常见，胰岛素瘤次之，胰高血糖素瘤和血管活性肠肽瘤较为罕见。尽管胰多肽瘤更多见一些，但常常无症状。胃泌素瘤可引起 Zolinger-Ellison 综合征，故而是 MEN-1 型患者中致病和致死的最重要的原因。垂体前叶瘤发生于 30% 的 MEN-1 型患者，大部分（60%）是催乳素瘤，其次（20%）是生长激素瘤（生长激素分泌细胞瘤）。促肾上腺皮质素瘤和其他无功能腺瘤所占比例不到 15%。MEN-1 型相关肿瘤还包括肾上腺皮质瘤（5%）、类癌（4%~10%）、脂肪瘤（1%）、面部血管纤维瘤（88%）和胶原瘤（72%）。

MEN-2 型与甲状腺髓样癌及嗜铬细胞瘤相关。目前认定有 3 种亚型：MEN2a 型、MEN2b 型和单纯的甲状腺髓样癌。

MEN-2a 型最为常见，与甲状腺髓样癌、嗜铬细胞瘤和甲状旁腺肿瘤（20%）相关，而嗜铬细胞瘤可以累及双侧。MEN-2b 型占 MEN-2 总数的 5%，其特点是有甲状腺髓样癌、嗜铬细胞瘤，并有类马方综合征体型、黏膜神经瘤、有髓角膜纤维以及肠自主神经节功能紊乱引起的多发性憩室和巨结肠。甲状旁腺肿瘤并不经常发生。对于单纯性甲状腺髓样癌患者，甲状腺髓样癌是该综合征的唯一表现。

胰岛细胞瘤超声表现：功能性胰岛细胞瘤通常瘤体较小即出现明显症状，因此，定性诊断容易。但因瘤体小，术前定位诊断有一定困难，尤其对直径小于 1cm 的肿瘤，超声容易漏诊。非功能性胰岛细胞瘤瘤体积较大，常呈圆形或类圆形，大者可呈分叶状，边界清晰，包膜完整，瘤体小时多为均匀低回声，大者常出现不规则液性暗区，呈混合回声。恶性胰岛细胞瘤体积较大，形态不规则，包膜不完整，常局部浸润或肝脾淋巴结转移。

二、Von Hippel-Lindou 综合征

Von Hippel-Lindou（VHL）综合征，又称家族性视网膜及中枢神经系统血管瘤病，是一种由 *VHL* 基因突变引起的常染色体显性遗传病，身体其他部位还可发生肾细胞癌、嗜铬细胞瘤、附睾囊肿或囊腺瘤、多囊肝、多囊肾等，胰腺也可受到累及。该病表现为家族性、多器官

受累的良、恶性肿瘤症候群,发病率 1/45 500~1/36 000,平均起病年龄 26 岁,65 岁时外显率超过 90%,平均生存年龄不足 50 岁。80% 有家族史,20% 为散发病例。

致病基因 *VHL* 基因是一种肿瘤抑制基因,定位于染色体 3p25~26 区,包含 3 个外显子和 2 个内含子。*VHL* 基因突变率为 75% 左右,突变类型主要为点突变,还有错义突变、缺失突变、插入突变和移码突变等。VHL 患者的最突出特征就是肿瘤富含血管及 VEGF 的高表达。

1. 诊断标准

(1)有明确中枢神经系统或视网膜血管母细胞瘤家族史患者,只要出现一个中枢神经系统或视网膜血管母细胞瘤,或者一个脏器病变,包括肾癌、肾囊肿、胰腺囊肿或肿瘤、嗜铬细胞瘤、附睾囊腺瘤,即可诊断。

(2)无家族史的散发患者,出现两个或两个以上中枢神经系统血管母细胞瘤,或一个血管母细胞瘤和一个或以上实质脏器病变方可诊断。

2. 临床分型

(1)1 型,包括视网膜和中枢神经系统血管母细胞瘤、肾囊肿、肾癌和胰腺囊肿,但无嗜铬细胞瘤。

(2)2 型,包括视网膜和中枢神经系统血管母细胞瘤,另外存在嗜铬细胞瘤和胰腺的胰岛细胞瘤,但无胰腺囊肿和肾脏肿瘤。

● 2A 包括嗜铬细胞瘤及其他脏器病变,但不包括肾细胞癌;
● 2B 包括嗜铬细胞瘤和肾细胞癌;
● 2C 仅含有嗜铬细胞瘤。

(3)3 型,较不常见,包括视网膜和中枢神经系统血管母细胞瘤、嗜铬细胞瘤、胰腺和肾脏肿瘤。

3. 常见病变部位及超声表现

(1)中枢神经系统病变

1)如果有视网膜或中枢神经系统血管母细胞瘤家族史存在,仅有一个血管母细胞瘤或内脏病变(肾肿瘤,胰腺肿瘤或囊肿,嗜铬细胞瘤,附睾或子宫阔韧带乳头状囊腺瘤等),即可作出 VHL 的诊断。

2)对没有明确家族史的孤立病例,需要两个或更多个血管母细胞瘤,或 1 个血管母细胞瘤合并 1 个或多个内脏病变方可确诊。

3)对于临床表现不典型者,需进行 *VHL* 基因检测。

(2)胰腺病变:35%~70% VHL 综合征患者发生胰腺病变,包括单发或多发囊肿、囊腺瘤和神经内分泌肿瘤。其中,胰腺囊性病变最多见,常为多发性,大小和数量不等,可满布全胰,胰腺癌罕见。临床表现为局部疼痛、胆道梗阻、内分泌功能不足等症状和体征。

常见超声表现:

1)多发囊肿:胰腺体积增大,内布满大小不等无回声区,无明显相通,边界清晰,后方回声增强,部分囊内出血呈等或混合回声;胰腺实质多受压萎缩。

2)浆液性囊腺瘤:胰腺内密集蜂窝状小囊肿样回声或囊实性肿块,囊壁或实性成分可探及血流信号。

3)神经内分泌肿瘤:通常不具有激素活性,而且生长缓慢,但有恶性倾向,超声表现同胰腺神经内分泌肿瘤部分。

(3)肾脏病变:VHL综合征中肾癌的发生率为25%~38%,肾囊肿发生率为50%~70%,两者可同时存在。

常见超声表现:双肾体积显著增大,形态失常,表面不平,实质内散在分布大小不等无回声,未见明显正常肾实质。

(4)肾上腺病变:VHL综合征肾上腺嗜铬细胞瘤发生率为11%~19%,具有早发、双侧、多灶及恶性程度低的特点。嗜铬细胞瘤可以是VHL综合征的唯一表现,当影像学发现嗜铬细胞瘤征象时,需要警惕VHL综合征的可能。嗜铬细胞瘤多发生于肾上腺,但也可发生于颈部及腹腔神经节。

常见超声表现:肾上腺圆形或类圆形肿块,边界清,形态规则,内部回声低而均匀;随着肿瘤增大发生出血、坏死或囊性病变时,内部形成不规则无回声区;实性部分血流信号较丰富。

(5)附睾病变:乳头状囊腺瘤可出现在男性的附睾,双侧乳头状囊腺瘤几乎为VHL综合征特有。乳头状囊腺瘤为良性且一般没有症状。超声表现:一般表现为阴囊内囊性包块或囊性为主混合回声包块,发生于附睾头部,最大径均>3cm,大部分表现为多房,少部分表现为单房,少部分可见乳头状突起。彩色多普勒显示囊壁均见血流信号环绕,囊内、分隔及乳头状结构未见血流信号。

VHL综合征的腹部超声具有一定的特征性表现,当超声发现胰腺、肾脏、肾上腺的特征性囊肿或肿瘤,尤其2个或以上脏器同时发病时,需注意询问家族史并建议中枢神经系统的MRI检查,以除外VHL综合征。

点评 MEN和VHL综合征都是有可能影响胰腺的一种全身性的疾病。二者发病率基本上在0.1%以下,均属罕见病。二者都是由于基因突变,导致编码异常的蛋白,造成了一系列与之相关的多器官或多系统的异常表现。

MEN在甲状旁腺、甲状腺、胰腺或垂体的病变都是神经内分泌肿瘤,且多是有功能性的改变,因此它会比较明确地指向特定靶器官。但VHL综合征则不同,比如患者出现胰腺囊腺瘤、肾脏的囊性病变或肾癌等,都不会存在早期症状。VHL出现症状往往是由中枢神经系统病变造成的,中枢神经系统肿瘤很容易造成压迫或者是功能上的改变。很多患者在疾病早期曾行中枢神经系统的手术,如血管母细胞瘤、视网膜血管瘤等。因此人们最早注意到的是中枢神经系统病变,后期随着肿物变大或偶然筛查,才发现腹部病变。

这些疾病中的胰腺病变多是一些相对良性的改变。MEN胰腺病变往往是神经内分泌肿瘤,如胰岛细胞瘤或者是其他常见类型的神经内分泌肿瘤。超声特点为血供丰富、边界清晰,与胰腺癌不同。VHL综合征胰腺病变则是以囊性病变为主,癌少见。希望大家不要把胰腺单独记忆,比如甲状旁腺的腺瘤或者增生是不是也有边界清晰、血供丰富的特点。除此之外,胰岛细胞瘤、甲状腺髓样癌、肾上腺嗜铬细胞瘤,它们的特征表现为边界清晰、血供丰富。可以将所有的神经内分泌肿瘤共同记忆,均具有相同的特征。

MEN对于超声最大的挑战是发现这些病灶,而且不要漏掉某个脏器里的病变。而VHL综合征是当超声发现肾脏、胰腺或肾上腺的病变时,如果是多脏器受累,要考虑到VHL综合征的可能性,为临床提供一个诊断的可能方向,患者可以少走弯路,早行基因诊断、早干预,或是预防性长期随诊。

推荐阅读文献

［1］陈军法，陈卫霞，宋庆轮 . Von Hippel-Lindau (VHL) 综合征 3 例报告并文献复习 . 华西医学 , 2007, 22 (2): 273-275.

［2］陈文莉，李凡，杜联芳 . 多种原发灶来源的胰腺转移性肿瘤的超声造影表现特征分析 . 肿瘤影像学 , 2020, 29 (4): 385-389.

［3］陈孝平，张占国 . 层次解剖 : 再谈腹部外科这一古老的解剖概念 . 中华消化外科杂志 , 2016, 15 (1): 12-15.

［4］段坤龙，张智林，周惠惠，等 . 超声引导下经皮细针穿刺抽吸及穿刺活检诊断胰腺占位性病变 . 中国介入影像与治疗学 , 2022, 19 (9): 552-555.

［5］冯小伟，罗亚平 . 沟槽状胰腺炎 ^{18}F-FDG PET/CT 显像一例 . 中华核医学与分子影像杂志 , 2018, 38 (10): 697-699.

［6］韩洁，吕珂，姜玉新 . 超声造影在胰腺疾病诊断中的应用现状与进展 . 中华医学超声杂志 (电子版), 2014, 11 (11): 6-9.

［7］刘基，尹婷婷 . 胰腺导管内乳头状黏液性肿瘤 1 例报道 . 现代医药卫生 , 2013, 29 (13): 2080.

［8］刘西禄，赵小琳 . 胰腺导管内乳头状黏液性肿瘤的研究进展 . 山东医药 , 2013, 53 (40): 84-87, 90.

［9］宋彬，徐隽，闵鹏秋 . 胰腺的血管系统 . 中国医学计算机成像杂志 , 2002, 8 (4): 217-222.

［10］孙聪慧，沈柏用 . 胰腺囊性病变的诊治 . 腹部外科 , 2018, 31 (5): 306-310.

［11］王慧慧，李荔，杨柳 . VHL 综合征的影像学表现 (附 1 例报道并文献复习). 医学影像学杂志 , 2018, 28 (10): 1695-1697.

［12］张晖，王文平，徐智章 . 胰岛细胞瘤的超声诊断探讨 . 中国临床医学 , 2001, 8 (1): 23-25.

［13］中国医师协会超声医师分会 . 产前超声和超声造影检查指南 : 第 5 章 : 胰腺超声造影临床应用指南 , 2013.

［14］朱爱兰，张永亮，魏建威 . 2 例 Von Hippel Lindau (VHL) 综合征报道 . 医学理论与实践 , 2016, 29 (23): 3295.

第七章
腹部血管疾病超声诊断 PBL 教学

课程组织

1. 主讲教师 1 位,确立课程主旨,完成课程整体设计。以问题为核心,以病例为线索,完成腹部血管基础及超声诊断腹部血管疾病授课。

2. 学生 4 组,每组 4~6 位,自由组合,分工合作,分别完成不同问题的文献检索、报告、问题回答并参与讨论。

3. 秘书 1 位(具有 2 年以上教学经验),辅助主讲教师收集资料、观察学生状态,解决学生检索文献、书写 PPT 等困难,搭建教师与学生之间沟通的桥梁。同时完成课前、课后问卷收集。

4. 课程实行闭环管理 提出问题、授课、提出问题、讨论、考核。教师、学生和秘书均全程参与。

课程方案

课程计划 1 个月内完成,共 3 次课程。课程间隔时间 1~2 周(具体就学生完成情况而定)。

第一讲:主讲教师完成腹部血管疾病超声相关知识的讲解,提供主要文献,提出核心问题,并给出拓展问题。

第二讲:学生分组汇报第 1 次课程的问题,教师参与学生讨论,并进行恰当的引导,纠正其错误,指出其不足,肯定其努力。同时按照以病例为先导的原则,给出第 3 次课程的幻灯片,提出问题。

第三讲:分组讨论,教师全程参与,具体过程同第 2 次。

第一讲　认识腹部血管

目标

1. 掌握基础知识(超声解剖学、胚胎学、生理学)。

2. 熟悉腹部血管超声扫查方法和技巧。

3. 实现腹部血管标准化、规范化扫查。

核心问题

1. 一次完美的腹部血管超声检查,除了充分掌握超声解剖知识外,还需要具备哪些知识?

2. 腹部血管超声检查的基本原则是什么?扫查技巧包括哪些方面?

3. 如何实现标准化、规范化的扫查?

基础知识

一、超声解剖学

1. 腹主动脉 腹主动脉全长 14~15cm,是胸主动脉穿过膈肌的主动脉裂孔(在 T_{12} 下缘高度)至脐水平(相当于 L_4 水平)分出左、右髂总动脉之前的部分。腹主动脉分 3 段,上段:胸骨下端至肠系膜上动脉起始水平;中段:肠系膜上动脉起始水平至肾动脉水平;下段:肾动脉水平至腹主动脉分叉处。

腹主动脉分支包括壁支和脏支,壁支供应体壁,包括腰动脉、膈下动脉、骶正中动脉,脏支供应腹腔脏器和部分生殖器官。其中不成对脏支有腹腔干,肠系膜上动脉,肠系膜下动脉,成对脏支有肾动脉,肾上腺动脉,睾丸动脉(卵巢动脉)(图 7-1)。

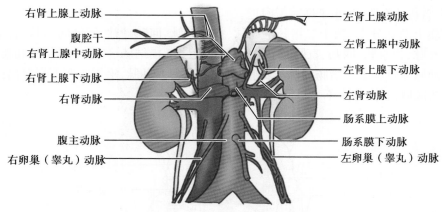

左肾上腺动脉
左肾上腺中动脉
左肾上腺下动脉
左肾动脉
肠系膜上动脉
肠系膜下动脉
左卵巢(睾丸)动脉

右肾上腺上动脉
腹腔干
右肾上腺中动脉
右肾上腺下动脉
右肾动脉
腹主动脉
右卵巢(睾丸)动脉

图 7-1　腹主动脉分支前面观解剖示意图

2. 腹腔干 第一分支为腹腔动脉,也叫腹腔干,起自腹主动脉前壁,长约 1~2cm。

腹腔干分支:肝总动脉、脾动脉和胃左动脉。

肝总动脉:向右行至肝十二指肠上部的上缘后进入肝十二指肠韧带,分为肝固有动脉和胃十二指肠动脉。肝固有动脉继续向肝脏方向走行,在入肝门前发出肝左支和肝右支。

脾动脉:脾动脉沿着胰上缘蜿蜒左行到脾门。入脾门前分出多条分支,为胃、胰、脾等多脏器供血。

胃左动脉:沿胃小弯下行发出许多分支供应胃小弯区域营养。超声不易显示(图 7-2)。

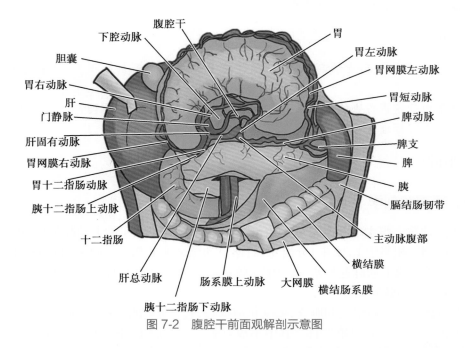

图 7-2　腹腔干前面观解剖示意图

3. 肠系膜上动脉　腹主动脉第 2 支不成对的脏支,在腹腔动脉的稍下方(约 L_1 水平)发自腹主动脉的前壁。经胰头、体交界处后方下行,越过十二指肠水平部进入小肠系膜根部,向右下斜行达右髂窝,止于回盲瓣附近。

肠系膜上动脉分支:胰十二指肠下动脉、空肠动脉、回肠动脉、回结肠动脉、右结肠动脉和中结肠动脉,为空肠、回肠、盲肠、阑尾、升结肠、近 2/3 横结肠、部分十二指肠和胰头供血,肠系膜上动脉通过胰十二指肠动脉与腹腔动脉交通,胃左动脉,沿胃小弯下行发出许多分支供应胃小弯区域营养,超声不易显示(图 7-3)。

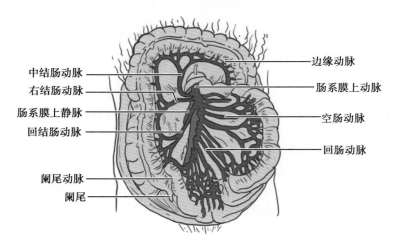

图 7-3　肠系膜上动脉前面观解剖示意图
肠系膜上动脉及其分支。

4. 肾动脉　肠系膜上动脉下方 1~2cm 处（$L_{1~2}$ 水平）由腹主动脉侧壁发出，于肾静脉后上方横行向外，经肾门入肾。右肾动脉起自腹主动脉前侧方（10~11 点位），走行于下腔静脉后方和肾静脉的后方，左肾动脉位于左肾静脉的后方和稍上方。右侧肾动脉稍长于左侧肾动脉，左侧肾动脉发出部位稍高于右肾动脉。肾血供丰富，占心排量的 20%~25%（图 7-4）。

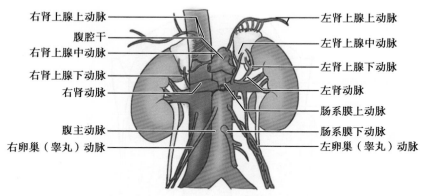

图 7-4　肾动脉前面观解剖示意图

5. 肾动脉分支
(1) 一级支：肾动脉。
(2) 二级支：前、后两支。
(3) 三级支：段动脉。每条段动脉有独立供血区域，各段动脉间无吻合。段动脉在肾乳头附近分支为叶间动脉，走行于肾锥体两侧，至皮、髓质交界处成为弓状动脉，进入皮质后分支成为小叶间动脉。肾动脉常见变异：副肾动脉、肾门前肾动脉分支（图 7-5）。

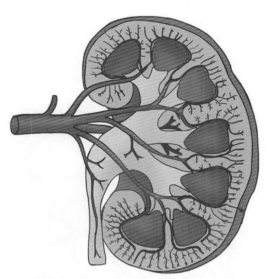

图 7-5　肾动脉分支前面观解剖示意图

6. 肠系膜下动脉　肠系膜下动脉起自主动脉分叉上方 3~4cm 处,直径通常小于肠系膜上动脉。分支有左结肠动脉、乙状结肠动脉、直肠上动脉;供应横结肠的左侧 1/3、降结肠、乙状结肠及部分直肠(图 7-6)。

肠系膜上动脉与肠系膜下动脉之间的常见侧支循环:① Riolan 动脉弓:结肠中动脉左支与左结肠动脉升支之间的吻合动脉;② Drummond 结肠缘动脉:回结肠、右结肠、中结肠动脉和乙状结肠动脉分支吻合。

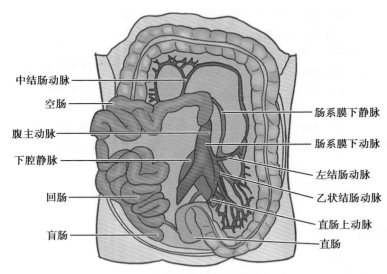

中结肠动脉
空肠
腹主动脉
下腔静脉
回肠
盲肠

肠系膜下静脉
肠系膜下动脉
左结肠动脉
乙状结肠动脉
直肠上动脉
直肠

图 7-6　肠系膜下动脉前面观解剖示意图

7. 髂动脉　腹主动脉在第四腰椎水平移行为左右髂总动脉,左右髂总动脉的分叉点体表投影相当于两侧髂嵴连线的中点,髂总动脉沿腰大肌内侧下行,在骶髂关节处分为髂内动脉和髂外动脉,髂内动脉进入盆腔,分支供给盆腔脏器和盆壁,髂外动脉在腹股沟韧带处移行为股总动脉,为下肢供血(图 7-7)。

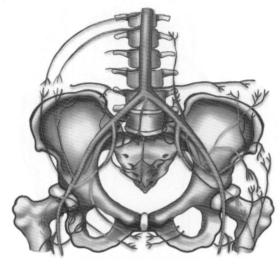

图 7-7　髂动脉前面观解剖示意图

8. 下腔静脉　髂内、外静脉在骶髂关节前方合成髂总静脉,左、右髂总静脉在第 4、5 腰椎间的椎间盘处汇成下腔静脉,下腔静脉沿脊柱右前方、腹主动脉右侧上行,穿腔静脉孔经胸腔入右心房。腹腔段下腔静脉内无瓣膜,仅在右心房内、下腔静脉入口处的前缘有一半月形的下腔静脉瓣。分段,上段为肝静脉开口以上至右心房,中段为肾静脉开口以上至肝静脉开口以下,下段为肾静脉开口以下至左、右髂总静脉汇合处。

常见变异:下腔静脉肝后段或肾上段缺如,双下腔静脉,左下腔静脉(图 7-8)。

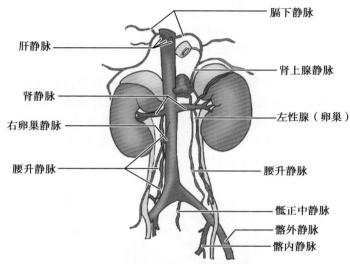

图 7-8　下腔静脉前面观解剖示意图

9. 下腔静脉属支　壁支为膈下静脉和腰静脉,各腰静脉纵支连成腰升静脉,左右腰升静脉向上分别延续为半奇静脉和奇静脉。腰升静脉在下腔静脉、奇静脉、半奇静脉和肾静脉之间自由吻合,当下腔静脉或其主要属支阻塞时,它们是侧支循环的重要途径,也是肿瘤和感染从骨盆和脊柱扩散到胸部、上方脊柱和脑的重要途径。

脏支为肾静脉、肝静脉、睾丸(卵巢)静脉等,右肾静脉很少接受支流,而左肾静脉则接受性腺、肾上腺和腰静脉的血流,在横膈膜的裂孔下方大约 T_8 水平肝静脉收集肝脏回流血液汇入下腔静脉。

10. 下腔静脉属支 - 肝静脉　肝门静脉和肝动脉的血液经肝血窦在肝小叶的中央部汇合成中央静脉,再经小叶下静脉逐级汇合成肝静脉。肝左静脉、肝中静脉和肝右静脉经第二肝门汇入下腔静脉,是肝的主要引流静脉。肝中静脉和肝左静脉多在汇入下腔静脉前汇合成一支。三支静脉分别走行于左叶间裂、肝正中裂和右叶间裂中,将肝脏分为肝左外叶、左内叶、右前叶和右后叶。肝短静脉:4~8 支,引流右后叶脏面和部分尾状叶静脉血,直接汇入下腔静脉(第三肝门)。肝静脉无瓣膜,但在注入下腔静脉的入口处下缘有一小的半月形皱襞存在(图 7-9)。

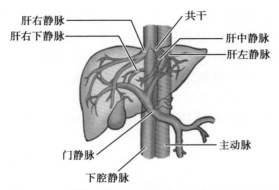

图 7-9 下腔静脉属支 - 肝静脉前面观解剖示意图

11. 门静脉 门静脉起自脾静脉和肠系膜上静脉的汇合处,位于胰颈后方、下腔静脉前方,长 7~8cm,于肝门横沟处分成左、右两支,入肝后经多级分支进入肝窦,肝门静脉左支:分为横部、角部、矢状部、囊部,形成"工"字结构,肝门静脉右支进入肝实质前分为右前叶支,右后叶支,肝门静脉及其属支基本无静脉瓣。门静脉主要属支:肠系膜上静脉、脾静脉、肠系膜下静脉、胃左静脉、胃右静脉、胆囊静脉等(图 7-10)。

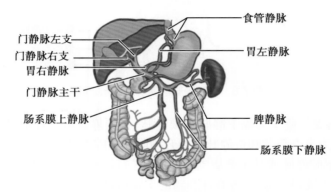

图 7-10 门静脉前面观解剖示意图
门静脉主干及其属支。

二、组织胚胎学

动脉和静脉管壁从内向外依次为内膜、中膜和外膜。内膜由内皮细胞和内皮下层组成,内皮细胞是血管内衬面,为血液流动提供光滑表面;作为通透性屏障,可使管壁两侧的液体、气体和大分子物质选择性地透过;同时具有内分泌功能,分泌舒血管(一氧化氮、前列环素等)和缩血管物质(内皮素、血栓烷 A2 等)。中膜由血管平滑肌、弹性纤维及胶原纤维组成,血管平滑肌通过收缩与舒张来调节组织和器官血流量,分泌肾素、血管紧张素来调节局部血流量,弹性纤维使动脉扩张或回缩,若动脉发生硬化会使弹性纤维断裂,导致动脉瘤。外膜是包裹在血管外层的疏松结缔组织。

静脉管壁肌层没有动脉管壁发达,在部分静脉管壁中,弹性纤维和胶原纤维比肌纤维。与相同管径的动脉相比,静脉的管壁较薄。

三、生理学

1. 生理功能分类

（1）弹性贮器血管：主动脉及其发出的最大分支。管壁坚厚，富含弹性纤维，有明显的弹性和可扩张性。弹性贮器作用使心室的间断射血转化为血管内的连续流动；并使血压波动幅度减小。

（2）分配血管：指中动脉，主要功能是运输血液至各器官组织。

（3）毛细血管前阻力血管：包括小动脉和微动脉，管径较细，阻力较大，对于动脉血液维持具有重要意义。

（4）交换血管：指毛细血管，是血管内、外物质交换的主要场所。

（5）毛细血管后阻力血管：指微静脉，管径较小，可对血流产生一定阻力。

（6）容量血管：即静脉系统静脉。数量多、管壁薄、口径大、可扩张性大，故容量大，安静状态可容纳 60%~70% 的循环血量。具有血液储存库的作用。

（7）短路血管：指小动脉和小静脉之间的直接吻合支。主要分布在手指、足趾和耳郭等皮肤中，与体温调节有关。

2. 血流动力学　主要研究血流量、血流阻力、血压及其相互关系。

（1）血流量：单位时间内流经血管某一横断面的血流量，血流速度与血流量成正比，而与血管的横截面积成反比。

（2）层流：人体血液流动的主要方式。流体分层流动，互不混合，流体的流速在管中心处最大，近壁处最小。多普勒频谱：频带较窄，且中间包绕一个边界清楚的黑色的"窗"（W）。

（3）湍流：血流速度加速到一定程度，血液中各个质点的流动方向不再一致，出现漩涡。多普勒频谱：频带增宽、频窗可消失。

（4）血流阻力：血液流经血管时所遇到的阻力，主要由流动的血液与血管壁以及血液内部分子之间的相互摩擦产生，产生阻力的主要部位是小血管（小动脉和微动脉），发生湍流时，血液中各个质点流动方向不断变化，阻力加大，能量消耗增加。

（5）狭窄前后的血流动力学改变：射流、湍流、阻力高、小慢波。

（6）血压：血管内流动的血液对血管侧壁的压强，即单位面积上的压力。从左心室射出的血液流经外周动脉时，由于不断克服血管对血流的阻力而消耗能量，血压逐渐降低。血压下降幅度与血管血流阻力的大小成正比，主动脉和大动脉血压降幅较小，小动脉血压降幅较大。

（7）血管的延迟顺应性：当血容量突然增加时，血压先迅速升高，但由于管壁平滑肌缓慢延伸，血压将在数分钟或数小时内恢复到正常水平，这对于维持血压稳定具有重要意义。

四、腹部血管扫查

（一）腹部血管超声检查的适应证、禁忌证及局限性

1. 腹主动脉系统超声检查适应证

（1）腹主动脉瘤的诊断、监测及术后评估。

（2）与进食有关的腹痛。

（3）持续性腹泻、不能解释的体重减轻。

(4)腹部听诊闻及杂音。

(5)疑诊继发性高血压。

(6)药物、介入或手术治疗后随访等。

2. 腹主动脉系统超声检查禁忌证　一般无绝对禁忌证。

3. 下腔静脉系统超声检查适应证

(1)下腔静脉及其属支的梗阻性疾病。

(2)下腔静脉及其属支畸形。

(3)下腔静脉内支架或滤器的监测。

(4)治疗后评估。

4. 下腔静脉系统超声检查禁忌证　一般无绝对禁忌证。

5. 门静脉系统超声检查适应证

(1)肝脏疾病、门静脉疾病或凝血功能异常的疾病。

(2)门静脉高压及其治疗后的效果评估。

6. 门静脉系统超声检查禁忌证　一般无绝对禁忌证。

7. 局限性

(1)受患者配合度影响。

(2)肥胖受设备穿透力影响成像质量受限,肠气干扰影响成像质量受限。

(二) 患者准备

1. 成人检查前需禁食,空腹 8~12 小时。

2. 新生儿检查前 3 小时禁食、禁水。

3. 肠道气体、粪块较多者,可行常规肠道准备。

4. 尽量穿宽松易穿脱的上衣,方便充分暴露腹部。

(三) 仪器及探头

凸阵探头(2.5~3.5MHz),儿童宜选择线阵探头(9~12MHz)。

(四) 扫查原则

1. 检查顺序　灰阶超声—彩色多普勒—频谱多普勒。

2. 调节机器(增益、深度、聚焦等)使血管内腔清晰,管壁内缘明确。

3. 检查时应连续、多切面联合扫查。

4. 测量内径　尽量使声束与血管长轴垂直,必要时放大图像进行测量。

5. 应用 CDFI 测量血管内径或面积,适当调节仪器彩色和血流速度标尺,使血流信号在血管壁外刚好消失。

6. 脉冲多普勒检查时,尽量显示较长的血管,并使血流 - 声速夹角<60°,多次测量。

(五) 扫查方法

1. 腹主动脉

(1)扫查方法:患者取仰卧位,探头纵行置于腹中部顶端(剑突下)偏左 1~2cm 处,采用横切和纵切的方法至上而下连续扫查。

(2)观察重点:近膈肌处、各分支起始处以及两侧髂总动脉分叉处的血管情况。

(3)正常图像:灰阶可见无回声管状结构,具有明显搏动性,管腔由上至下逐渐变细。CDFI 可见血流信号随心动周期呈红蓝交替、快速转变。脉冲多普勒可见收缩期呈正向单峰型,频带窄,有空窗,为层流频谱。舒张早期有较小的负向血流,舒张晚期为正向低速血流(图 7-11、图 7-12、图 7-13)。

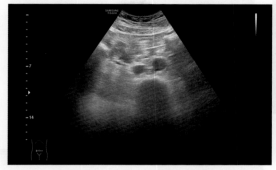

图 7-11　腹主动脉二维超声示意图

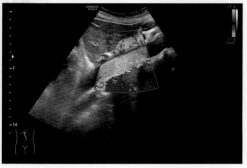

图 7-12　腹主动脉彩色多普勒超声示意图

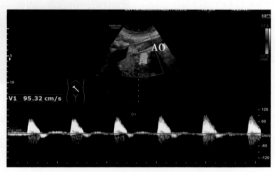

图 7-13　腹主动脉频谱多普勒超声示意图

　　腹主动脉近心段分别供应下肢动脉等高阻力循环动脉和肾动脉等低阻力循环动脉,多普勒频谱多为混合型;而远心段主要供应下肢动脉,其多普勒频谱为高阻力型。

　　腹主动脉及其最初分支为弹性血管,含有大量弹性纤维,可作为贮存器保持心舒张期血流;腹主动脉远端分支为肌动脉,具有高密度的平滑肌,控制压力和各器官内毛细血管床的血流分布。

　　2. 腹腔干

　　(1)扫查方法:横突下横切面和纵切面扫查,显示腹腔干自腹主动脉发出及其分支肝总动脉、脾动脉。横切面腹腔干分支呈"T"形,左侧为脾动脉,右侧为肝总动脉。胃左动脉超声不易显示。

　　(2)频谱多普勒超声:收缩期快速上升和整个心动周期持续的前向低阻血流(腹腔干主要供应低阻的肝和脾),进食前后频谱变化不大(图 7-14、图 7-15、图 7-16)。

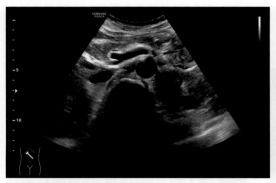
图 7-14 腹腔干二维灰阶超声示意图

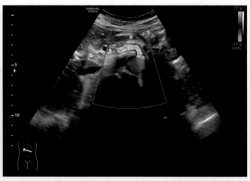
图 7-15 腹腔干彩色多普勒超声示意图

3. 脾动脉

(1) 扫查方法: 腹正中横切面显示脾动脉的起始处, 其为腹腔干迂曲左行的分支, 是观察近端的最佳切面。肋间扫查脾动脉远端走行迂曲, 利用脾脏作为透声窗有助于显示脾门周围的远端脾动脉。

(2) 频谱多普勒超声: 脾动脉近端表现为因血管迂曲形成的湍流。

4. 肝动脉

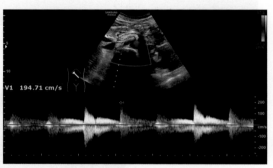
图 7-16 腹腔干频谱多普勒超声示意图

(1) 扫查方法: 腹正中横切面灰阶超声显示肝总动脉的近段, 其为腹腔干的"T"形分叉处右侧分支。右肋间斜切面, 第一肝门处显示肝固有动脉 (肝总动脉发出胃十二指肠动脉后移行为肝固有动脉)。

(2) 频谱多普勒超声: 显示肝总动脉舒张期有持续大量血流, 血流阻力低。

5. 肠系膜上动脉 肠系膜上动脉是腹主动脉的第二分支, 自腹主动脉前壁发出, 平行于腹主动脉走行。

(1) 扫查方法: 腹正中偏左 1cm 处纵切扫查, 腹腔干下方 1cm 处显示肠系膜上动脉从腹主动脉发出, 横向扫查于胰腺后方显示肠系膜上动脉横切面, 超声不易显示肠系膜上动脉远段。

(2) 频谱多普勒超声: 血流频谱形态与进食相关, 空腹状态下呈高阻型, 进食后呈低阻型, 通常发生在进食后 30~90 分钟。

6. 肾动脉

(1) 扫查方法: 腹正中横切面: 仰卧位, 肠系膜上动脉起始部远心端 1~2cm 处的腹主动脉侧壁显示双侧肾动脉开口, 显示近段最佳。

改良侧卧位冠状切面: 体位: 侧卧位 (右侧卧位, 背部与诊疗床夹角 60°~90°, 左侧卧位, 背部与诊疗床夹角 45°~60°。

方法: 先显示腹主动脉长轴, 深压探头向肾动脉方向探测。

重点: 清晰显示肾动脉开口, 微调探头尽量显示全程。

优点: 可避免肠气干扰; 测量起始段流速能够有效避免角度偏倚, 获得肾动脉起始段真实流速(图 7-17)。

(2) 频谱多普勒超声：收缩早期上升陡直，收缩中晚期缓慢下降，舒张期为持续低速血流。收缩早期可有一切迹称为收缩早期切迹，此切迹使收缩期频谱形成双峰，第一峰为收缩早期波峰，第二峰为收缩晚期波峰(也称顺应性波峰)，收缩早期波峰显示率 50% 左右，收缩期和舒张期之间也可见一切迹，为舒张早期切迹。

正常肾动脉频谱形态分为 4 种类型，即收缩早期波峰高于收缩晚期波峰、收缩早期

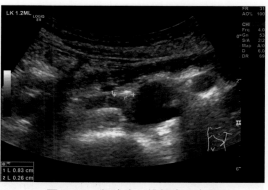

图 7-17　肾动脉二维超声示意图

波峰低于收缩晚期波峰、仅有收缩晚期波峰和仅有收缩早期波峰(图 7-18、图 7-19)。

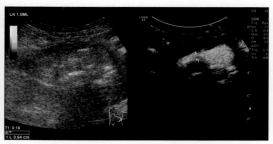

图 7-18　肾动脉频谱多普勒超声示意图　　　　图 7-19　肾动脉超声造影示意图

7. 肠系膜下动脉

(1) 扫查方法：横断扫查确定髂总动脉分叉后，上移探头 3~4cm，通常发自腹主动脉左前壁。

(2) 频谱多普勒超声：类似于禁食状态下的肠系膜上动脉，表现为高阻血流频谱。

8. 髂总动脉

(1) 扫查方法：在横切面上找到髂总动脉近端，然后旋转探头斜切扫查髂总动脉长轴。

(2) 频谱多普勒超声：频谱形态呈三相波。初期为心脏收缩引起的高速正向血流，随后舒张早期出现短暂的反向血流，舒张中晚期为低速正向血流(图 7-20、图 7-21、图 7-22)。

9. 下腔静脉

(1) 扫查方法：仰卧位，探头置于剑突下腹正中线偏右侧 2cm 处，可采用横切和纵切方法自上而下连续扫查。左侧卧位，探头置于右前腹肋间或右侧腰部，利用肝和右肾做透声窗显示下腔静脉长轴。

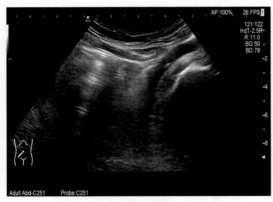

图 7-20　髂总动脉二维超声示意图

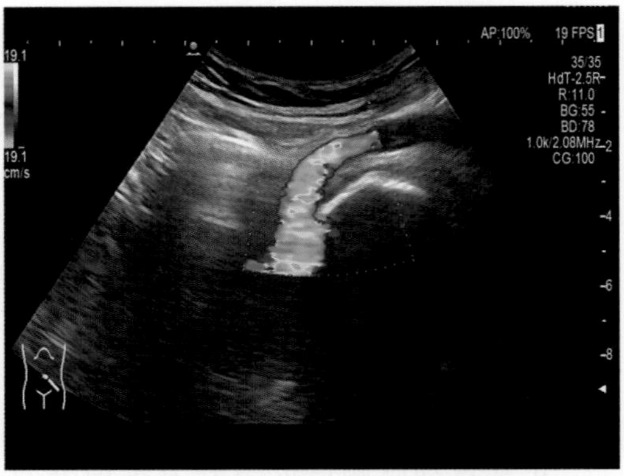

　　(2)观察重点：下腔静脉至右心入口处、肝静脉水平、肾静脉水平及左、右髂总静脉汇合水平。

　　(3)超声表现：灰阶纵行扫查腹主动脉右侧可显示扁圆形长管状结构，壁薄光滑，管径从下至上逐渐增宽。CDFI 可见血流充盈良好，为背离探头的蓝色血流。脉冲多普勒可见两相或三相波形，随呼吸运动和心动周期而变化，远心段受呼吸运动影响较小（图 7-23、图 7-24、图 7-25）。

　　10. 肾静脉

　　(1)扫查方法：腹正中横切和纵切扫查，横切扫查可显示肾静脉长轴。注意左肾静脉管径在穿过肠系膜上动脉根部与腹主动脉之间是否存在受压。

图 7-21　髂总动脉彩色多普勒超声示意图

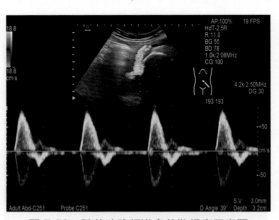

图 7-22　髂总动脉频谱多普勒超声示意图

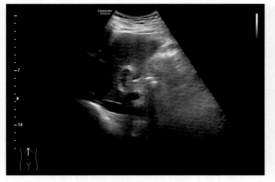

图 7-23　下腔静脉二维超声示意图

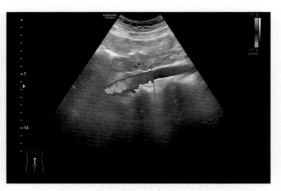

图 7-24　下腔静脉彩色多普勒超声示意图

　　(2)频谱多普勒超声：频谱形态受呼吸运动及心动周期影响。

　　11. 髂静脉

　　(1)扫查方法：在横切面上找到髂总静脉近端，然后旋转探头斜切扫查髂总静脉长轴。

(2)超声表现:灰阶可见髂总动脉位于髂总静脉的前方。CDFI可见横切面显示近端髂总静脉为蓝色血流,髂总动脉为红色血流。PW可见血流频谱的5个特征,自发性、时相性、Valsalva动作血流中断、挤压远端肢体时血流信号增强、单向回心血流。

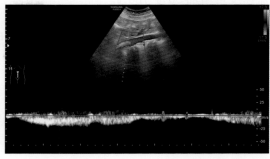
图7-25　下腔静脉频谱多普勒超声示意图

12. 肝静脉

(1)扫查方法:剑突下横切扫查可显示第二肝门,同时显示下腔静脉横断面与三支或两支肝静脉长轴。

剑突下纵切扫查:观察肝左静脉和肝中静脉较剑突下横切扫查更具优势。

右肋缘下斜切扫查:观察肝右静脉、肝中静脉及其之间的交通支和肝内其他侧支循环。

右肋间冠状面扫查:肝右静脉较好显示。

(2)超声表现:灰阶可见管壁回声弱,壁薄,可以显示1~2级分支,内径不超过1.0cm。

CDFI可见离肝的暗淡蓝色血流,汇入下腔静脉。PW可见三相波,频谱与心动周期和肝脏情况密切相关。如频谱形态消失或减低时需注意下腔静脉是否存在狭窄或梗阻。

13. 门静脉

(1)扫查方法:上腹部横切于胰腺后方显示脾静脉,改变探头方向斜切显示肝门静脉主干。侧卧位时以肝为透声窗,于肝门处扫查,向下至与脾静脉的连接部。

(2)测量切面:在门静脉主干跨越下腔静脉附近进行测量。

(3)超声表现:管壁为强回声,内径<13mm,深吸气可能增加至16mm。向肝血流,连续低速带状频谱,血流速度:13~25cm/s。心脏搏动、呼吸和进食影响血流速度:吸气时减慢,呼气时增加;进食后可增加50%~100%。

14. 门静脉分支

(1)扫查方法:右侧肋缘下显示门静脉主干及右支长轴,侧动探头显示门静脉右前、右后支,剑突下横切,斜切扫查显示左支矢状部及其左外上、左外下分支。

(2)肝门静脉与肝静脉超声鉴别点

走行:肝静脉基本呈纵向走行,肝门静脉呈横向走行。汇合:肝静脉于近膈肌处汇入下腔静脉,肝门静脉在肝门处分为肝门静脉左右支。边界:肝静脉周围无包绕物,肝门静脉周围包绕厚的有回声的纤维组织鞘。血流方向:门静脉入肝血流,肝静脉出肝血流。

15. 脾静脉

(1)扫查方法:上腹部横切面确定胰腺位置,在胰腺后方可见脾静脉长轴,左侧肋间斜切,以脾为透声窗,可显示脾门部及脾静脉主干近端。

(2)正常图像:管径<10mm,深吸气时管径增加,血流方向是向肝的,频谱为单相的具有轻微搏动的波形,呼吸和心脏搏动影响血流速度,吸气时流速减慢,呼气时流速增加。

16. 肠系膜上静脉

(1)扫查方法:仰卧位,于上腹部纵切扫查或沿肝门静脉主干长轴向下追踪,以显示肠系膜上静脉长轴与脾静脉汇合部,于肠系膜上静脉的左侧可见伴行的肠系膜上动脉。

(2)超声表现:内径<10mm,深吸气时管径增加,血流方向是向肝的,频谱为单相的具有

轻微搏动的波形。呼吸和进食影响血流速度：吸气时流速减慢,呼气时流速增加;进食后血流速度可增加 50%~100%。

——————————— 课后思考题 ———————————

【第一组】

1. 动脉瘤的分类、超声评估的内容和重点。
2. 超声在腹主动脉瘤腔内修复(EVAR)术后评估中的应用。

【第二组】

3. 肾动脉常见病变的超声评估。
4. 胡桃夹现象的类型及其超声特点。

【第三组】

5. 下腔静脉及其属支常见变异及超声评估。
6. 布-加综合征的临床特点及超声评估。

【第四组】

7. 下腔静脉综合征的临床特点及超声评估。
8. 肝硬化患者肝脏血流变化的超声评估。

▬▬▬▬▬▬ ···

第二讲　讨论第一、二组问题

目标

结合临床特点,小组讨论、汇报,探究超声在评估腹部血管疾病中的价值。

思考题及答案

1. 动脉瘤的分类、超声评估的内容和重点

【动脉瘤的分类】

(1)根据形态可分为 3 型:梭形,病变血管某一段梭形扩张;囊状,从载瘤动脉上向外突起的,类似浆果样的动脉瘤;舟状动脉瘤,是指血管壁一侧向外扩张,对侧管壁正常。

(2)根据部位可分为:主动脉瘤,升主动脉瘤包括 valsalva 窦瘤;主动脉弓动脉瘤;降主动脉瘤,在左锁骨下和膈肌之间,三者统称胸主动脉瘤;腹主动脉瘤,最常见。

1)脑动脉瘤:一般根据大小来称呼,小型(<5mm)、中型(5~10mm)、大型(11~25mm)、巨大(>25mm),多发生在 Willis 环周围,如颈内动脉、前交通动脉、后交通动脉、椎基底动脉。

2）周围动脉瘤：当动脉瘤的位置既不在主动脉上，也不在脑动脉上时，一律归为周围动脉瘤。这种动脉瘤通常位于膝窝动脉、股动脉和颈动脉处。

（3）病理学分类：真性动脉瘤、假性动脉瘤、夹层动脉瘤。

（4）根据病因分为：外伤性、动脉粥样硬化性、感染性、先天性。

【超声评估的内容和重点】

（1）真性动脉瘤诊断标准，以腹主动脉瘤为例：①腹主动脉最宽处外径较相邻正常段外径增大 1.5 倍以上；②最大径（外径）>3.0cm。符合以上①②两项标准之一可诊断。

（2）假性动脉瘤诊断标准：在血管外形成的搏动性血肿，没有动脉壁回声，最常见的原因是医源性的，如动脉穿刺术后。CDFI 可见腔内有随心动周期变化的血流信号。

当瘤体内血栓形成完全后，可无血流信号。

（3）动脉夹层诊断标准

灰阶超声：显示腹主动脉管腔被分成两部分，即真腔和假腔，假腔内径一般大于真腔。彩色多普勒和脉冲多普勒：显示真腔和假腔内不同类型的血流，包括血流方向、流速可能不同。真腔内血流快，方向与正常动脉相似，假腔内血流慢而不规则。

2. 超声在腹主动脉瘤腔内修复（EVAR）术后评估中的应用

（1）超声彩色多普勒超声是首选检查方法，快速、准确、无创，尤其适用于急诊可疑瘤体破裂患者；瘤体形态学和瘤腔血流动力学，清晰观察附壁血栓及瘤体破裂；容易受肥胖、肠积气影响图像质量。

（2）超声造影（contrast-enhanced ultrasound，CEUS）：造影剂为六氟化硫微气泡，呼吸排泄，无肾功能损害；造影剂为血池示踪剂，更清晰显示内漏。动态反复观察，结合血流方向，更准确分辨内漏类型；安全，极少发生不良反应。

（3）RVAR 术后内漏评估：常规超声，CDFI 角度依赖，低速血流不敏感；CEUS 无角度依赖，低速血流敏感，无肾损害，反复实时动态扫查结合 CDFI，更准确分辨内漏的类型。近年来文献报道 CEUS 评估 EVAR 术后内漏与 CTA 比较结果表明，CEUS 与 CTA 效果相当甚至优于 CTA。

3. 肾动脉常见病变的超声评估

（1）肾动脉狭窄（RAS）内径减少 ≥60% 的 RAS 诊断：肾动脉湍流处峰值流速 ≥180cm/s；RAR ≥3（腹主动脉峰值流速 ≤50cm/s，不宜使用 RAR 指标。此时，肾动脉峰值流速 ≥200cm/s 可提示 ≥60% 的 RAS：严重 RAS 肾动脉峰值流速可在正常范围内）。

重度 RAS（内径减少 ≥70% 或 80%）的诊断标准：狭窄远端小慢波改变，表现为收缩早期波消失，频谱低平，收缩早期频谱率减低；收缩早期加速时间 ≥0.07 秒。

肾动脉闭塞的诊断标准：肾动脉主干管腔内既无血流信号也不能探测血流频谱；出现小慢波；肾长径 <8cm 往往提示肾动脉慢性闭塞。

（2）肾动脉先天发育不良：患侧肾动脉主干管径普遍细小，但血流信号充盈满意，无紊乱血流信号显示，也未能引出高速血流频谱。患肾较正常小，结构清晰，肾内血流信号的分布基本正常，血流频谱量示加速时间 <0.07 秒，阻力指数正常或稍增高，健侧肾可代偿性增大，肾动脉主干及肾内动脉的各项参数测值基本在正常范围内。

（3）肾动静脉瘘：彩色多普勒显示瘘口处为紊乱的血流信号，呈动脉样血流频谱。与瘘管相连的近端肾动脉内径正常或明显增宽，呈连续性高速低阻血流频谱。较大动静脉瘘可见受累静脉扩张、管腔内充满紊乱的血流,出现高速动脉血流。小动静脉瘘的瘘口处灰阶超声正常或结构轻度紊乱。

4. 胡桃夹现象的类型及其超声特点　胡桃夹现象(nutcracker phenomenon)亦称左肾静脉压迫综合征,好发于青春期至 40 岁左右的男性,儿童发病分布在 4~7 岁,多发年龄见于13~16 岁,是儿童非肾性血尿常见的原因之一。它是左肾静脉汇入下腔静脉的行程中,因走行于腹主动脉和肠系膜上动脉之间形成的夹角受到挤压而引起的临床症状。

临床上往往借助于超声来诊断,其诊断标准为:仰卧位左肾静脉狭窄前扩张部位近端内径比狭窄部位内径宽 2 倍以上,脊柱后伸位 15~20 分钟后,其扩张部位内径比狭窄部位内径宽 4 倍以上,取两个体位即可诊断。亦可采用综合指标,即有以上表现以外,再加上脊柱后伸位 15~20 分钟后,左肾静脉扩张近端血流速度 ≤ 0.09m/s,肠系膜上动脉与腹主动脉夹角在 9° 以内为参考值。超声检查是诊断左肾静脉的压迫综合征首选的无创性非侵袭性检查,简便、便宜、可重复性强,能清晰地观察到左肾静脉受压时的解剖关系,作出左肾静脉扩张(胡桃夹征)的诊断。

超声特点:肠系膜上动脉与腹主动脉夹角小、夹角处左肾静脉受压变窄、静脉远端扩张、宽 2 倍以上、远端血流速度减慢。

第三讲　讨论第三、四组问题

目标

结合临床特点,小组讨论、汇报,探究超声在评估腹部血管疾病中的价值

思考题及答案

1. 下腔静脉及其属支常见变异及超声评估

【类型】

(1)左肾静脉环绕主动脉,胚胎发育机制:左侧上主静脉和中线背侧吻合支的存留导致。双左肾静脉,上肾静脉通过主动脉前缘汇入下腔静脉,生殖静脉汇入下肾静脉,经主动脉后方、脊柱前方汇入下腔静脉。发生率为 8.7%。

(2)主动脉后左肾静脉,胚胎发育机制:一段短的左侧上主静脉和主动脉后的吻合支存留,相应主动脉前的吻合支完全退化产生。发生率为 2.1%,可能引起左肾静脉受压狭窄、回流受阻,引起"后胡桃夹现象"。临床表现出血尿、蛋白尿、腰痛等症状。

(3)双下腔静脉,胚胎发育机制:左上主静脉尾端未退化,右上主静脉发育正常,下腔静脉肾段生长过度,导致双下腔静脉。发生率为 0.2%~3.0%,左下腔静脉汇入左肾静脉,左肾静脉前跨主动脉后同右肾静脉汇入肾上段下腔静脉,可出现管径明显不对称。

(4)左侧下腔静脉,胚胎发育机制:左上主静脉尾端未退化,右上主静脉尾端退化,下腔静脉肾段生长过度,导致左侧下腔静脉。发生率为 0.2%~0.5%。

(5)腔静脉后输尿管或环下腔静脉输尿管,胚胎发育机制:在正常发育过程中,右侧的

后主静脉退化萎缩,下腔静脉主要由下主静脉和上主静脉演变而成。因而输尿管位于下腔静脉之前。如果右侧后主静脉未能退化,并发育为下腔静脉的主要部分,则右输尿管就位于下腔静脉的后方并绕至其内侧在自其前方下行,从而形成下腔静脉后输尿管。发生率为0.2%~3%,腔静脉后输尿管常因输尿管受压积水、反复性尿路感染,产生症状而就诊,很少因影像学检查首诊。

(6)下腔静脉肝段缺如伴奇静脉和/或半奇静脉代偿引流至上腔静脉,在胚胎第6周,下腔静脉干与肝静脉干连接失败,血液从肾后段经过奇静脉/半奇静脉回流入心脏,肝静脉直接流入右心房。发生率为0.6%。

(7)复杂型,双下腔静脉,主动脉后肾静脉,左、右肾静脉汇入半奇静脉。多种变异可同时发生,右肾静脉经主动脉背侧至左侧,与左肾静脉汇合后经膈脚注入半奇静脉,半奇静脉汇入左头臂静脉。

超声评估:患者取仰卧位将探头置于剑突下腹正中线偏右侧约2cm处自上而下扫查,正常下腔静脉位于腹主动脉右侧。横断面时,呈椭圆形或扁圆结构。纵断面时,可显示呈一条宽窄不均匀的管状结构,有连续性的血流信号,随着呼吸运动,可见管壁有一定的搏动,血流信号的强弱随呼吸运动和心动周期而变化。在腹部常规扫查过程中一旦发现腹主动脉周围有异常的管状结构时,即行分段、多切面、自下而上或自上而下顺序扫查,可补充采用左侧卧位、右侧卧位以及站立位,结合二维、彩色多普勒、频谱多普勒逐段分析并进行最后的诊断。

2. 布-加综合征的临床特点及超声评估 布-加综合征泛指因畸形、肿瘤压迫或静脉血栓形成造成不同程度的肝静脉和/或下腔静脉部分或完全阻塞,引起肝静脉回流不畅,而造成淤血性肝脾大和门静脉高压症候群。本病发病男女比例约为2:1,青壮年病人多见。根据下腔静脉病变可分为三型:隔膜型或筛孔型、狭窄型或闭塞型、梗阻型(包括血栓及瘤栓)。

【临床表现】

按其临床表现 BCS 分为暴发型、急性型、亚急性型和慢性型;其中以慢性型居多。

暴发型:很少见,多于起病后数小时至数日内死于暴发性肝衰竭。

慢性(潜伏)型:最多见,约占60%~70%,起病隐匿,进展缓慢,病程多在1~2年以上,甚至长达10~23年,亦表现为 PHT 和/或 IVCHT 症候群;躯干浅静脉上行性曲张更为明显。

【布-加综合征超声特点】

(1)肝静脉近段狭窄或闭塞,腔内有膜性或实质性阻塞物,狭窄处血流变细,闭塞时血流消失,远段血流淤滞扩张,扩张的肝静脉血流方向异常或速度减慢。

(2)肝静脉间交通支形成、扩张,副肝静脉开放扩张。

(3)多普勒可见肝静脉狭窄处呈花彩血流,流速增加,频谱异常,三相波消失呈平直形。

(4)下腔静脉近心段(肝后段)狭窄或闭塞,表现局部管腔变细、消失,管腔内有膜性、实质性梗阻物或腔外有肿瘤压迫。

(5)下腔静脉狭窄处近侧呈花彩血流,速度增快(正常下腔静脉内血流速度一般为5~25cm/s;布-加综合征时 CDFI 在狭窄的下腔静脉内可测得血流明显加速,呈五彩镶嵌色,可超过100cm/s);或管腔内无血流信号。狭窄远侧管腔扩张,周围侧支循环丰富,血流方向异常流入侧支。

(6)下腔静脉波动消失,频谱平直。

【注意事项】

1. 卧位检查怀疑下腔静脉有梗阻,而临床不支持时,应让患者坐位或站立位检查,此时,一部分受检者下腔静脉可增宽,从而有效显示。如果改变体位仍有梗阻征象应高度怀疑,但应注意显示清晰的下腔静脉瓣,须鉴别之。

2. 检查下腔静脉时,应分别试用脉冲多普勒、彩色多普勒和能量多普勒,不同患者具有不同的敏感度,怀疑但不能确定者建议血管造影。

3. 临床高度怀疑布-加综合征,多普勒未见下腔静脉和肝静脉梗阻征象者,但有肝大(特别是肝尾状叶肿大,因其有唯一的静脉引流)和PHT,应想到梗阻水平在肝窦引起的布-加综合征(亦称为肝小静脉闭塞症)。

4. 下腔静脉综合征的临床特点及超声评估 下腔静脉综合征(IVCS)是由于下腔静脉出现部分阻塞或完全阻塞引发静脉高压综合征,由于阻塞位置、病程、受累部位不同,造成患者病理变化和临床症状也有明显不同。

【临床特点】

上部(肝部)阻塞:即肝静脉回流障碍综合征。有肝脾大、顽固性腹水、腹壁静脉曲张等表现,患者全身乏力,食欲不振等;中部(肾静脉流入处)阻塞,随病情缓急而表现不同。通常为肾病综合征,如全身水肿、大量蛋白尿、低蛋白血症、高脂血症等;若为急性血栓形成,则有腰痛、肾大、血尿等;下部(肾静脉流入处以下)阻塞;表现为两下肢水肿和表浅静脉(皮下、下腹壁、侧腹壁)扩张,静脉血流方向自下向上充盈,两下肢尤其是足靴区可有色素沉着或溃疡形成。

【超声评估】

患者取仰卧位,对中上腹部进行扫查,确认下腔静脉的位置,先横切面,再顺沿纵切面进行扫描,检测下腔静脉是否通畅,观察静脉内径以及管壁厚度,观察管壁是否光滑,观察管腔是否存在狭窄、梗阻或闭塞。检查静脉管腔内是否存在实性回声,检查闭塞和狭窄情况,确认周围没有肿物压迫。观察呼吸相是否存在,是否有生理性搏动。应用彩色多普勒超声及脉冲多普勒超声观察管腔内血流情况,声束和血流方向保持60°以内夹角,观察静脉血流方向、频谱和速度,观察闭塞位置周围是否形成侧支静脉。

超声主要表现:闭塞型主要表现为下腔静脉肝后段可见闭塞,管腔内部可见清晰血栓和实质团块回声,或血管完全闭塞呈条索样,远端扩张,闭塞段管腔内血流消失。狭窄型主要表现为下腔静脉肝后段可见管腔狭窄,狭窄段以远管腔扩张,狭窄段可见五彩的高速血流;隔膜型主要表现为下腔静脉近段膈肌水平可见隔膜状回声,管腔内血流消失,远端扩张。应注意在观察下腔静脉侧支血管时,受到容积效应影响,会造成误诊。当侧支血管与闭塞的静脉管腔重叠时,容易误诊为管腔内狭窄。

使用超声检查时,要保证图像质量,尽量选择低频探头,若血流速度过高,可提高脉冲重复频率(PRF),选对角度探查以保证准确率。

肝段下形成阻塞时,观察肝内外器官情况,可以清晰观察肝静脉、门静脉以及下腔静脉的内径、管壁以及阻塞程度,对狭窄管腔定量分析,详细观察侧支循环情况,统计阻塞数量。因下腔静脉主干阻塞,其远段管腔内的循环压力明显升高,可出现各种侧支循环的形成,而侧支循环是IVCS的重要间接征象,如肝短静脉扩张、肝内静脉交通支形成、下腔静脉侧支的建立及异常引流，当在扫查中发现此类间接征象，应高度怀疑是否有 IVCS 的存在。

肝硬化患者肝脏血流变化的超声评估：肝硬化的形成是由一种或多种疾病反复作用后，造成肝细胞变性、坏死及随后纤维组织增生的慢性疾病。多普勒超声为定量化评价肝脏血流变化提供了无创简便的方法，能够获取门静脉系统的血流动力学变化参数，在评价肝硬化及门静脉高压血流动力学情况、估计病情及预后等方面有重要价值。门静脉系统的内径及其血流速度、血流量的综合变化情况，可作为判断肝硬化进展、肝功能变化的一敏感指标。

超声检查：患者仰卧，探头于右肋缘下向上斜切显示肝静脉及第二肝门，待中肝静脉显示清晰后，将取样容积置于中肝静脉距下腔静脉 3~5cm 处，血流束与内径宽为 2/3 的取样线夹角 <60°，患者平静吸气末、屏气，分别检测门静脉横截面积、门静脉内径、血流速度及脾静脉内径、血流速度、横截面积，测量次数 ≥ 2 次，最后取其平均值。显示稳定后使用多普勒频谱作记录。

附录　腹部血管疾病超声诊断教学结业考核

1. 彩超检查腹部血管前需要做哪些准备
①检查日空腹
②检查前晚服泻药
③检查日不需要空腹
④检查前饮水憋尿
⑤检查前使用造影剂

A. ①②（正确答案）　　　　　　　　　　B. ③④
C. ①②④　　　　　　　　　　　　　　　D. ③⑤

2. 腹腔动脉的分支有哪些
①脾动脉　②肝总动脉
③胃左动脉　④肠系膜上动脉

A. ①②③（正确答案）　　　　　　　　　B. ①②④
C. ①②　　　　　　　　　　　　　　　　D. ①②③④

3. 以下哪条血管见于下腔静脉后方
A. 右肾静脉　　　　　　　　　　　　　　B. 左肾静脉
C. 右肾动脉（正确答案）　　　　　　　　D. 左肾动脉

4. 腹主动脉内径大于多少即可认为是腹主动脉瘤
A. 2cm　　　　　　　　　　　　　　　　B. 3cm（正确答案）
C. 4cm　　　　　　　　　　　　　　　　D. 5cm

5. 肾动脉水平以下腹主动脉呈梭形，局限性增宽，范围 5.6cm×4.7cm×4.2cm，瘤壁内见多个强回声，后伴声影，CDFI 见明显杂色血流信号，超声提示
A. 夹层腹主动脉瘤　　　　　　　　　　　B. 假性腹主动脉瘤
C. 腹主动脉大动脉炎　　　　　　　　　　D. 腹主动脉瘤并附壁血栓（正确答案）

6. 布 - 加综合征是指
A. 门静脉高压发生阻塞产生的一系列症候群

B. 充血性心衰所致的功能性肝静脉流出道阻塞

C. 下腔静脉闭塞产生的一系列症候群

D. 肝与右心房之间肝静脉或下腔静脉阻塞引起肝静脉回流受阻产生的一系列症候群（正确答案）

7. 门静脉海绵样变的超声特点是

①门静脉正常结构消失,其周边及内部呈蜂窝状,内可见栓子

②门静脉呈瘤样扩张

③ CDFI:蜂窝状结构呈连续低速暗淡血流

④ CDFI:门静脉呈连续高速明亮血流

A. ①③（正确答案）   B. ①④

C. ②④   D. ②③

8. 胡桃夹综合征是

A. 右肾静脉压迫综合征   B. 左肾静脉压迫综合征（正确答案）

C. 肠系膜上静脉压迫综合征   D. 下腔静脉狭窄综合征

9. 腹主动脉真性动脉瘤声像图特征是

①腹主动脉局部管腔呈瘤样扩张

②扩张管壁变薄,内膜粗与正常管壁相连续,管腔相通,呈无回声有搏动

③动脉瘤并发附壁血栓

④腹主动脉旁囊性肿块,不规则,与动脉壁不连续,内为无回声

⑤CDFI:瘤腔内为杂色血流,瘤体近端血流正常,远端血流速度减慢

⑥CDFI:瘤腔内为杂色血流,瘤体近端血流加快,远端血流速度正常

A. ①②③⑤（正确答案）   B. ①②③④⑤

C. ①②③④⑥   D. ①③④⑤

10. 肝内门静脉和肝静脉所显示的不同超声表现是

A. 门静脉管壁厚且回声高,肝静脉的管壁薄且回声弱（正确答案）

B. 门静脉内径较粗,肝静脉较细

C. 门静脉搏动,肝静脉无搏动

D. 门静脉较直,肝静脉较弯曲

E. 门静脉较弯曲,肝静脉较直

第八章

颅内血管疾病超声诊断 PBL 教学

课程组织

1. 主讲教师 1位,确立课程主旨,完成课程整体设计。以问题为核心,以病例为线索,完成颅内血管,即颅内动脉的正常解剖及相关疾病的超声诊断授课。

2. 学生 4组,每组4~6位,自由组合,分工合作,分别完成不同问题的文献检索、报告、问题回答并参与讨论。

3. 秘书 1位(具有2年以上教学经验),辅助主讲教师收集资料、观察学生状态,解决学生检索文献、书写幻灯片等困难,搭建教师与学生之间沟通的桥梁。同时完成课前、课后问卷收集。

4. 课程实行闭环管理 提出问题、授课、提出问题、讨论、考核。教师、学生和秘书均全程参与。

课程方案

课程计划1个月内完成,共3次课程。课程间隔时间1~2周(具体就学生完成情况而定)。

第一讲:主讲教师完成颅内动脉相关知识的讲解,提供主要文献及书籍,提出核心问题,并给出拓展问题。

第二讲:学生分组汇报第1次课程的问题,教师参与学生讨论,并进行恰当的引导,纠正其错误,指出其不足,肯定其努力。同时按照以病例为先导的原则,给出第3次课程的幻灯片,提出问题。

第三讲:分组讨论,教师全程参与,具体过程同第2次。

第一讲 颅内血管超声检查

目标

1. 掌握颅内动脉的正常解剖。

2. 熟悉颅内动脉超声检查的基本原则。

3. 了解颅内动脉的超声扫查技巧。

4. 实现颅内动脉的标准化、规范化扫查。

核心问题

1. 一次完整的颅内动脉超声检查,除了充分掌握超声解剖知识外,还需要具备哪些知识?

2. 颅内动脉超声检查的基本原则是什么?

3. 颅内动脉扫查技巧包括哪些方面?

4. 如何实现颅内动脉标准化、规范化的扫查?

基础知识

一、颅内动脉解剖

颈内动脉系统和椎 - 基底动脉系统构成颅内两大动脉系统,分别称为前循环和后循环。

1. 颈内动脉系统　　主要包括颈内动脉、眼动脉、大脑前动脉、大脑中动脉、前交通动脉、后交通动脉等主干及分支。根据 Bouthilier 方法按照由近端至远端的顺序,将颈内动脉全程分为七段:C1 段为颈段,即颅外段,全程一般无分支动脉;C2 段为岩段,走行于颈动脉管内;C3 段破裂孔段,起于颈动脉管末端,止于岩舌韧带上缘;C4 段为海绵窦段,走行于海绵窦内;C5 段为床突段,起于近侧硬膜环,止于远侧硬膜环;C6 段为眼动脉段,起于远侧硬膜环,止于后交通动脉起点的近侧,发出眼动脉和垂体上动脉;C7 段为交通动脉段,起于紧靠后交通动脉起点的近侧,止于颈内动脉分叉处,发出后交通动脉、大脑前动脉、大脑中动脉等分支。其中,C4、C5、C6 合称为虹吸部。眼动脉自颈内动脉虹吸弯处发出,经视神经孔出颅入眼眶,是颅外颈外动脉与颅内颈内动脉的重要交通动脉。大脑中动脉为颈内动脉 C7 段的直接延续,是颈内动脉分支中最大的一支,水平向外侧走行,进入外侧裂分出多支细小分支动脉,垂直向上至大脑半球,分为 M1(水平段)、M2(回旋段)、M3(侧沟段)、M4(分叉段)、M5(终段)。大脑前动脉自颈内动脉 C7 段发出,经胼胝体膝部至其背侧面,沿胼胝体沟向后穿行至胼胝体压部稍前方,并分出终末支,分为 A1 段(水平段)、A2 段(上行段)、A3 段(膝段)、A4 段(胼周段)和 A5 段(终末段)。前交通动脉连接双侧大脑前动脉,是双侧颈内动脉系统的重要交通动脉。后交通动脉自颈内动脉 C7 段后内侧壁发出,在距基底动脉 1cm 处,与大脑后动脉前壁相连,是颈内动脉系统与椎 - 基底动脉系统的重要交通动脉。

2. 椎 - 基底动脉系统　　主要包括椎动脉、基底动脉及大脑后动脉等主干及分支。椎动脉自近心段至远心段可分为 V1~V4 段。V1 段为横突孔前段,自锁骨下动脉发出至进入第 6 颈椎横突孔之前。V2 段为椎间孔段,此段椎动脉穿行于第 6 至第 2 颈椎横突孔内。V3 段为枕段,起自第 2 颈椎横突孔,至颅底枕骨大孔前。V4 段为颅内段,经枕骨大孔进入颅内,沿左、右两侧走行,于脑桥下缘水平汇合。基底动脉由双侧椎动脉汇合而成,沿脑桥腹侧正中沟上行,脑桥与中脑分界处分出双侧大脑后动脉。大脑后动脉为基底动脉终末支,绕大脑脚外侧至背部,在小脑天幕切迹游离缘内侧转向其上方,在颞叶内侧和底面向后上达枕叶,分为 P1 段(交通前段)、P2 段(环池段)、P3 段(四叠体段)和 P4 段(距裂段)。

3. Willis 环 是正常人颈内动脉系统和椎 - 基底动脉系统构成的类似"六边形"的大脑动脉环,由双侧颈内动脉 C7 段、双侧大脑前动脉 A1 段、双侧大脑后动脉 P1 段、前交通动脉和双侧后交通动脉组成(图 8-1)。由于 Willis 环的存在,双侧颈内动脉系统之间、双侧颈内动脉与椎 - 基底动脉系统之间存在侧支循环通路,在一定时期内患者可不出现任何症状。

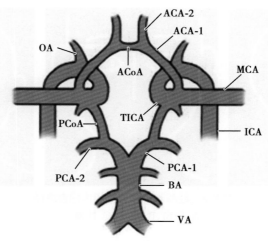

图 8-1 颅内动脉及 Willis 环示意图
ACA. 大脑前动脉(包括 A1 段、A2 段);ACoA. 前交通
动脉;ICA. 颈内动脉;TICA. 颈内动脉终末段;MCA.
大脑中动脉(包括 M1 段、M2 段);OA. 眼动脉;PCA.
大脑后动脉(包括 P1 段、P2 段);PCoA. 后交通动脉;
VA. 椎动脉;BA. 基底动脉。

二、颅内动脉经颅彩色多普勒超声检查

(一)检查仪器
彩色多普勒超声诊断仪,1~2.5MHz 相控阵探头。

(二)检查前准确
1. 询问患者高血压、糖尿病、高血脂、吸烟、饮酒等相关危险因素史。
2. 了解患者其他影像学检查结果如:CT、CTA、MRI、MRA 及 DSA 等。
3. 明确颅外动脉有无病变及病变情况。

(三)检查体位
检查颈内动脉系统时通常采取仰卧位或侧卧位;检查椎 - 基底动脉系统时通常采用侧卧位或坐位。

（四）检查方法

1. 声窗（图 8-2）

（1）颞窗（颧弓上方、外耳廓上缘根部）：检测双侧大脑中动脉 M1 段和 M2 段、双侧大脑前动脉 A1 段和 A2 段、双侧大脑后动脉 P1 段和 P2 段、双侧颈内动脉终末段、前交通动脉、双侧后交通动脉。

（2）眼窗（闭合的眼睑上方）：检测双侧眼动脉。

（3）枕窗（枕骨大孔）：检测双侧椎动脉 V4 段、基底动脉。

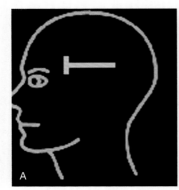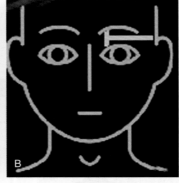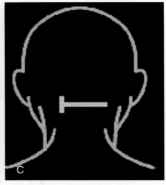

图 8-2　经颅彩色多普勒超声扫查途径
A. 颞窗；B. 眼窗；C. 枕窗。

2. 检查步骤

（1）灰阶超声：明确不同声窗标志性解剖结构。

1）颞窗（图 8-3）：蝶骨翼、中脑。

2）眼窗（图 8-4）：眼球后壁、视神经区。

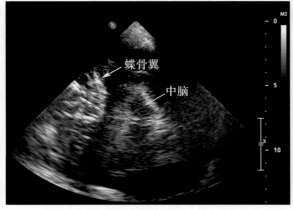

图 8-3　经颞窗扫查灰阶超声声像图　　　　图 8-4　经眼窗扫查灰阶超声声像图

3）枕窗（图 8-5）：枕骨大孔，斜坡。

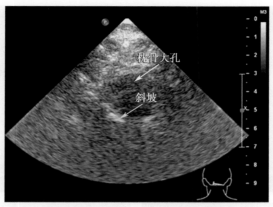

图 8-5　经枕窗扫查灰阶超声声像图

（2）彩色多普勒血流成像（图 8-6）：在灰阶超声图像的基础上进行彩色多普勒血流成像（color doppler flow imaging，CDFI），获得颅内动脉血流信号，必要时可采用能量多普勒模式。

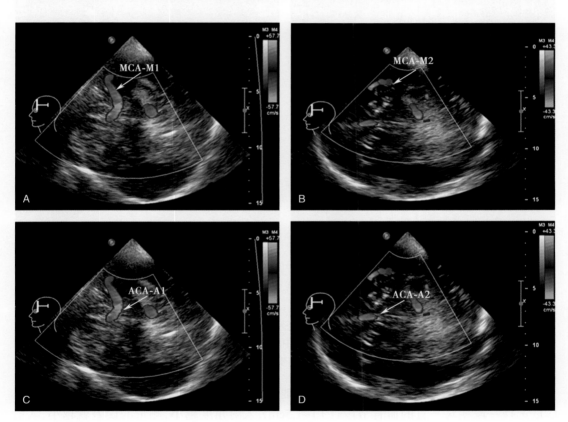

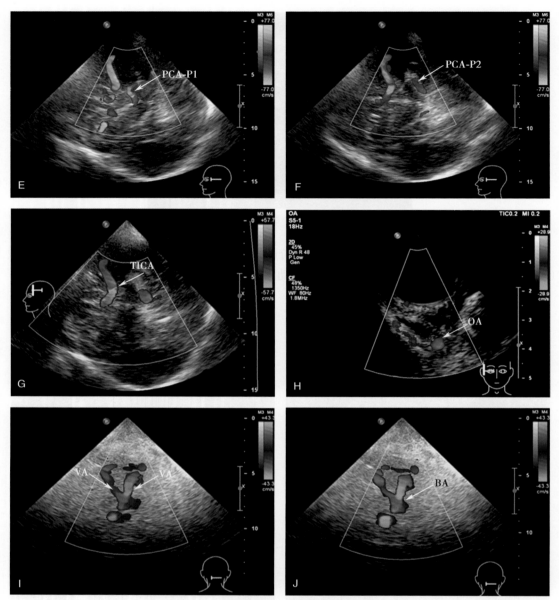

图 8-6　正常颅内动脉经颅彩色多普勒超声声像图

A. 彩色多普勒超声显示大脑中动脉 M1 段；B. 大脑中动脉 M2 段；C. 大脑前动脉 A1 段；D. 大脑前动脉 A2 段；E. 大脑后动脉 P1 段；F. 大脑后动脉 P2 段；G. 颈内动脉终末段；H. 眼动脉；I. 双侧椎动脉；J. 基底动脉。

　　(3) 频谱多普勒超声：在 CDFI 模式的基础上，应用脉冲多普勒获得颅内动脉血流频谱，尽量选择一段相对平直的血管节段(约 1~1.5cm)，入射角度越小，测量的误差就越小，入射角度应<30°(图 8-7)。正常颅内动脉频谱形似直角三角形，占据一个心动周期，S1、S2 为收缩期的两个峰，D 峰为舒张期的峰(图 8-7、图 8-8)。测量颅内动脉血流动力学参数：收缩期峰值血流速度(peak systolic velocity，PSV)、舒张末期血流速度(end-diastolicvelocity，EDV)、平均血流速度(mean velocity，Vm)、搏动指数(pulsatility index，PI)、阻力指数(resistive insex，

RI),颅内动脉血流参数正常参考值见表 8-1。

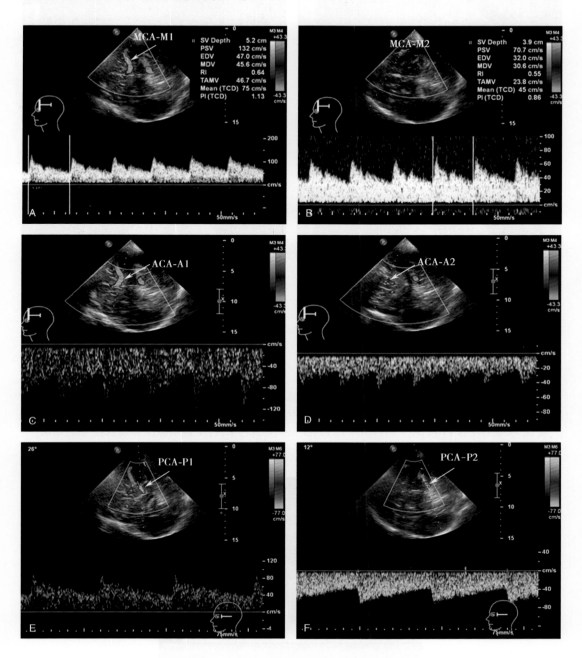

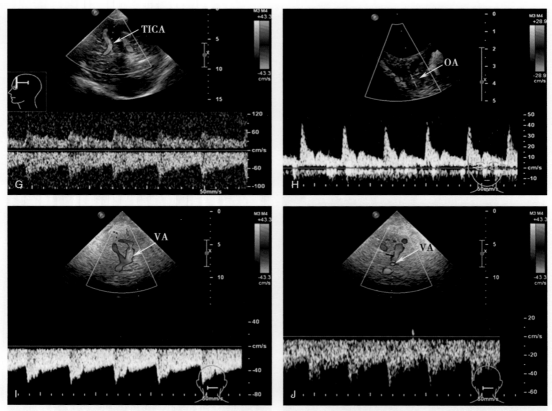

图 8-7　正常颅内动脉血流频谱超声声像图

A. 频谱多普勒超声显示大脑中动脉 M1 段;B. 大脑中动脉 M2 段;C. 大脑前动脉 A1 段;D. 大脑前动脉 A2 段;E. 大脑后动脉 P1 段;F. 大脑后动脉 P2 段;G. 颈内动脉终末段;H. 眼动脉;I. 椎动脉;J. 基底动脉。

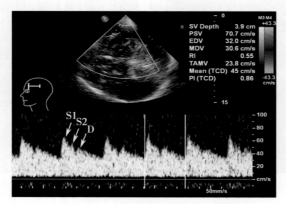

图 8-8　正常颅内动脉频谱多普勒超声声像图

正常颅内动脉频谱形似直角三角形,S1、S2 为
收缩期的两个峰,D 峰为舒张期的峰。

表 8-1 颅内动脉血流参数正常参考值$(\bar{x} \pm s)$

动脉	PSV/(cm/s)	EDV/(cm/s)	MV/(cm/s)	PI	RI
大脑中动脉	95.4 ± 13.0	46.6 ± 13.0	64.2 ± 14.8	0.77 ± 0.14	0.52 ± 0.06
大脑前动脉	73.7 ± 19.2	36.6 ± 10.9	50.1 ± 15.1	0.77 ± 0.17	0.52 ± 0.06
大脑后动脉	57.3 ± 12.7	28.5 ± 7.8	39.4 ± 9.6	0.75 ± 0.14	0.51 ± 0.06
椎动脉	54.2 ± 15.7	27.4 ± 9.5	37.0 ± 12.4	0.74 ± 0.12	0.51 ± 0.06
基底动脉	58.2 ± 17.1	29.4 ± 10.3	39.7 ± 14.3	0.74 ± 0.15	0.51 ± 0.07
眼动脉	32.54 ± 7.69	9.10 ± 2.66		1.67 ± 0.43	0.72 ± 0.06

注:PSV. 收缩期峰值血流速度;EDV. 舒张期峰值血流速度;MV. 平均血流流速;PI. 搏动指数;RI. 阻力指数。

三、颅内动脉狭窄闭塞性病变超声评估

1. 颅内动脉狭窄

(1)彩色多普勒超声:狭窄处血流充盈不全,出现典型的"束腰"征。狭窄远段出现"五彩镶嵌"的血流信号(图 8-9)。

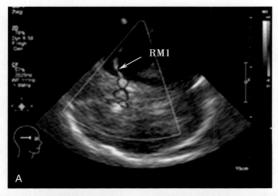

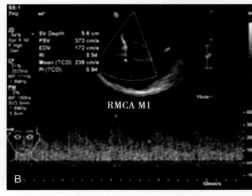
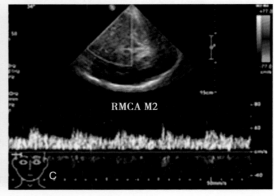

图 8-9 右侧大脑中动脉 M1 中段重度狭窄超声声像图

A. 彩色多普勒超声显示右侧大脑中动脉 M1 中段局部血流束变细,呈"束腰"征;B. 频谱多普勒超声显示大脑中动脉 M1 中段局部血流速度明显增快;C. 频谱多普勒超声显示大脑中动脉 M2 段血流速度及血流阻力均减低。

（2）频谱多普勒超声（表8-2）：

1）狭窄率50%~69%：狭窄处速度增快，狭窄近段及远段血流速度正常。狭窄段与狭窄远段流速比值<3.0。

2）狭窄率70%~99%：狭窄段血流速度明显增快，狭窄远段血流速度明显减低，狭窄段与狭窄远段流速比值≥3.0。

表8-2 颅内动脉狭窄经颅彩色多普勒超声诊断参照

血管	狭窄率<50%	狭窄率50%~69%	狭窄率≥70%
MCA-M1	PSV≥155cm/s	PSV≥220cm/s	PSV≥220cm/s
			狭窄以远血流频谱呈低速低阻样改变
			同侧ACA-A1和/或PCA-P2流可速增快
MCA-M2	PSV≥100cm/s	PSV≥140cm/s	PSV≥140cm/s
			狭窄以远血流频谱呈低速低阻样改变
ACA-A1	PSV≥120cm/s	PSV≥155cm/s	PSV≥155cm/s
			狭窄以远血流频谱呈低速低阻样改变
			同侧MCA-M1或PCA-P2和/或对侧ACA-A1流速可增快
PCA-P1	PSV≥100cm/s	PSV≥145cm/s	PSV≥145cm/s
			狭窄以远血流频谱呈低速低阻样改变
			同侧MCA-M1和/或ACA-A1流速可增快
PCA-P2	PSV≥100cm/s	PSV≥145cm/s	PSV≥145cm/s
			狭窄以远血流频谱呈低速低阻样改变
			同侧MCA-M1和/或ACA-A1流速可增快
BA	PSV≥100cm/s	PSV≥140cm/s	PSV≥140cm/s
			狭窄以远血流频谱呈低速低阻样改变
VA-V4	PSV≥90cm/s	PSV≥120cm/s	PSV≥120cm/s
			狭窄以远血流频谱呈低速低阻样改变

2. 颅内动脉闭塞

（1）大脑中动脉闭塞

1）急性闭塞：经颅彩色多普勒超声显示大脑中动脉走行区无血流信号，相邻大脑前动脉及大脑后动脉显示正常。

2）慢性闭塞：经颅彩色多普勒超声显示大脑中动脉主干水平无连续性血流信号，大脑中动脉供血区出现多支低速动脉血流信号。同侧大脑前动脉及大脑后动脉血流充盈良好，血流速度较健侧代偿性增快。

（2）椎动脉闭塞：患侧椎动脉血流信号消失，健侧椎动脉血流速度代偿性增快，基底动脉血流速度可正常。

（3）基底动脉闭塞

1）经颅彩色多普勒超声检测不到双侧椎动脉 V4 段与基底动脉形成的典型"Y"形结构。

2）基底动脉近端闭塞，远段基底动脉的血流方向异常，后交通动脉开放，血流方向自前向后，经大脑后动脉向基底动脉供血。

3）基底动脉远端闭塞，基底动脉近心段及双侧椎动脉 V4 段的血流方向正向，血流速度减低，血流阻力增高。

3. 颅内 - 外动脉侧支循环检测

（1）前交通动脉开放（图 8-10）：经颅彩色多普勒超声可直接显示多数前交通动脉，血流方向自健侧向患侧；患侧大脑前动脉 A1 段血流反向；健侧大脑前动脉 A1 段血流正向，血流速度增快。

（2）后交通动脉开放（图 8-11、图 8-12）：经颅彩色多普勒超声可直接显示多数后交通动脉，当重度狭窄或闭塞病变位于颈内动脉系统时，患侧后交通动脉血流方向自后向前，患侧大脑后动脉 P1 段血流速度增快，患侧大脑后动脉 P1/P2 段流速比>1.5 或患侧大脑后动脉 P1 段流速 / 健侧大脑后动脉 P1 段流速比>1.5；当重度狭窄或闭塞病变位于椎 - 基底动脉系统时，患侧后交通动脉血流方向自前向后，患侧大脑后动脉 P1 段血流反向。

（3）眼动脉侧支开放（图 8-13）：同侧眼动脉血流反向，血流阻力减低。

（4）软脑膜支开放（图 8-14）：患侧大脑前动脉 A2 段血流速度增快或患侧大脑后动脉 P2 段血流速度增快。

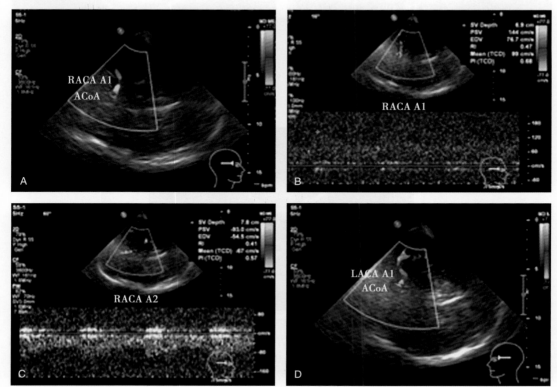

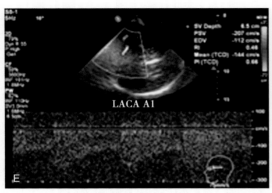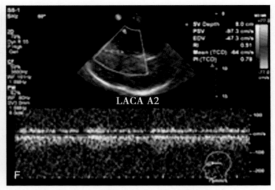

图 8-10 右侧颈内动脉 C1 段重度狭窄,前交通动脉开放(自左向右)超声声像图

A. 彩色多普勒超声显示右侧大脑前动脉血流反向,前交通动脉开放,血流方向自左向右;B. 频谱多普勒超声显示右侧大脑前动脉 A1 段呈完全反向血流频谱;C. 频谱多普勒超声显示右侧大脑前动脉 A2 段血流方向和频谱形态未见明显异常;D. 彩色多普勒超声显示左侧大脑前动脉 A1 段呈花彩样血流信号,血流束未见明显变细,提示代偿性血流速度增快,前交通动脉开放,血流方向自左向右;E. 频谱多普勒超声显示左侧大脑前动脉 A1 段血流速度增快;F. 频谱多普勒超声显示左侧大脑前动脉 A2 段血流方向和频谱形态未见明显异常。

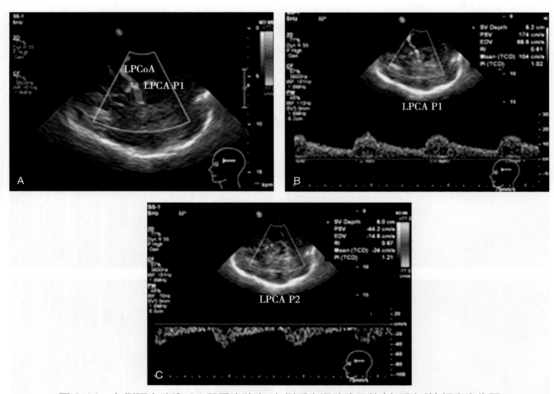

图 8-11 左侧颈内动脉 C1 段重度狭窄,左侧后交通动脉开放(自后向前)超声声像图

A. 彩色多普勒超声显示左侧后交通动脉开放,血流方向自后向前,左侧大脑后动脉 P1 段呈花彩样血流信号,血流束未见明显变细,提示代偿性血流速度增快;B. 频谱多普勒超声显示左侧大脑后动脉 P1 段血流速度增快;C. 频谱多普勒超声显示左侧大脑后动脉 P2 段血流方向和频谱形态未见明显异常。

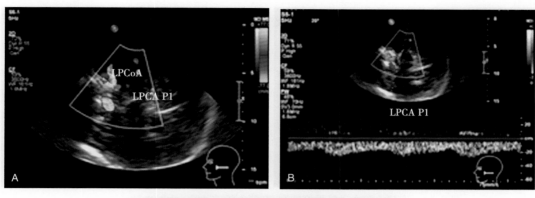

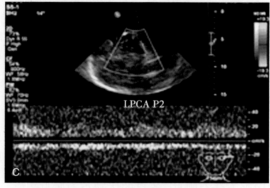

图 8-12　基底动脉起始段重度狭窄，左侧后交通动脉开放（自前向后）超声声像图

A. 彩色多普勒超声显示左侧后交通动脉开放，血流方向自前向后，左侧大脑后动脉 P1 段血流反向；B. 频谱多普勒超声显示左侧大脑后动脉 P1 段呈反向血流频谱；C. 频谱多普勒超声显示左侧大脑后动脉 P2 段血流方向和频谱形态未见明显异常。

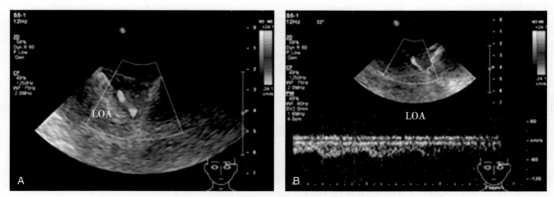

图 8-13　左侧颈内动脉 C1 段重度狭窄，左侧眼动脉侧支开放超声声像图

A. 彩色多普勒超声显示左侧眼动脉血流反向；B. 频谱多普勒超声显示左侧眼动脉呈反向血流频谱，血流阻力减低。

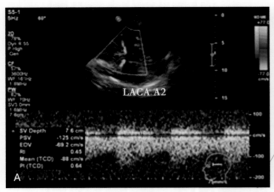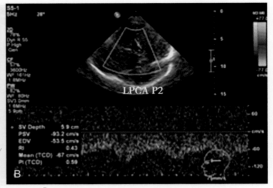

图 8-14　左侧大脑中动脉重度狭窄,左侧大脑前动脉 - 大脑中动脉脑膜支、
左侧大脑后动脉 - 大脑中动脉脑膜支开放超声声像图
A. 频谱多普勒超声显示左侧大脑前动脉 A2 段血流速度增快;
B. 频谱多普勒超声显示左侧大脑后动脉 P2 段血流速度增快。

—— 课后思考题 ——

【第一组】

1. 颅内血管常用的检查方法有哪些,各自的优缺点有哪些?

【第二组】

2. 进行颅内血管超声检查前,是否有必要进行颈部血管超声检查? 当颅内动脉出现狭窄或闭塞时,颈动脉血流频谱会有何改变? 当颈动脉出现狭窄或闭塞时,颅内动脉血流频谱会有何改变?

【第三组】

3. 当颅内动脉出现狭窄时,彩色多普勒及血流频谱会有何改变?

【第四组】

4. 颅内 - 外动脉侧支循环的途径及如何检测?

第二讲　讨论第一讲问题及提出新的问题

目标

1. 通过查阅文献、小组讨论、汇报,掌握第 1 次讲课内容。
2. 以病例为先导,探究颅内动脉检查的方法及原则。

核心问题

1. 如何进行颅内动脉超声检查?
2. 超声在颅内血管检查中发挥的作用?

一、第一讲思考题

具体答案见附录1。

二、本讲病例

男,75岁,既往高血脂、脑梗死病史十余年,左侧锁骨下动脉支架置入术后3个月;主诉:间断头晕1周。现病史:患者1周前无明显诱因突发头晕,无法站立,伴有四肢无力、全身大汗,持续约数分钟后症状自行好转。后仍有间断头晕,发作轻微。外院超声:左侧颈总动脉闭塞;左侧锁骨下动脉支架置入术后,血流通畅。超声检查见图8-15~图8-26。

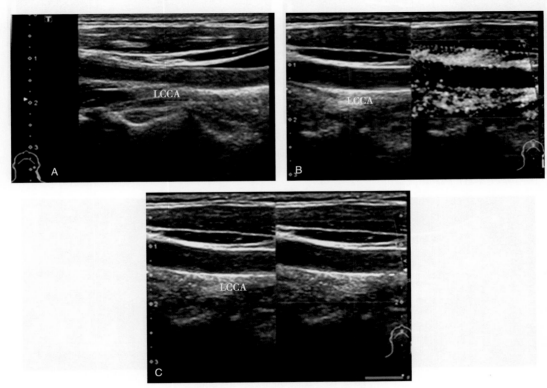

图 8-15　左侧颈总动脉超声声像图

灰阶超声显示管腔内可见低回声充填(图A);超微血流成像技术及能量多普勒超声均显示
左侧颈总动脉管腔内未见明显血流信号(图B、C)。

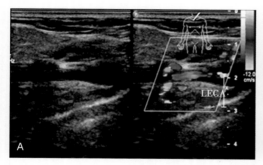
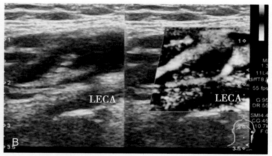

图 8-16　左侧颈外动脉超声声像图

A. 彩色多普勒超声显示左侧颈外动脉弥漫性狭窄，由多支分支动脉供血；
B. 超微血流成像技术显示左侧颈外动脉弥漫性狭窄。

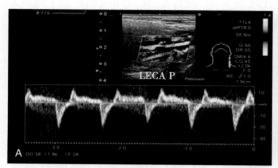
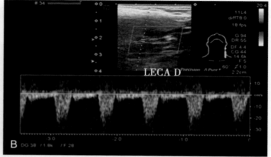

图 8-17　左侧颈外动脉超声声像图

A. 左侧颈外动脉近心段血流频谱呈双向；B. 左侧颈外动脉远心段血流速度减低。

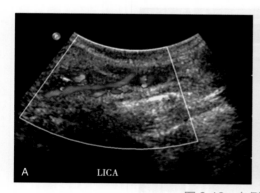
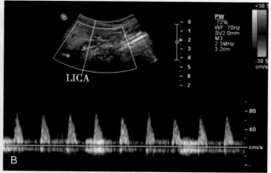

图 8-18　左侧颈内动脉超声图像

A. 彩色多普勒超声显示左侧颈内动脉血流反向；B. 频谱多普勒超声显示
左侧颈内动脉呈反向血流频谱，血流阻力明显增高。

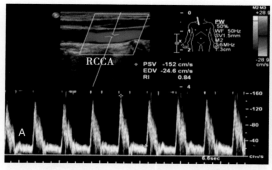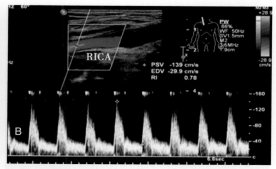

图 8-19　右侧颈总动脉、颈内动脉超声声像图

频谱多普勒超声显示右侧颈总动脉(图 A)及颈内动脉(图 B)流速增快,血流阻力增高。

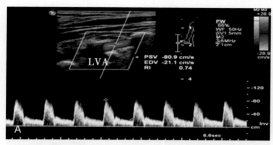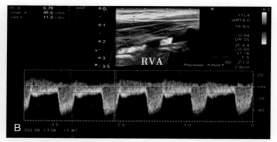

图 8-20　双侧椎动脉 V2 段超声声像图

频谱多普勒超声显示左侧椎动脉 V2 段(图 A)血流速度较右侧椎动脉 V2 段(图 B)增快。

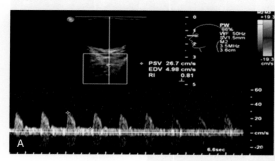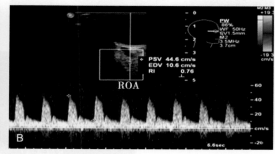

图 8-21　双侧眼动脉超声声像图

频谱多普勒超声显示左侧眼动脉(图 A)较右侧眼动脉(图 B)血流速度低,血流阻力较右侧高。

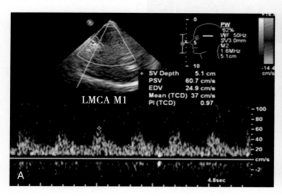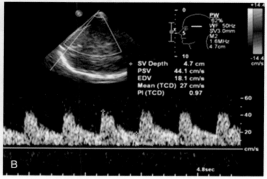

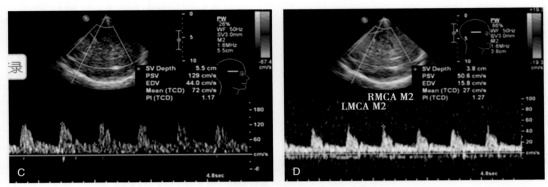

图 8-22　双侧大脑中动脉超声声像图

频谱多普勒超声显示左侧大脑中动脉 M1、M2 段(图 A、B)较右侧大脑中动脉
M1、M2 段(图 C、D)血流速度及血流阻力低。

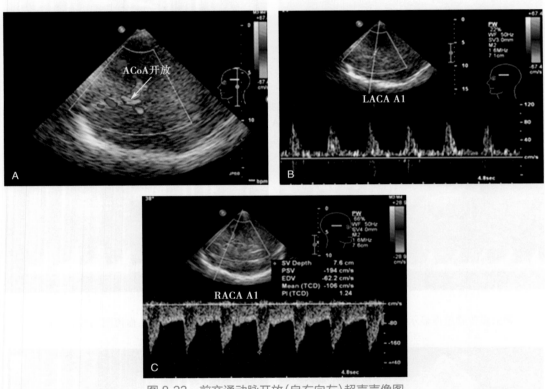

图 8-23　前交通动脉开放(自右向左)超声声像图

A. 彩色多普勒超声显示前交通动脉开放,血流方向自右向左,左侧大脑前动脉 A1 段血流反向;B. 频谱多普勒超声显示左侧大脑前动脉 A1 段呈反向血流频谱,血流阻力增高;C. 频谱多普勒超声显示右侧大脑前动脉 A1 段血流速度增快,血流阻力增高。

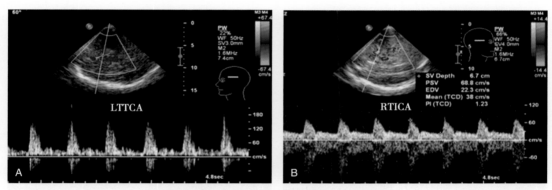

图 8-24　左侧颈内动脉终末段超声声像图

A. 频谱多普勒超声显示左侧颈内动脉终末段呈反向血流频谱,血流阻力明显增高;
B. 频谱多普勒超声显示右侧颈内动脉终末段血流速度稍快,血流阻力增高。

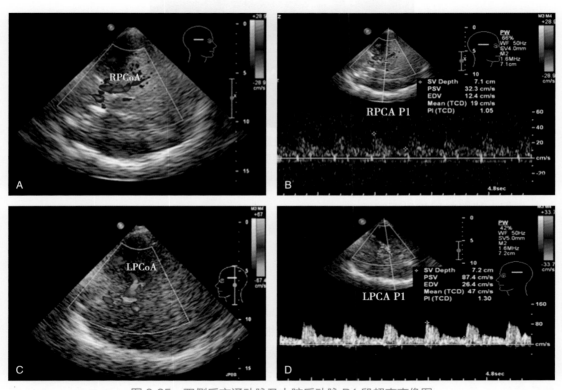

图 8-25　双侧后交通动脉及大脑后动脉 P1 段超声声像图

A. 彩色多普勒超声显示右侧后交通动脉存在,血流方向自前向后;B. 频谱多普勒超声显示右侧大脑后动脉
P1 段血流方向及频谱形态未见明显异常;C. 左侧后交通动脉开放,血流方向自后向前;D. 频谱多普勒超声
显示左侧大脑后动脉 P1 段血流速度增快。

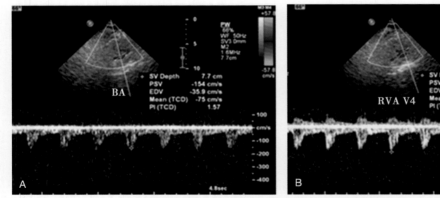

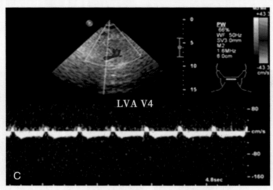

图 8-26　双侧椎动脉及基底动脉超声声像图

基底动脉及右侧椎动脉 V4 段血流速度增快,血流阻力增高(图 A、B);
左侧椎动脉 V4 段血流频谱呈正反双向,以正向为主,为不完全型窃血(图 C)。

根据上述资料回答以下问题:

1. 请详细描述这位患者颅内、外各动脉血流频谱特点。

2. 结合病史,患者的最终诊断是什么?

3. 诊断依据是什么?

该患者颅内外动脉 CTA 图像见图 8-27。

CTA 检查所见:左侧颈总动脉自近段至颈总动脉分叉管壁不规则增厚,管腔闭塞;左侧颈内及颈外动脉近段管壁不规则增厚,管腔纤细;左侧颈内动脉 C3 段管壁不规则增厚,管腔重度狭窄;左侧颈内及颈外动脉管腔显影浅淡,考虑侧支循环及 Willis 环开放代偿供血。

CTA 检查提示:左侧颈总动脉自近段闭塞;左侧颈内动脉及颈外动脉管壁不规则增厚伴管腔纤细,管腔显影浅淡,考虑侧支循环及 Willis 环开放代偿供血;左侧颈内动脉 C3 段管壁不规则增厚,管腔重度狭窄。

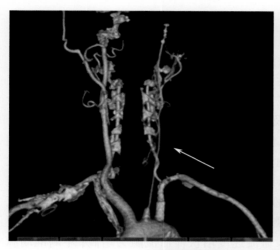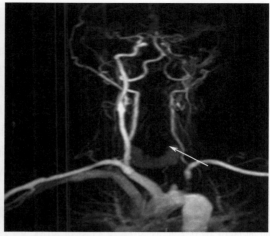

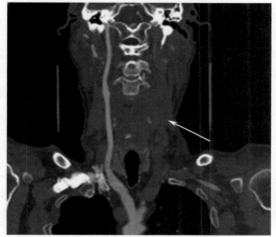

图 8-27　颅内、外动脉 CTA 图像

第三讲　讨论第二讲问题

目标

通过查阅文献、小组讨论、汇报,掌握颅内动脉经颅彩色多普勒超声检查的方法,能够准备评估颅内动脉狭窄或闭塞性病变。

核心问题

1. 颅内动脉超声检查的具体方法及步骤。
2. 准确评估颅内动脉狭窄或闭塞性病变。

第二讲病例讨论

1. 请详细描述这位患者颅内、外各动脉血流频谱特点

左侧颈总动脉闭塞；左侧颈外动脉弥漫性狭窄，最窄为重度；左侧颈外动脉由多支分支动脉供血；左侧颈外动脉近心段血流频谱呈正反双向、远心段血流速度减低；左侧颈内动脉血流反向，血流阻力明显增高；右侧颈总动脉及右侧颈内动脉血流速度增快，血流阻力增高；左侧椎动脉 V2 段血流速度增快；左侧眼动脉血流速度较右侧低，血流阻力较右侧高；左侧大脑中动脉较右侧大脑中动脉血流速度低，血流阻力低；前交通动脉开放(右-左)；左侧大脑前动脉 A1 段血流反向；右侧大脑前动脉 A1 段血流速度增快；双侧大脑前动脉 A1 段血流阻力增高；左侧颈内动脉终末段血流反向，血流阻力明显增高；右侧颈内动脉终末段血流阻力增高；右侧后交通动脉存在(前-后)；左侧后交通动脉(后-前)；左侧大脑后动脉 P1 段血流速度增快；基底动脉及右侧椎动脉 V4 段血流速度增快伴血流阻力增高；左侧椎动脉 V4 段血流频谱呈不完全型窃血。

2. 本例患者的最终诊断是什么?

① 左侧颈总动脉闭塞；② 左侧颈外动脉起始弥漫性重度狭窄，起始处由分支动脉及颈内动脉供血，起始以远由分支动脉包括左侧椎动脉颅内及颅外段经左侧枕动脉向左侧颈外动脉供血；③ 颈内动脉由颅内动脉逆向供血，血流速度减低伴血流阻力增高；④ 左侧后交通动脉开放，自后向前供血；⑤ 前交通动脉开放，自右向左供血；⑥ 左侧椎动脉窃血(Ⅱ期)；⑦ 左侧眼动脉向颅内动脉供血，伴血流速度减低、血流阻力增高。

3. 诊断依据是什么?

左侧颈总动脉闭塞时，颈外动脉逆向为颈内动脉供血，保证颅内血流量；本病例颈外动脉本身重度狭窄，无法向颈内动脉供血，由颅内向颅外供血，因此颈内动脉血流方向反向；颈外动脉由分支动脉供血，分支动脉开口近段颈外动脉可出现隐匿型、不完全型或完全型窃血，与颈总动脉及颈外动脉狭窄程度、颅内向颅外供血量有关。前交通动脉开放时，患侧大脑前动脉 A1 段反向，与颈内动脉终末段血流方向相同，血流频谱均在基线上，本病例患侧大脑前动脉 A1 段与颈内动脉终末段血流均反向，大脑前动脉 A1 段在基线上方，颈内动脉终末段在基线下方，容易判断不清；左侧眼动脉血流速度低，但阻力并不低，由左侧颈内动脉终末段供血；本病例左侧椎动脉 V4 段出现不完全型窃血，考虑左侧椎动脉-枕动脉-颈外动脉侧支形成，需要右侧椎动脉经颅内段为颈外动脉供血，与 DSA 结果符合。

推荐阅读文献

[1] DANYEL L A, HADZIBEGOVIC S, VALDUEZA J M, et al. Classification of intracranial stenoses: discrepancies between transcranial duplex sonography and computed tomography angiography. Ultrasound Med Biol, 2020, 46 (8): 1889-1895.

[2] 何文, 唐杰. 血管超声诊断学. 北京: 人民卫生出版社, 2019: 25-31.

[3] 佩勒里托. 血管超声经典教程: 第 6 版. 温朝阳, 童一砂, 译. 北京: 科学出版社, 2017: 137-152.

[4] 中国医师协会超声医师分会. 血管和浅表器官超声检查指南. 北京: 人民军医出版社, 2011: 3-18.

附录1 第一讲问题参考答案

【第一组】

1. 颅内血管常用的检查方法有哪些,各自的优缺点有哪些?

(1)DSA:成像基本原理是将受检部位没有注入造影剂和注入造影剂后的血管造影X线荧光各像,分别经影像增强器增益后,再用高分辨率的电视摄像管扫描,将图像分割成许多的小方格,做成矩阵化,形成由小方格中的像素所组成的视频图像,经对数增幅和模/数转换为不同数值的数字,形成数字图像并分别存储起来,然后输入电子计算机处理并将两幅图像的数字信息相减,获得的不同数值的差值信号,再经对比度增强和数/模转换成普通的模拟信号,获得了去除骨骼,肌肉和其他软组织,只留下单纯血管影像的减影图像,通过显示器显示出来。

优点:诊断颅内血管性疾病的"金标准"。

缺点:有创、价格昂贵、有出血、感染等并发症风险。

(2)CTA:利用CT技术,引入造影剂使血液对X射线的通透性降低,使血管在CT图像上显示为高密度,从而将血管与其他组织区分开来。通过计算机进行影像重建,以显示不同切面上的图像。

优点:无法行DSA检查患者的替代方法。CTA较DSA引起的创伤小,造影剂可通过前臂静脉注射,更加安全。

缺点:碘造影剂可能引起严重的过敏反应;肾功能不全的患者应避免做CTA检查,因为造影剂通常通过肾脏代谢,可能进一步损害肾功能;辐射剂量高。

(3)MRA:利用磁共振现象从人体中获得电磁信号,重建出人体解剖结构。

优点:无法行DSA检查患者的替代方法;安全、无创、无辐射。

缺点:价格昂贵、检查时间长。

(4)TCCS:利用低频探头,使声束通过成人颅骨透声窗(颞窗、枕窗、眼窗等)显示颅内实质及血管结构,评价颅内血管血流动力学的检查方法。

优点:安全、简便、无创、无辐射,较其他影像学方法更易显示低速血流。

缺点:不能直接显示颅内血管解剖结构,通过彩色多普勒血流信号显示颅内血管狭窄或闭塞情况,对于声窗不好的患者存在局限性,可进行超声造影提高颅内血管显示率。

【第二组】

2. 进行颅内血管超声检查前,是否有必要进行颈部血管超声检查?当颅内动脉出现狭窄或闭塞时,颈动脉血流频谱会有何改变?当颈动脉出现狭窄或闭塞时,颅内动脉血流频谱会有何改变?

进行颅内动脉超声检查前,有必要进行颈部血管超声检查。当颅内、外动脉发生重度狭窄或闭塞时,双侧颈内动脉系统和椎-基底动脉系统之间均可发生侧支循环代偿,颅内、外动脉一体化评估,不仅能够发现狭窄位置、评估狭窄程度,还能够评价侧支动脉代偿情况和能力,更加准确反映脑组织缺血状态。当颅内动脉出现中度以下狭窄时,颅外动脉血流频谱不会发生改变;而当颅内动脉出现重度狭窄或闭塞时,颅外动脉可出现低速高阻血流频谱。当颈动脉出现中度以下狭窄时,颅内动脉血流频谱不会发生改变;而当颈动脉出血重度或闭塞时,颅内动脉可出现低阻血流频谱,血流速度的高低与侧支代偿情况有关。除此以外,颅内动脉会出现侧支动脉开放,包括前交通动脉、后交通动脉、眼动脉、软脑膜支。

【第三组】

3. 当颅内动脉出现狭窄时,彩色多普勒及血流频谱会有何改变?

(1)彩色多普勒超声:TCCS 检测显示狭窄处血流束变细,呈"束腰"征表现。狭窄以远段出现"五彩镶嵌"的血流信号。

(2)频谱多普勒超声:当血管内径减小 ≥ 50% 但 <70% 时,狭窄处流速升高,狭窄近段流速可正常或相对减低,狭窄远段流速减低不明显;狭窄段与狭窄远段流速比值 <3.0。当血管内径减小 ≥ 70% 时,狭窄段流速明显升高,狭窄远段血流速度明显减低,狭窄段与狭窄远段流速比值 ≥ 3.0。相邻供血动脉流速出现代偿性升高。

【第四组】

4. 颅内 - 外动脉侧支循环的途径及如何检测?

(1)前交通动脉开放:前交通动脉血流方向自健侧向患侧,患侧大脑前动脉 A1 段血流反向健侧大脑前动脉 A1 段血流速度相对升高。

(2)后交通动脉

1)患侧后交通动脉血流方向自后向前,患侧大脑后动脉 P1 段血流速度升高,P2 段血流速度未见明显异常。

2)患侧后交通动脉血流方向自前向后,患侧大脑后动脉 P1 段血流反向,P2 段血流速度未见明显异常。

(3)眼动脉侧支开放:患侧眼动脉血流反向,血流阻力减低,血流速度高低与代偿量有关。

(4)软脑膜支开放:患侧大脑前动脉 A2 段、大脑后动脉 P2 段血流速度增快。

附录 2 颅内血管性疾病超声诊断教学结业考核

第 1 题 姓名［填空题］
_____

第 2 题 年级（住院医师）［填空题］
_____

第 3 题 年龄［填空题］
_____

第 4 题 手机号码［填空题］
_____

第 5 题［单选题］

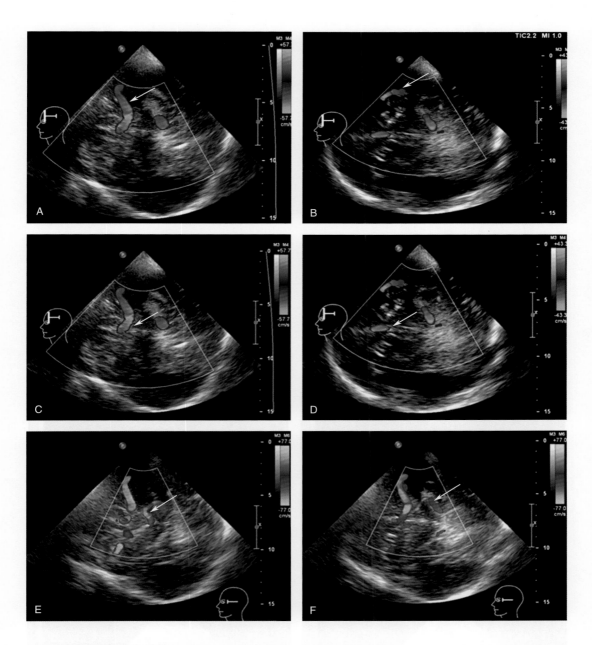

（1）图 A 所示血管为

A. 大脑前动脉 A1 段

C. 大脑中动脉 M1 段（正确答案）

E. 大脑后动脉 P1 段

B. 大脑前动脉 A2 段

D. 大脑中动脉 M2 段

F. 大脑后动脉 P2 段

（2）图 B 所示血管为

A. 大脑前动脉 A1 段

C. 大脑中动脉 M1 段

E. 大脑后动脉 P1 段

B. 大脑前动脉 A2 段

D. 大脑中动脉 M2 段（正确答案）

F. 大脑后动脉 P2 段

（3）图 C 所示血管为

A. 大脑前动脉 A1 段（正确答案）

B. 大脑前动脉 A2 段

C. 大脑中动脉 M1 段

D. 大脑中动脉 M2 段

E. 大脑后动脉 P1 段

F. 大脑后动脉 P2 段

（4）图 D 所示血管为

A. 大脑前动脉 A1 段

B. 大脑前动脉 A2 段（正确答案）

C. 大脑中动脉 M1 段

D. 大脑中动脉 M2 段

E. 大脑后动脉 P1 段

F. 大脑后动脉 P2 段

（5）图 E 所示血管为

A. 大脑前动脉 A1 段

B. 大脑前动脉 A2 段

C. 大脑中动脉 M1 段

D. 大脑中动脉 M2 段

E. 大脑后动脉 P1 段（正确答案）

F. 大脑后动脉 P2 段

（6）图 F 所示血管为

A. 大脑前动脉 A1 段

B. 大脑前动脉 A2 段

C. 大脑中动脉 M1 段

D. 大脑中动脉 M2 段

E. 大脑后动脉 P1 段

F. 大脑后动脉 P2 段（正确答案）

第 6 题［单选题］

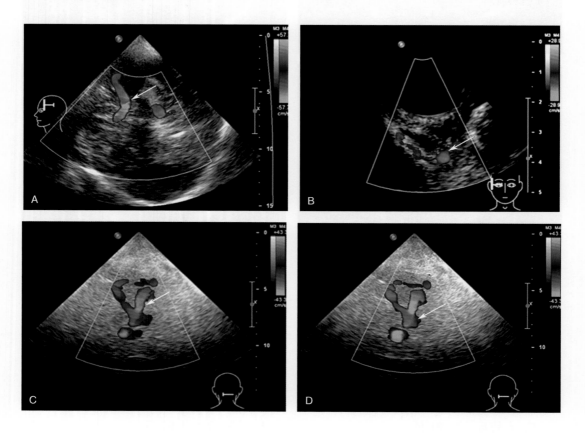

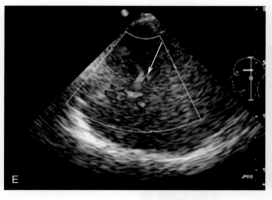
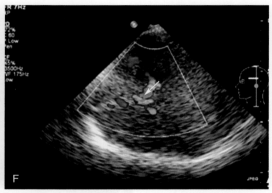

(1)图 A 所示血管为

A. 大脑前动脉

B. 大脑中动脉

C. 颈内动脉终末段（正确答案）

D. 大脑后动脉

E. 眼动脉

(2)图 B 所示血管为

A. 大脑前动脉

B. 大脑中动脉

C. 颈内动脉终末段

D. 大脑后动脉

E. 眼动脉（正确答案）

(3)图 C 所示血管为

A. 大脑前动脉

B. 大脑中动脉

C. 大脑后动脉

D. 基底动脉

E. 椎动脉 V4 段（正确答案）

(4)图 D 所示血管为

A. 大脑前动脉

B. 大脑中动脉

C. 大脑后动脉

D. 基底动脉（正确答案）

E. 椎动脉 V4 段

(5)图 E 所示血管为

A. 大脑前动脉

B. 大脑中动脉

C. 大脑后动脉

D. 前交通动脉

E. 后交通动脉（正确答案）

(6)图 F 所示血管为

A. 大脑前动脉

B. 大脑中动脉

C. 大脑后动脉

D. 前交通动脉（正确答案）

E. 后交通动脉

第 7 题［单选题］

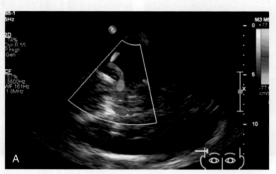

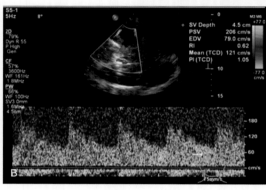
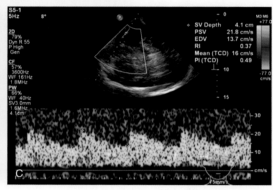

（1）图 A 所示病变为

A. 大脑中动脉狭窄（正确答案）

B. 大脑前动脉狭窄

C. 大脑后动脉狭窄

（2）图 B 所示病变处血流速度

A. 增快（正确答案）　　　　　　　　B. 减慢　　　　　　　　　C. 正常

（3）图 C 所示病变远端血流速度及频谱形态

A. 高速高阻　　　　　　　　　　　　B. 高速低阻

C. 低速高阻　　　　　　　　　　　　D. 低速低阻（正确答案）

第九章
简单先心病超声诊断 PBL 教学

课程组织

1. 主讲教师　1位,确立课程主旨,完成课程整体设计。以问题为核心,以病例为线索,完成简单先心病超声诊断授课。

2. 学生　4组,每组4~6位,自由组合,分工合作,分别完成不同问题的文献检索、报告、问题回答并参与讨论。

3. 秘书　1位(具有2年以上教学经验),辅助主讲教师收集资料、观察学生状态,解决学生检索文献、书写PPT等困难,搭建教师与学生之间沟通的桥梁。同时完成课前、课后问卷收集。

4. 课程实行闭环管理　提出问题、授课、提出问题、讨论、考核。教师、学生和秘书均全程参与。

课程方案

课程计划1个月内完成,共3次课程。课程间隔时间1~2周(具体就学生完成情况而定)。

第一讲:主讲教师完成简单先心病相关知识的讲解,提供主要文献,提出核心问题,并给出拓展问题。

第二讲:学生分组汇报第1次课程的问题,教师参与学生讨论,并进行恰当的引导,纠正其错误,指出其不足,肯定其努力。同时按照以病例为先导的原则,给出第3次课程的幻灯片,提出问题。

第三讲:分组讨论,教师全程参与,具体过程同第2次。

第一讲　认识简单先心病

目标

1. 掌握基础知识(解剖学、病理生理学、超声心动图诊断图像)。

2. 熟悉基本原则。

3. 了解简单先心病超声扫查技巧。

4. 实现简单先心病标准化、规范化扫查。

核心问题

1. 什么是简单先心病？包括哪些先心病种？

2. 简单先心病的血流动力学原理。

3. 简单先心病检查需要注意哪些事项？

4. 如何实现标准化、规范化的扫查？

基础知识

一、超声解剖学

先天性心脏病（简称先心病）是胚胎发育过程中，由于遗传或外界因素导致心脏发育畸变，形成结构畸形，进而心脏功能障碍。我国先心病新生儿占出生婴儿的比例是 6‰~8‰，胎儿先心病的实际发病率由于产前诊断普及率、人工引产、自然流产等复杂因素，尚无官方统计数据。目前已发现的先天性心脏畸形上百种，每种畸形存在很多亚型，各种畸形还可以任意排列组合，可以说先天性心脏畸形的表型成千上万，而且还在不断变异。简单先心病主要包括房间隔缺损（atrial septal defect，ASD）、室间隔缺损（ventricular septal defect，VSD）、动脉导管未闭（patent ductus arteriosus，PDA）。

1. **房间隔缺损（ASD）** ASD 的分型按照缺损发生部位划分（图 9-1），包括原发孔型 ASD（Ⅰ孔型房间隔缺损）、继发孔型 ASD（Ⅱ孔型房间隔缺损）、静脉窦型 ASD、无顶冠状静脉窦（UCS）。原发隔是心内膜垫的一部分，因此原发孔型 ASD 又称为部分型心内膜垫缺损或部分型房室间隔缺损。继发孔型 ASD（Ⅱ孔型 ASD）均累及卵圆窝部位，可以向各个方向伸展。由于介入封堵治疗的诊断需要，继发孔型 ASD 又可以分为多个亚型。包括：中央型（局限于卵圆窝部位），中央累及上腔型，中央累及下腔型、中央累及房后壁型、中央累及主动脉根部型。

静脉窦型房间隔缺损局限于腔静脉及肺静脉位置，不累及到卵圆窝部位。这一点很重要，是区别中央累及上腔或下腔型继发孔型 ASD 的主要标志。静脉窦型 ASD 按照位置分为静脉窦上腔型 ASD 和静脉窦下腔型 ASD。典型静脉窦上腔型 ASD 是上腔静脉下无房间隔组织，缺损不大，静脉骑跨在缺损之上，右上肺静脉多数开口于房间隔右房侧，即合并部分型肺静脉异位引流。对于静脉窦下腔型 ASD 理论上应该是和静脉窦上腔型 ASD 相对应：下腔静脉下无房间隔组织，下腔静脉骑跨于缺损之上，右下肺静脉异位开口于右房侧。实际上右侧上、下肺静脉是在右房后自右向左进入左房，如果右侧肺静脉开口到右房伴随的必然是靠近房后壁的缺损。因此静脉窦下腔型 ASD 应该是同时累及房后壁和下腔静脉。我们目前按照此标准诊断静脉窦下腔型 ASD。实际临床上更为常见的是位置比较靠近上腔静脉或下腔静脉的继发孔 ASD，腔静脉下有短边或薄膜组织，这一类缺损不能称为静脉窦上腔型 ASD 或静脉窦下腔型 ASD，只能诊断为中央累及上腔静脉型或中央累及下腔静脉型 ASD。无顶冠状静脉窦（UCS），指冠状静脉窦壁的部分或全部缺失，导致部分左心房血通过冠状静脉窦口分流入右心房。

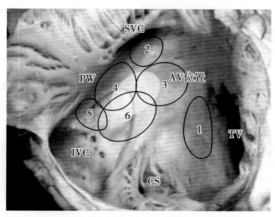

图 9-1　房间隔缺损解剖分型，原发孔型房间隔缺损位于三尖瓣环上方
PW. 后壁；TV. 三尖瓣；CS. 冠状静脉窦；SVC. 上腔静脉；IVC. 下腔静脉。

2. 室间隔缺损（VSD）　VSD 是最常见的先心病，占已知先心病总病例的 20% 以上。VSD 同样按照缺损的解剖部位分型（图 9-2）。包括膜周部、流出部、流入部、肌部。膜周部缺损是指以室间隔膜部为原点，向任意方向累及的缺损。是所有 VSD 中占比最大的一类 VSD。流出部 VSD 指发生在漏斗间隔的缺损，根据其在流出部的位置不同，又分为干下型、嵴内型、嵴下型。干下型指直接发生在肺动脉瓣下的 VSD。嵴内型是指发生在室间隔嵴部的缺损。嵴下型则是指发生在室间隔嵴部之下、膜部之上的缺损（不累及到膜部）。流入部缺损发生在二、三尖瓣环下方的室间隔的缺损，缺损位于整个室间隔下后方，最典型的流入部 VSD 就是完全型房室间隔缺损的室间隔缺损。肌部 VSD 特指发生在小梁部的 VSD，缺损边缘均为肌性组织，右室面缺损表面均有小梁及肌束覆盖。肌部缺损可以单发，也可以多发。多发肌部缺损有可能是肌部室间隔发育不良导致，右室面由肌束和小梁组织形成"网眼型"或"蜂窝状"的室间隔结构，外科难以修补完全，无法获得治愈的结果。

3. 动脉导管未闭（PDA）　PDA 是指胎儿出生后，动脉导管持续保持开放，造成主动脉和肺动脉之间的分流。胎儿期动脉导管是灌注胎儿下半身血供的生命管道，出生后，导管管壁缩短并增厚，内皮层断裂，平滑肌细胞移行入内膜下层。先在肺动脉侧发生闭合，逐步延伸到主动脉侧。一般出生 24~48 小时内发生功能闭合，2~4 周左右，内皮退化留下一根纤维条索，称为动脉韧带。缺氧、肺动脉高压、导管壁结构异常是导致导管闭合过程终止的已知原因。新生儿持续胎儿肺高压和新生儿呼吸窘迫综合征患儿，常常合并动脉导管未闭，起到一种自体代偿的作用，可以保证一部分主动脉血灌注到肺循环内，增加肺血流和氧交换。还有一些复杂心血管畸形，动脉导管保持开放同样可以起到代偿作用。比如肺动脉闭锁，动脉导管未闭同样可以保持一部分主动脉血灌注到肺动脉，增加肺血和氧交换，是维持患儿存活代偿通道。主动脉缩窄或离断，动脉导管未闭能够允许一部分肺动脉血灌注降主动脉，起到保障下半身血供的代偿作用。因此，动脉导管未闭可以是单独存在的简单分流型先心病，也可能是复杂先心病合并的重要代偿部分。按照导管的形态分型，分为管型、漏斗型、窗型。

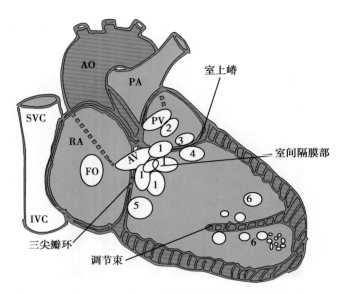

图 9-2　室间隔缺损解剖分型示意图

AO. 主动脉；RA. 右心房；PA. 肺动脉；FO. 卵圆窝；

SVC. 上腔静脉；IVC. 下腔静脉；AV. 主动脉瓣。

二、病理生理学

正常心肺循环血流是由体循环和肺循环串联起来的密闭通路。分流型先心病是肺体循环通路上出现了不同水平的短路,造成由肺循环进入体循环的血流,一部分通过短路再次返回肺循环,造成一部分无效循环血流,增加了肺循环血流量,因此分流型先心病又称为肺血多型先心病。心房水平的分流增加了右心室的舒张期前负荷,因此表现为右室增大。心室及动脉水平高速左向右分流,增大肺循环血流量,过量肺血流由肺静脉回流左房增加了左心室舒张期前负荷,导致左心室的扩大。由于心房水平是低压腔分流,分流量有限,肺血流量增加有限,因此房水平分流患者临床症状轻,儿童时期无明显症状,对肺血管床影响小,理论上不会导致阻力型肺动脉高压的病理改变。心室及动脉水平分流则是高压腔向低压腔分流,分流量大,且带有压力。对于非限制性分流,在肺血管床低阻力阶段,过量左向右分流造成肺循环血流量过大,严重者可在新生儿期导致相对心肺衰竭(因肺血流量过大导致),需要呼吸机维持呼吸,甚至危及生命。同时,体循环向肺循环的大量分流导致体循环血流量减少,组织灌注不足,延迟患儿的生长发育,表现为生长发育迟缓。如果婴幼儿期未及时闭合大量分流,长期分流也可以导致少部分患者肺血管发生不可逆性的病理改变,肺小动脉管壁增厚,管腔闭塞,丛样病变,可通过血流量的总血管腔面积锐减,肺血管阻力增高,形成阻力型肺动脉高压,失去闭合分流的手术机会。

三、超声心动图诊断图像

(一) 超声检查的适应证及禁忌证

1. 适应证　新生儿或儿童及成人心脏听诊有杂音。儿童生长发育迟缓,出汗,呼吸急促,喂养困难等症状,怀疑有先心病。

2. 禁忌证　无。

3. 局限性　婴幼儿需要镇静状态下完成检查;合并肺动脉的肺内分支发育异常时,超声心动图无法显示清晰。

（二）患者准备

1. 无特殊饮食要求。

2. 平卧或左侧卧位,充分暴露胸前区。

3. 尽量避免穿连裤装或连衣裙。

4. 哭闹患儿需提前准备口服镇静药(水合氯醛)。

（三）仪器及探头

先心病儿童心脏超声检查对仪器要求较高。需专用的二维或三维心脏超声仪。配有儿童专用的高频心脏探头。

（四）扫查区域

常规必须扫查的切面包括:胸骨旁长轴切面,胸骨旁短轴切面,心尖四腔、两腔、三腔切面。剑突下双房切面,剑突下右室流出道切面,胸骨上窝切面。除此之外,先心病扫查需要根据心脏畸形显像的需要,扫查多个非标准切面。以最大化清晰显示心脏畸形的解剖结构为原则。

（五）3种简单先心病超声扫查方法

1. 房间隔缺损　胸骨旁长轴切面联合心尖四腔心切面发现右心房、右心室增大,室间隔无偏移(排除因肺动脉梗阻导致右室后负荷增高的右心增大,可推测为心房水平或肺静脉水平分流)。二维直接从各角度观察房间隔是否有房间隔缺损(ASD):包括胸骨旁四腔心、大动脉短轴切面、心尖四腔心切面、剑下双房切面,彩色多普勒显示左房向右房的分流可以确定房间隔缺损的诊断。确定为 ASD 诊断后,需要根据缺损位置明确 ASD 分型,测量房间隔缺损内径及缺损边缘内径(图 9-3~ 图 9-6)。

2. 室间隔缺损　二维图像直接寻找室间隔缺损(VSD)或动脉导管未闭(PDA)。VSD 可选择切面:大动脉短轴切面、胸骨旁四腔心切面、心尖四腔心切面、剑下右室流出道切面等等。室间隔缺损可以发生于任意位置,超声扫查切面也需要随机调整,以最佳显示缺损边缘为目的。VSD 形状可以不规则,缺损部位多变,受声窗条件影响,部分缺损二维图像难以显示清晰,彩色多普勒血流显像可以协助判断缺损部位。限制型 VSD,不引起重度肺动脉高压,左右室之间压差很高,左向右分流为高速分流,血流花彩容易显示。非限制型 VSD 会将左室压力部分带入到右室及肺动脉,常常伴随中度以上肺动脉高压,左向右分流速度下降,为中速或低速分流。当非限制性 VSD 肺动脉高压严重时,双心室之间压差下降到小于 10mmHg,分流变为双向。此时可以诊断阻力型肺动脉高压或者艾森门格综合征(Eisenmenger syndrome)。当肺动脉压及肺血管阻力进一步增高,分流变为右向左为主分流,为艾森门格综合征晚期(图 9-7~ 图 9-13)。

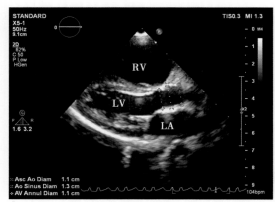

图 9-3　胸骨旁左室长轴切面显示右室增大，
左室变小，室间隔无受压偏移

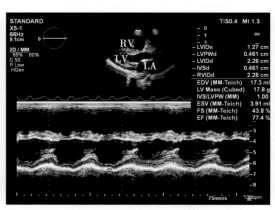

图 9-4　M 型测量右室前后径增大，左室减小

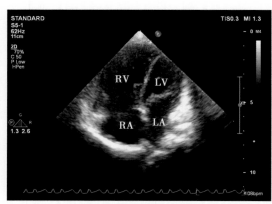

图 9-5　心尖四腔心切面，右房室内径增大，
左房室内径变小

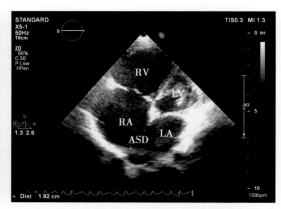

图 9-6　胸骨旁斜四腔心切面，测量房间隔缺损
内径 19.2mm

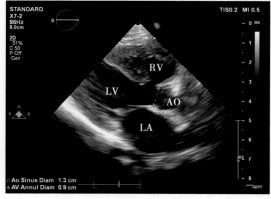

图 9-7　左室长轴切面显示左室增大，提示室水平
或动脉水平分流，主动脉瓣下位置发现室间隔缺损

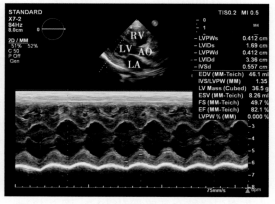

图 9-8　M 型测量左室前后内径增大 33.6mm

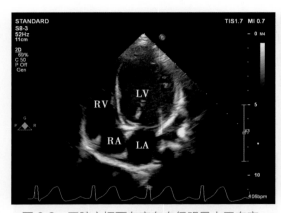

图 9-9　四腔心切面左室左右径明显大于右室，推断心室、动脉水平存在分流

LV. 左心室；LA. 左心房；RV. 右心室；RA. 右心房。

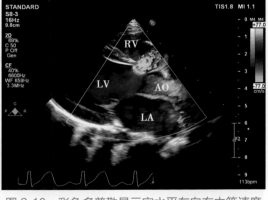

图 9-10　彩色多普勒显示室水平左向右中等速度分流，证实室间隔缺损存在

RV. 右心室；LV. 左心室；LA. 左心房；AO. 主动脉。

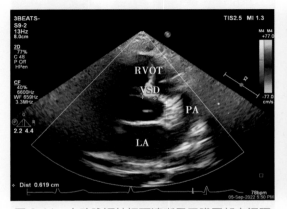

图 9-11　大动脉短轴切面清晰显示膜周部室间隔缺损，测量内径 9.7mm

RVOT. 右室流出道；VSD. 室间隔缺损；PA. 肺动脉；LA. 左心房。

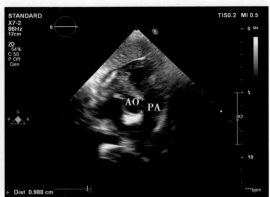

图 9-12　剑下肺动脉长轴切面同样清晰显示了干下型室间隔缺损 9.9mm

AO. 主动脉；PA. 肺动脉。

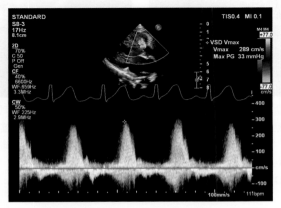

图 9-13　连续多普勒测量室水平左向右分流速度 289cm/s，压差 33mmHg，主动脉收缩压 - 分流压差可计算肺动脉收缩压

3. 动脉导管未闭　二维观察动脉导管未闭（PDA）常用两个切面：大动脉短轴切面和胸骨上窝切面。大动脉短轴切面需向上移动探头，尽量显示左右肺动脉分叉，PDA 位于左肺动脉开口后上方，在此面最易显示 PDA 的肺动脉侧开口。与 VSD 一样，PDA 分流口小时，从高压的主动脉向低压的肺动脉产生的是高速分流，当 PDA 内径接近左或右肺动脉主干内径时，形成非限制分流，导管两侧压力相当，分流减速直至双向分流。发生阻力型肺动脉高压时甚至右向左为主分流（图 9-14~图 9-20）。

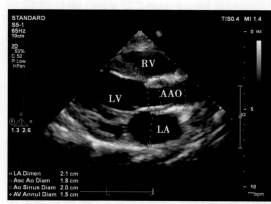

图 9-14　左室长轴切面显示左室增大
LV. 左心室；LA. 左心房；RV. 右心室；AAO. 升主动脉。

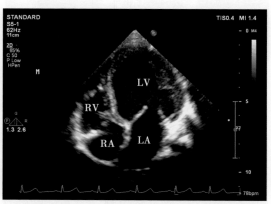

图 9-15　四腔心切面同样显示左心房室增大，推断为室水平或动脉水平分流
LV. 左心室；LA. 左心房；RA. 右心房；RV. 右心室。

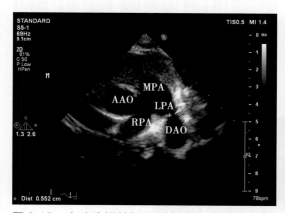

图 9-16　大动脉短轴切面到左右肺动脉分叉处，左肺动脉开口后上方为动脉导管未闭，开口内径5.5mm
AAO. 升主动脉；MPA. 肺主动脉；LPA. 左肺动脉；RPA. 右肺动脉；DAO. 降主动脉。

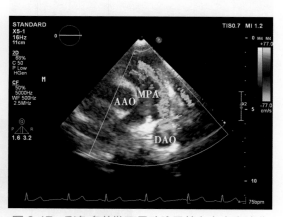

图 9-17　彩色多普勒可见动脉导管左向右高速分流（箭头所示），证实动脉导管未闭诊断
AAO. 升主动脉；MPA. 肺主动脉；DAO. 降主动脉。

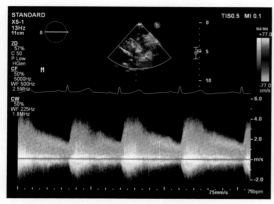

图 9-18　连续多普勒可测量动脉导管分流速度

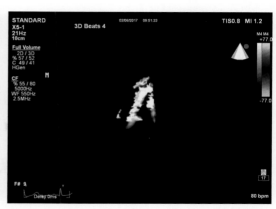

图 9-19　三维彩色多普勒可立体显示整体分流

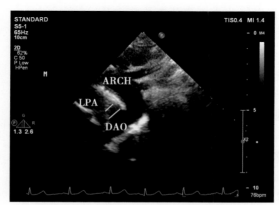

图 9-20　胸骨上窝切面,显示动脉长轴,可见其为漏斗形,
主动脉侧宽(长线所示),肺动脉侧开口窄(短线所示)

──────────── 课后思考题 ────────────

【第一组】

　　1. 房间隔缺损的病理解剖分型有哪些?

　　2. 房间隔缺损的血流动力学特点是什么?

【第二组】

　　3. 室间隔缺损的病理解剖分型有哪些?

　　4. 室间隔缺损的血流动力学特点?

【第三组】

　　5. 动脉导管未闭的病理解剖分型有哪些?

6. 动脉导管未闭的血流动力学特点是什么?

【第四组】

7. 简单先心病包括哪些畸形?

8. 简单先心病合并肺动脉高压超声如何评估?

第二讲　讨论第一讲问题及提出新的问题

目标

1. 通过查阅文献、小组讨论、汇报,掌握第 1 次课内容

2. 以病例为先导,探究简单先心病超声诊断方法。

核心问题

1. 如何进行简单先心病相关肺动脉高压的超声评估?

2. 超声如何区分动力型和阻力型肺动脉高压?

(一)第一讲思考题

具体答案见附录 1。

(二)本讲讨论病例

女,2 岁,生长发育迟缓半年。活动耐量下降,跑步后口唇发绀。心电图无异常。胸片双肺血偏少。超声图像见图 9-21~ 图 9-26。

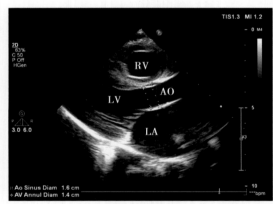

图 9-21　胸骨旁长轴切面,左房室内径正常

RV. 右心室;RA. 右心房;LV. 左心室;LA. 左心房。

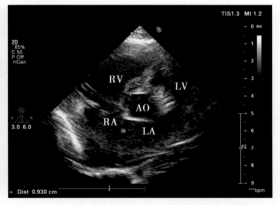

图 9-22　大动脉短轴切面,膜周部室间隔缺损
9.3mm

AO. 主动脉;RV. 右心室;RA. 右心房;LV. 左心室;
LA. 左心房。

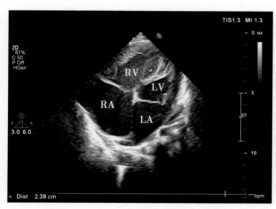

图 9-23　心尖四腔心切面,房间隔中部巨大缺损
23.9mm

RV. 右心室;RA. 右心房;LV. 左心室;LA. 左心房。

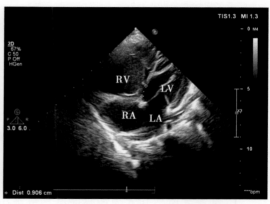

图 9-24　非标准四腔心切面,在此测量膜周部室间
隔缺损内径 9.1mm

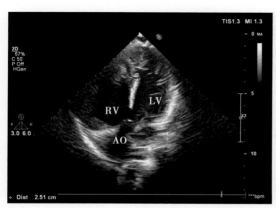

图 9-25　心尖四腔心切面,膜周部室间隔缺损,肌
部室间隔调节束以下 25.1mm 范围内发育不良

LV. 左心室;RV. 右心室;AO. 主动脉。

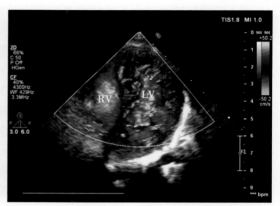

图 9-26　胸骨旁四腔心,室间隔肌部彩色血流显示
多发低速分流

RV. 右心室;LV. 左心室。

请根据病史回答以下问题:

1. 请详细描述这个先心病患者的超声诊断。
2. 结合病史,判断这个患儿肺动脉高压属于什么类型?
3. 诊断依据是什么?
4. 请详细描述室间隔缺损合并阻力型肺动脉高压的临床特征。
5. 室间隔缺损相关阻力型肺动脉高压超声表现是什么?
6. 诊断阻力型肺动脉高压的金标准检查是什么?

请回答以下问题:

7. 先心病相关肺动脉高压为阻力型,其肺动脉血流频谱是什么特点?
8. 室间隔缺损相关阻力型肺动脉高压的诊断标准是什么?
9. 室间隔缺损相关阻力型肺动脉高压是否还可以闭合分流手术?
10. 室间隔缺损相关阻力型肺动脉高压合理治疗方案是什么?

第三讲 讨论第二讲问题

目标

通过查阅文献、小组讨论、汇报,掌握简单先心病相关肺动脉高压的超声评估原则。

核心问题

1. 简单先心病相关肺动脉高压包括哪几种类型?
2. 简单先心病相关肺动脉高压超声的评估方法有哪些?

第二讲病例讨论

1. 请详细描述这个先心病患者的超声诊断

右房室内径增大,左房室内径正常范围。室壁厚度及运动幅度正常。房间隔中部缺损 23.9mm。室间隔膜周部缺损 9.3mm。各瓣膜结构、功能良好。多普勒超声:房水平低速左向右分流。室水平膜周部双向低速分流。超声诊断:先心病;膜周部室间隔缺损;Ⅱ孔型房间隔缺损(中央型);重度肺动脉高压,阻力型为主。

2. 结合病史,判断这个患儿肺动脉高压属于什么类型?

患儿肺动脉高压属于阻力型为主的重度肺动脉高压。

3. 诊断依据是什么?

患儿临床症状有活动后口唇发绀,提示患儿有缺氧表现。超声心动图有非限制性室间隔缺损,室水平分流速度为双向低速分流。提示肺动脉压力与体动脉压力相等。提示患儿的肺动脉高压属于阻力型为主。

4. 请详细描述室间隔缺损合并阻力型肺动脉高压的临床特征。

当肺血管病变为阻力型肺动脉高压时,室水平分流变为病理性闭合分流,患儿因肺血增多导致的气促、呼吸困难等症状会缓解,取而代之的是缺氧表现,比如活动后发绀。

5. 室间隔缺损相关阻力型肺动脉高压超声表现是什么?

当肺血管病理改变演化为阻力型肺动脉高压时,超声显示室水平分流变为低速双向分流或右向左为主的低速双向分流。肺血流量减少,回流至左房血流量减少,左心室容量变为正常大小。心室收缩功能可以保持正常。肺动脉血流量不再增多,由于肺阻力增高,肺动脉前向血流频谱显示加速时间缩短,变为细窄的血流频谱。严重阻力型肺动脉高压,肺动脉血流频谱会出现双峰现象。

6. 诊断阻力型肺动脉高压的金标准检查是什么?

阻力型肺动脉高压的金标准是右心导管检查测量肺血管阻力,当肺血管阻力大于 8Wood 单位时,诊断为阻力型肺动脉高压(图 9-27)。

7. 先心病相关肺动脉高压为阻力型,其肺动脉血流频谱是什么特点?

肺动脉前向血流频谱显示加速时间缩短,变为细窄的血流频谱。严重阻力型肺动脉高压,肺动脉血流频谱会出现双峰现象。

8. 室间隔缺损相关阻力型肺动脉高压的临床诊断标准是什么?

动脉血氧饱和度低于95%。胸片显示双肺血不增多,外带肺野稀疏。超声显示室水平双向低速分流。肺动脉血流频谱加速时间缩短。右心导管测量肺血管阻力大于8Wood单位。

9. 室间隔缺损相关阻力型肺动脉高压是否还可以闭合分流手术?

当室间隔缺损合并阻力型肺动脉高压时不适合再做闭合分流手术。

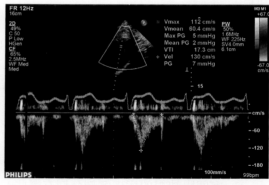

图 9-27　室间隔缺损合并阻力型肺动脉高压的肺动脉血流频谱

10. 室间隔缺损相关阻力型肺动脉高压合理治疗方案是什么?

内科治疗,包括吸氧、口服降低肺阻力药物(包括常规药物和靶向药物)。

推荐阅读文献

［1］ ABMAN S H, HANSMANN G, ARCHER S L, et al. American Heart Association Council on Cardiopulmonary, Critical Care, Perioperative and Resuscitation; Council on Clinical Cardiology; Council on Cardiovascular Disease in the Young; Council on Cardiovascular Radiology and Intervention; Council on Cardiovascular Surgery and Anesthesia; and the American Thoracic Society. Pediatric Pulmonary Hypertension: Guidelines from the American Heart Association and American Thoracic Society. Circulation, 2015, 132 (21): 2037-2099.

［2］ HANSMANN G. Pulmonary Hypertension in Infants, Children, and Young Adults. J Am Coll Cardiol, 2017, 69 (20): 2551-2569.

［3］ VAN DER FEEN D E, BARTELDS B, DE BOER RA, et al Pulmonary arterial hypertension in congenital heart disease: translational opportunities to study the reversibility of pulmonary vascular disease. Eur Heart J, 2017, 38 (26): 2034-2041.

［4］ 逢坤静 . 临床超声心动图手册 . 北京 : 科技出版社 , 2021.

附录 1　第一讲问题参考答案

【第一组】

1. 房间隔缺损的病理解剖分型有哪些?

房间隔缺损(ASD)的分型按照缺损发生部位划分。包括原发孔型 ASD(Ⅰ孔型房间隔缺损)、继发孔型 ASD(Ⅱ孔型房间隔缺损)、静脉窦型 ASD、无顶冠状静脉窦(UCS)。原发隔是心内膜垫的一部分,因此原发孔型 ASD 又称为部分型心内膜垫缺损或部分型房室间隔缺损。

2. ASD 的血流动力学特点是什么?

房间隔缺损时,由于左心房压力大于右心房压力,因此左心房血流会通过 ASD 分流至右心房,增加了右心室的舒张期前负荷,出现右心室增大。同时右心室向肺动脉内输出的血流量增加,会导致肺血流量增多。但是由于心房压力较低,房水平分流属于低压腔之间的分流,分流量有限,对肺血流量增加的量也有限,理论上不会导致肺血管的阻力型改变,不会导致阻力型肺动脉高压。

【第二组】

3. 室间隔缺损的病理解剖分型有哪些?

VSD 同样按照缺损的解剖部位分型。包括膜周部、流出部、流入部、肌部。膜周部缺损是指以室间隔膜部为原点,向任意方向累及的缺损。是所有 VSD 中占比最大的一类 VSD。流出部 VSD 指发生在漏斗间隔的缺损,根据其在流出部的位置不同,又分为:干下型,嵴内型,嵴下型。干下型指发生在肺动脉瓣下的 VSD。嵴内型是指发生在室间隔嵴部的缺损。嵴下型则是指发生在室间隔嵴部之下、膜部之上的缺损(不累及到膜部)。流入部缺损发生在二、三尖瓣环下方的室间隔的缺损,缺损位于整个室间隔下后方,最典型的流入部 VSD 就是完全型房室间隔缺损的室间隔缺损。肌部 VSD 特指发生在小梁部的 VSD,缺损边缘均为肌性组织,右室面缺损表面均有小梁及肌束覆盖。肌部缺损可以单发,也可以多发。多发肌部缺损可能是肌部室间隔发育不良导致,右室面由肌束和小梁组织形成"网眼型"或"蜂窝状"的室间隔结构,外科难以修补完全,无法获得治愈的结果。

4. 室间隔缺损的血流动力学特点是什么?

由于左心室压力远远高于右心室,左心室血流会通过室间隔缺损(VSD)高速分流入右心室,增大肺循环血流量。过量肺血流由肺静脉回流左房增加了左心室舒张期前负荷,导致左心室的扩大。由于高压腔向低压腔分流,分流量大,且带有压力。对于非限制性分流,在肺血管阻力低阻力阶段,过量左向右分流造成肺循环血流量过大,严重者可在新生儿期导致相对心肺衰竭(因肺血流量过大导致),需要呼吸机维持呼吸,甚至危及生命。同时,体循环向肺循环的大量分流导致体循环血流量减少,组织灌注不足,延迟患儿的生长发育,表现为生长发育迟缓。如果婴幼儿期未及时闭合大量分流,长期分流也可以导致少部分患者肺血管发生不可逆性的病理改变,肺小动脉管壁增厚,管腔闭塞,丛样病变,可通过血流量的总血管腔面积锐减,肺血管阻力增高,形成阻力型肺动脉高压,失去闭合分流的手术机会。

【第三组】

5. 动脉导管未闭的病理解剖分型有哪些?

动脉导管未闭是根据动脉导管的形态来分型。最多见的是管型和漏斗型。少见的是窗型。罕见瘤样扩张的动脉导管,名为瘤样动脉导管。

6. 动脉导管未闭的血流动力学特点是什么?

动脉导管的血流动力学特点和 VSD 类似。早期是动脉水平的大量分流,导致肺血流显著增多,肺动脉高压。晚期会导致肺小动脉丛样病变,变为阻力型肺动脉高压。

7. 简单先心病包括哪些畸形?

简单先心病包括房间隔缺损,室间隔缺损,动脉导管未闭三种简单的分流型先心病。

8. 简单先心病合并肺动脉高压超声如何评估?

超声心动图分评估简单先心病相关肺动脉高压,主要是根据左右心室内径比、室水平或动脉水平左向右分流流速、右室壁厚度来评估。其中最主要参数是左右心室的内径比。根据肺阻力的高低可以将肺高压分为 3 级:

Ⅰ级,全肺阻力正常或轻度增高,吸氧后可以明显下降,肺动脉高压主要由于肺循环高血流量引起。左心扩大,右心内径正常。标准心尖四腔心切面测量,右室左右径与左室左右径比值<2/3。右室壁不厚。分流为左向右中速分流,流速 2.0~3.0m/s。

Ⅱ级,肺阻力明显增高,肺血流量减少。左室回缩至正常范围,右室内径正常,右室与左室左右径之比 2/3~1。右室壁轻度增厚。分流为双向低速分流,流速 1.0~2.0m/s 左右。

Ⅲ级,肺阻力严重增高,左室减小,前后径小于正常范围,右室增大,右室左右径与左室左右径比值≥1,右室壁增厚。分流均为双向分流,收缩期出现少量左向右分流,舒张期均为右向左分流。左向右分流流速小于 1m/s。

推荐阅读文献

[1] HANSMANN G. Pulmonary Hypertension in Infants, Children, and Young Adults. J Am Coll Cardiol, 2017, 69 (20): 2551-2569.

[2] WALTER K. Pulmonary Hypertension. JAMA, 2021, 326 (11): 1116.

[3] 逄坤静, 王浩. 超声心动图定量测量先心病肺动脉高压全肺阻力的方法学研究. 中国超声医学杂志, 2007, 23 (5): 394-397.

[4] 逄坤静, 王浩. 超声心动图评估左向右分流型先心病合并肺动脉高压. 中华超声影像学杂志, 2007, 16 (6): 481-486.

附录 2　简单先心病超声诊断教学结业考核

第 1 题　姓名［填空题］

——————————————————

第 2 题　年级(住院医师)［填空题］

——————————————————

第 3 题　年龄［填空题］

——————————————————

第 4 题　手机号码［填空题］

——————————————————

第 5 题［单选题］

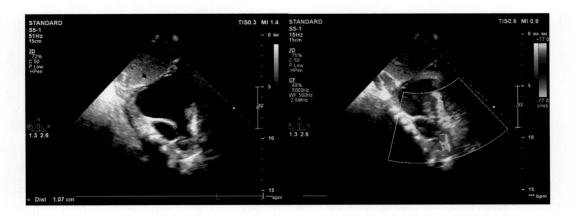

（1）图中心脏畸形的诊断是

A. 肺静脉异位引流

B. 房间隔缺损（正确答案）

C. 上腔静脉异常

（2）图中缺损的分型属于

A. 中央型

B. 上腔型（正确答案）

C. 下腔型

D. 混合型

（3）该型缺损的解剖特点包括

A. 靠近下腔静脉的缺损

B. 卵圆孔分离

C. 右下肺静脉异位引流

D. 右上肺静脉异位引流（正确答案）

（4）该类型缺损上腔静脉起自

A. 右房侧

B. 左房侧

C. 骑跨于缺损之上（正确答案）

D. 缺如

（5）该缺损与中央累及上腔型缺损的区别是

A. 是否累及卵圆窝（正确答案）

B. 上腔静脉是否骑跨

C. 肺静脉是否异位引流

（6）这是哪种类型房间隔缺损

A. 上腔型房间隔缺损（正确答案）

B. 中央型

C. 下腔型

（7）肺静畸形属于

A. 右侧肺静脉连接右房（正确答案）

B. 左侧肺静脉连接右房

C. 肺静脉正常

（8）这种类型房间隔缺损适合哪种治疗方式

A. 外科手术（正确答案）

B. 介入封堵

C. 内科药物治疗

D. 观察随诊

（9）房间隔缺损心腔容量表现为

A. 右心室增大（正确答案）

B. 左心室增大

C. 全心增大

（10）房间隔缺损相关肺动脉高压的特点是

A. 重度肺动脉高压

B. 肺动脉压轻中度增高（正确答案）

C. 阻力型肺动脉高压

第6题［单选题］

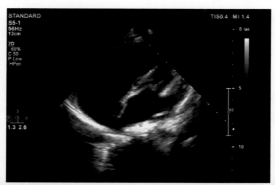

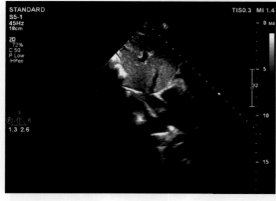 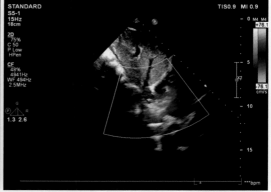

（1）图中心脏畸形的诊断是

A. 肺静脉异位引流

B. 房间隔缺损（正确答案）

C. 上腔静脉异常

（2）图中缺损的分型属于

A. 中央型   B. 上腔型

C. 下腔型（正确答案）   D. 混合型

（3）该型缺损的解剖特点不包括

A. 靠近下腔静脉的缺损   B. 累及至卵圆孔（正确答案）

C. 右上肺静脉异位引流   D. 右下肺静脉异位引流

(4)该类型缺损下腔静脉起自

A. 右房侧

B. 左房侧

C. 骑跨于缺损之上（正确答案）

(5)该缺损与中央累及上腔型缺损的区别是

A. 是否累及卵圆窝（正确答案）

B. 上腔静脉是否骑跨

C. 肺静脉是否异位引流

(6)这是哪种类型房间隔缺损

A. 下腔型房间隔缺损（正确答案）

B. 中央型

C. 上腔型

(7)肺静畸形属于

A. 右侧肺静脉连接右房（正确答案）

B. 左侧肺静脉连接右房

C. 肺静脉正常

(8)这类缺损适合治疗方式是

A. 外科手术（正确答案）   B. 介入封堵

C. 内科药物治疗   D. 观察随诊

第 7 题［单选题］

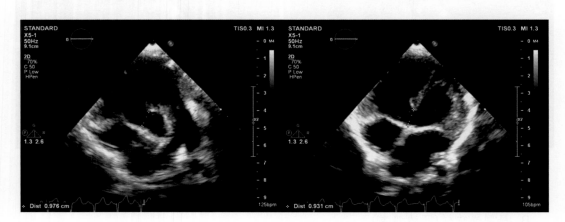

(1)图中心脏畸形的诊断是

A. 房间隔缺损

B. 室间隔缺损（正确答案）

C. 心内膜垫缺损

(2)图中缺损的分型属于

A. 干下型   B. 膜周型（正确答案）

C. 肌部型   D. 混合型

(3)该型缺损的解剖特点包括

A. 主动脉增宽   B. 肺动脉增宽

C. 右心室增大   D. 缺损累及室间隔膜部（正确答案）

(4)该缺损心腔容量表现为

A. 右心室增大   B. 左心室增大（正确答案）   C. 全心增大

(5)这种类型室间隔缺损适合哪种治疗方式

A. 外科手术（正确答案）   B. 介入封堵   C. 内科药物治疗

(6)室间隔缺损相关肺动脉高压的特点是

A. 轻度肺动脉高压为主

B. 不引起重度肺动脉压

C. 可以导致阻力型肺动脉高压（正确答案）

(7)室间隔缺损合并阻力型肺动脉高压的特点是

A. 肺血流量明显增加   B. 左心室扩大

C. 室水平左向右高速分流   D. 病理性闭合分流（正确答案）

(8)室间隔缺损合并阻力型肺动脉高压时适合的治疗方案是

A. 外科手术

B. 介入封堵

C. 内科药物治疗（正确答案）

第8题［单选题］

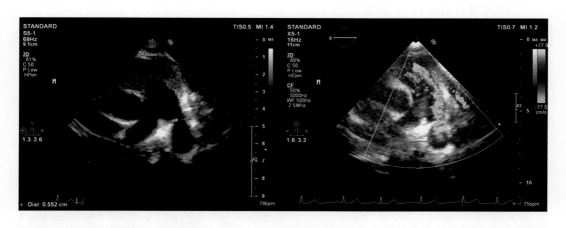

(1)图中心脏畸形的诊断是

A. 房间隔缺损

B. 室间隔缺损

C. 动脉导管未闭（正确答案）

(2)图中缺损的分型属于

A. 窗型   B. 管型（正确答案）

C. 瘤型   D. 混合型

(3)动脉导管未闭的血流动力学特点包括

A. 肺静脉压增大

B. 主动脉血流增多

C. 肺血流量增多（正确答案）

(4)该缺损心腔容量表现为

A. 右心室增大

B. 左心室增大（正确答案）

C. 全心增大

(5)这种类型动脉导管不适合哪种治疗方式

A. 外科手术

B. 介入封堵

C. 内科药物保守治疗（正确答案）

(6)动脉导管未闭相关肺动脉高压的特点是

A. 轻度肺动脉高压为主

B. 不引起重度肺动脉压

C. 可以导致阻力型肺动脉高压（正确答案）

(7)动脉导管未闭合并阻力型肺动脉高压的特点是

A. 肺血流量明显增加

B. 左心室扩大

C. 室水平左向右高速分流

D. 病理性闭合分流（正确答案）

(8)动脉导管未闭合并阻力型肺动脉高压时适合的治疗方案是

A. 外科手术

B. 介入封堵

C. 内科药物治疗（正确答案）

第 9 题［单选题］

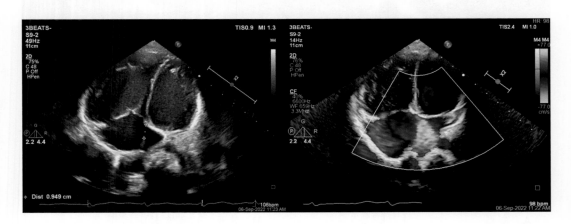

(1)图中测量的是什么内径

A. 继发隔房间隔缺损

B. 原发隔房间隔缺损

C. 冠状静脉窦口（正确答案）

(2) 图中畸形属于哪一类简单先心病

A. 房间隔缺损（正确答案）　　　　　　B. 肺静脉异位引流

(3) 图中的畸形诊断是

A. 继发隔房间隔缺损

B. 原发隔房间隔缺损

C. 无顶冠状静脉窦（正确答案）

(4) 该型缺损的解剖特点包括

A. 主动脉增宽　　　　　　　　　　　　B. 肺动脉增宽

C. 右心室增大（正确答案）　　　　　　D. 缺损累及室间隔膜部

(5) 该缺损血流动力学表现为

A. 肺血流量增多（正确答案）

B. 重度肺动脉高压

C. 阻力型肺动脉高压

(6) 该缺损不需要与哪种畸形进行鉴别

A. 部分型心内膜垫缺损　　　　　　B. 冠状静脉窦扩张

C. Ⅱ孔房间隔缺损　　　　　　　　D. 室间隔缺损（正确答案）

(7) 该畸形的治疗方式首选

A. 外科手术（正确答案）　　　　B. 介入封堵　　　　C. 内科药物

(8) 该畸形临床预后

A. 外科治疗后痊愈（正确答案）　　B. 长期口服药物　　　C. 预后不良

第 10 题 [单选题]

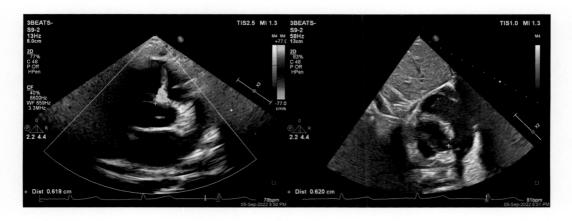

(1) 图中显示的畸形是什么类型室间隔缺损

A. 膜周部　　　　　　　　　　　　B. 肌部

C. 干下部（正确答案）　　　　　　D. 流入部

(2) 该缺损位置特点是

A. 位于肺动脉瓣下(正确答案)　　　B. 位于三尖瓣下　　　C. 位于肌部间隔

(3) 该类室间隔缺损常见合并

A. 主动脉瓣脱垂(正确答案)　　　B. 肺动脉瓣脱垂　　　C. 肺动脉瓣狭窄

(4) 该型缺损需与什么畸形鉴别

A. 主动脉窦瘤破裂(正确答案)　　　B. 心内膜垫缺损　　　C. 冠状动脉瘘

(5) 该缺损血流动力学表现不包括

A. 肺血流量增多　　　　　　　　B. 肺动脉高压

C. 左心增大　　　　　　　　　　D. 右心增大(正确答案)

(6) 该缺损首选

A. 介入治疗　　　B. 外科手术(正确答案)　　　C. 药物治疗

(7) 该型缺损超声测量应注意

A. 主动脉窦遮挡缺损时,容易低估缺损大小(正确答案)

B. 分流速度低估

C. 肺动脉压力低估